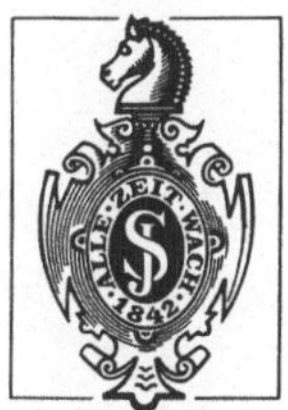

EMIL DU BOIS-REYMOND
(1818–1896)

ANTON DOHRN
(1840–1909)

Briefwechsel

Herausgegeben von Christiane Groeben
in Zusammenarbeit mit Klaus Hierholzer

Mit einer historischen Einführung von Ernst Florey

Springer-Verlag
Berlin Heidelberg New York Tokyo

Christiane Groeben, M. A.
Stazione Zoologica, I-80121 Napoli

Professor Dr. Klaus Hierholzer
Institut für Klinische Physiologie
Klinikum Steglitz, Freie Universität Berlin
Hindenburgdamm 30, D-1000 Berlin 45

Professor Dr. Ernst Florey
Fakultät für Biologie, Universität Konstanz
Postfach 5560, D-7750 Konstanz 1

ISBN-13:978-3-540-15812-7   e-ISBN-13:978-3-642-70731-5
DOI: 10.1007/978-3-642-70731-5

2127/3020-543210

„Ich habe mich in der letzten Zeit recht davon überzeugt, wie
nöthig der vergleichenden Physiologie der durch Darwin und die
zoologischen Stationen bewirkte Umschwung war."

(Emil du Bois-Reymond, 2. Januar 1880)

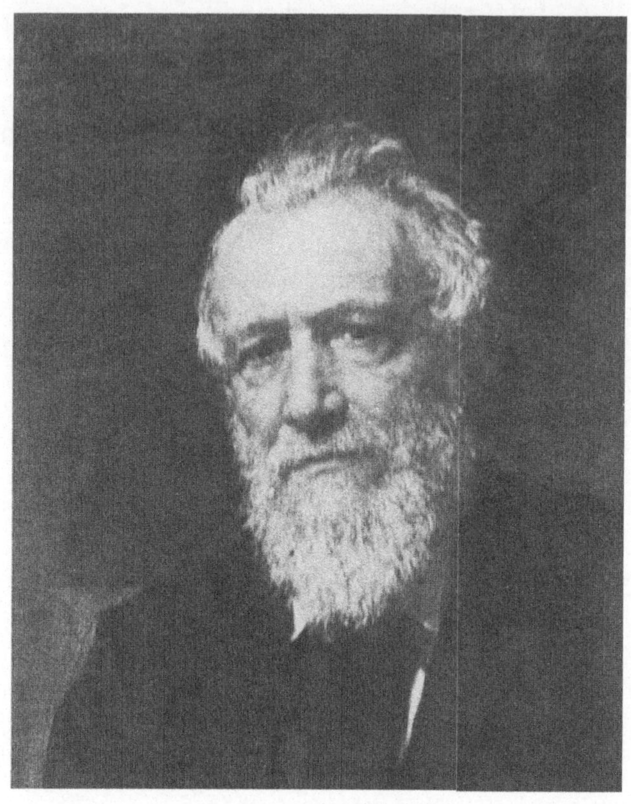

Emil du Bois-Reymond
(Ölgemälde, undat., unsign., Physiologisches Institut der
Freien Universität, Berlin)

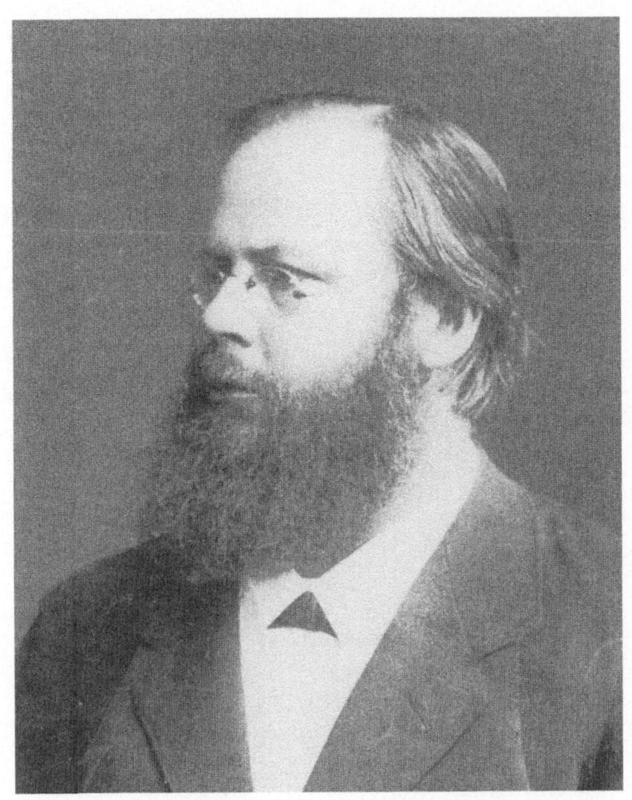

Anton Dohrn, Berlin 1883
(Dohrn-Archiv, Neapel)

Für
C. H. und W. G.

Inhaltsverzeichnis

Vorwort XI

Historische Einleitung XV

Vorbemerkungen XLI

Briefe I–CXXXIII 1

Anmerkungen 277

Chronologische Liste der Briefe 309

Literaturverzeichnis 313

Namensverzeichnis 316

Vorwort

Am Anfang der Berliner Physiologie stand K. A. Rudolphi, der 1810 an der von Friedrich Wilhelm I. errichteten Berliner Universität den ersten anatomisch-physiologischen Lehrstuhl übernahm. Ihm folgte 1830 der Mediziner, Anatom und Biologe Johannes Müller, mit dem die Physiologie in Berlin einen ersten Höhepunkt erreichte. Zu den Verdiensten dieses bedeutenden Gelehrten gehören nicht nur seine zahlreichen wissenschaftlichen Arbeiten und die Herausgabe seines „Handbuch der Physiologie", sondern, von heute aus gesehen, seine Fähigkeit, hervorragende Nachwuchswissenschaftler an sich zu ziehen und sie für die naturwissenschaftliche Medizin zu begeistern. Zu diesen gehörten u. a. die Morphologen J. Henle, Th. Schwann und R. Virchow, der Zoologe E. Haeckel, die späteren Physiologen H. L. F. von Helmholtz, E. W. von Brücke und besonders ein junger Assistent, Emil du Bois-Reymond (1818–1896). Diesem hatte Müller bereits 1853 ein eigenes physiologisches Laboratorium eingerichtet und ihn auf das Gebiet der Elektrophysiologie aufmerksam gemacht, das durch die Arbeiten von C. Matteucci wichtige Impulse erfahren hatte. Elektrische Phänomene an Nerv und Muskel waren das Gebiet, dem sich du Bois-Reymond von da an zuwandte und das er mit großer Intensität bis an sein Lebensende bearbeitete. 1848 bis 1860 erschien sein mehrbändiges Werk „Über die thierische Elektrizität".

Die Bedeutung Emil du Bois-Reymonds reicht jedoch weit über seine Erfolge als Elektrophysiologe hinaus. Er war es, der als einer der ersten konsequent mathematisch-physikalische Methoden in seine Wissenschaft einführte und die Physiologie von der vitalistischen Betrachtungsweise weg- und konsequent zu einer naturwissenschaftlich-mechanistischen Analyse hinführte. 1858 übernahm er den ersten Berliner Lehrstuhl für Physiologie. Damit war die bis dahin institutionalisierte Verbindung mit der Anatomie gelöst. Die Physiologie war als eigenständiges Fach etabliert, das sich nun unter seiner Leitung rasch entfalten konnte. 1867 wurde er zum Sekretär der Preußischen Akademie der Wissenschaften gewählt, ein Amt, das er bis zu seinem Tode innehatte und das ihm die Möglichkeit gab, über sein eigenes wissenschaftliches Fach hinaus als Gelehrter wissenschaftspolitisch und wissenschaftsfördernd tätig zu sein.

Etwa zur gleichen Zeit, von 1868 an, beschäftigte sich der 22 Jahre jüngere Zoologe und Naturwissenschaftler Anton Dohrn (1840–1909) mit dem Plan, in Italien eine Zoologische Station als ein internationales Forschungszentrum für Zoologie und Physiologie zu gründen. Wenig später, als der Plan sich konkretisiert hatte und auf Neapel konzentrierte, wandte sich Anton Dohrn in einem ersten Brief an Emil du Bois-Reymond als dem Sekretär der Akademie der Wissenschaften in Berlin und bat diesen um Unterstützung seines Vorhabens in Preußen. Damit war eine kongeniale Verbindung geschaffen, die zu einem intensiven und anregenden Briefwechsel der beiden Gelehrten führte. Er erstreckte sich über einen Zeitraum von mehr als zwei Jahrzehnten und gibt die Bemühungen beider Gelehrter um die Gründung ihrer Institute und den Ausbau ihrer Wissenschaften wieder.

Als am 6. November 1877 das neue Physiologische Institut der Königlichen Friedrich-Wilhelms-Universität zu Berlin eröffnet wurde, verwies du Bois-Reymond in der Festansprache „Der physiologische Unterricht sonst und jetzt" nicht nur auf die 20 jährigen Anstrengungen, derer es bedurfte, um das neue Institut zu gründen, sondern vor allem auf den grundlegenden Wandel der Physiologie, die sich aus den Fesseln des Vitalismus befreite und, wo nur der Gegenstand es zuließ, „angewandte Chemie und Physik, Mechanik und Mathematik" wurde. Im gleichen Jahr berichtete Dohrn aus Neapel seinem Förderer nach Berlin: „Ich kann versichern, daß die Station jetzt aeusserst thätig schafft. Würde mir noch das Gut bescheert, daß ein Mann von Ihrer oder Prof. Virchow's Stellung einmal an Ort u. Stelle tiefer in das Ding blickte, und daraus die Veranlassung nähme, ein oeffentliches Wort zu sprechen, so würde auch die letzte Schwierigkeit verschwinden, die sich immer irgendwohin verkriecht".

Du Bois-Reymonds Briefe wurden im Archiv der Zoologischen Station in Neapel verwahrt, die komplementären von Dohrn fanden schließlich den Weg über die Sammlung Darmstädter in die Handschriftenabteilung der Staatsbibliothek Preußischer Kulturbesitz,

Berlin (SLG Darmstädter LC (11) 1870). Ein weiterer Brief von du Bois-Reymond an Anton Dohrn fand sich im Politischen Archiv des Auswärtigen Amtes, Bonn (Akte Rom, Nr. 173 B). Bei einem Treffen in Neapel beschlossen Christiane Groeben und K. H. beide Teile der Korrespondenz zusammenzuführen, um so dieses begeisterte und begeisternde Zeugnis der naturwissenschaftlichen Entwicklung jener entscheidenden Jahre sichtbar und der wissenschaftlichen Öffentlichkeit zugänglich zu machen.

Es ist der großzügigen finanziellen Unterstützung durch den Senat von Berlin und dem von Interesse geprägten Entgegenkommen des Springer-Verlages zu danken, daß der Briefwechsel nunmehr zur 62. Jahrestagung der Deutschen Physiologischen Gesellschaft in Berlin vorgelegt werden kann.

Berlin, im Juli 1985   Klaus Hierholzer

Historische Einleitung

Umrahmt von hohen Palmen und immergrünen Steineichen, mit dem Blick auf das blaue Meer, steht in dem großen Stadtpark von Neapel, der früheren Villa Reale, später Villa Nazionale, heute Villa Comunale, jener prächtige helleuchtende Bau, der die stolze Inschrift trägt: Stazione Zoologica. Es ist die so berühmt gewordene, von Anton Dohrn gegründete Zoologische Station, eine der bedeutendsten wissenschaftlichen Einrichtungen der Welt und eine Kulturstätte, deren besonderer Charakter bereits in der Architektur und künstlerischen Ausgestaltung erkennbar ist. Die Pläne gehen auf einen Entwurf Dohrns zurück, der so beeindruckte, daß der damals 29 jährige junge Dozent aus Jena die Zusage der Neapler Stadtverwaltung erwirkte, am schönsten Platz Neapels, mitten im königlichen Park die von ihm konzipierte Zoologische Station zu errichten. Das war im Jahre 1870, kurz vor dem Ausbruch des Deutsch-Französischen Krieges. — Bereits drei Jahre später nahm dieses Institut seinen Wissenschaftsbetrieb auf!

Als 1897 die Zoologische Station das Jubiläum ihres 25 jährigen Bestehens feiern konnte, trafen die Glückwünsche des deutschen Kaisers, des Königs von Italien, und der damals bedeutenden großen Akademien, Universitäten und wissenschaftlichen Körperschaften ein — und dicht vor der Station warf das große italienische Panzerschiff „Ettore Fieramosca" Anker, auf Befehl des italienischen Marineministers, der damit die Sympathie und Achtung der italienischen Marine wie der ganzen italienischen Nation zum Ausdruck bringen wollte. Als Vertreter einer der ältesten wissenschaftlichen Akademien, der Accademia dei Lincei, und im Namen der italienischen Naturforscher und Ärzte, sprach Senator Francesco Todaro. „Gestatten auch Sie, geehrte Collegen, die Sie aus Deutschland gekommen sind, um diesen Tag durch Ihre Anwesenheit zu feiern, dass ich Ihnen zurufe: wir Italiener sind froh und stolz, unsere Glückwünsche mit den Ihrigen und denen aller gebildeten Nationen zu vereinigen, um dem Gründer dieses herrlichen Tempels der biologischen Wissenschaft unseren Beifall darzubringen." Der Leipziger Anatom Wilhelm His überreichte mit seinem Grußwort eine „Adresse", die von nahezu zweitausend Naturforschern und hohen Beamten zahlreicher Länder unterzeichnet war. Unter den Namen befinden sich die von Willy Kühne, Carl Wilhelm Kupffer, Rudolf Leuckart, Hubert Ludwig, Wilhelm Waldeyer, Otto Bütschli, Sigmund Exner, Gustav Fritsch, Rudolf Heidenhain, Victor Hensen, Richard Hertwig, Leonard Landois, Wilhelm Pfeffer, aber auch Lord Kelvin, Lord Rayleigh, Lord Lister, E. Ray Lankester, Michael Foster, Thomas H. Morgan, Gustav Retzius — es war eine Liste der führenden Köpfe der naturwissenschaftlichen Welt. Der Oberbürgermeister von Neapel, Marchese di Campolattaro, verlieh Anton Dohrn im Namen der Stadt, „dem Gefühl und den Gedanken der gesammten Bürgerschaft Ausdruck gebend, ... die höchste Ehre .. über welche sie verfügt: das Ehrenbürgerrecht". Der italienische Unterrichtsminister Gianturco überreichte Dohrn auf „allerhöchsten Befehl Sr. Majestät des Königs von Italien" die Insignien des Großkreuzes der Italienischen Krone. In seiner Ansprache versicherte der Minister „Se. Majestät der König verfolgt mit demselben lebhaften und wohlwollenden Interesse, wie Se. Majestät der Deutsche Kaiser alle Bewegungen und Fortschritte der Wissenschaft und hat mir deshalb den mir überaus erfreulichen Auftrag erteilt, Seinen Allerhöchsten Glückwunsch und den der ganzen italienischen Nation ANTON DOHRN zu überbringen." Der Deutsche Botschafter von Bülow übermittelte die Glückwünsche „Seiner Majestät des Kaiser Wilhelm" und sprach über die Bedeutung der Zoologischen Station: „Von einem Deutschen ins Leben gerufen, ist die Station ein hochragendes Denkmal deutschen Fleißes und deutscher Kraft, auf welches die Deutschen unter uns mit Stolz blicken können. ... In Italien gegründet, schlingt die Station ein neues Band um zwei Völker, die durch wohlverstandene Interessen wie aufrichtige Sympathien auf einander gewiesen sind. ... Und noch höher stelle ich die Bedeutung der Zoologischen Station, noch weitere Kreise zieht ihr Wirken. Die Station ist nicht nur ein deutsches, nicht nur ein deutsch-italienisches, sondern im besten Sinne des Wortes ein internationales Institut. Die Leistungen und Erfolge der Station kommen nicht nur diesem oder jenem Volke, sondern allen Nationen zu gut."

XVI

Zur Zeit dieser triumphalen Feierlichkeit war Anton Dohrn längst der Professortitel und der Titel eines Geheimen Regierungsrathes verliehen worden, und die Universität Oxford hatte ihn zum Ehrendoktor gemacht. Ein Jahr später sollte ihm auch die Universität Cambridge die Ehrendoktorwürde verleihen. Die Zoologische Station war längst zum Mekka der Zoologen wie der Physiologen geworden. In den Folgejahren nahm ihre Bedeutung noch zu. Die Station wurde erweitert und vor allem durch neue physiologische und chemische Laboratorien bereichert.

Bis 1908 hatten, wie der damalige Jahresbericht vermerkt, den Anton Dohrn an das Auswärtige Amt in Berlin schickte, nicht weniger als 1858 Gelehrte an der Station gearbeitet, davon im Jahre 1908 alleine 150 — „eine Zahl, die alles weit überragt, was ich zu erwarten mir getraut hätte."

In seinem Aufsatz „Zur Erinnerung an Anton Dohrn" schrieb Hans Driesch (1909): „Man kann ruhig sagen, neun Zehntel aller grundlegenden Arbeiten der neueren Zoologie sind an der Zoologischen Station zu Neapel ausgeführt worden." Hier wäre hinzuzufügen, daß an dieser Zoologischen Station auch die grundlegenden Untersuchungen auf dem Gebiete der vergleichenden Physiologie gemacht wurden.

Anton Dohrn war nicht nur zu einem Staatsmann der Wissenschaft geworden, bei ihm gingen auch die großen Politiker ein und aus. Er war Vertrauter von Kaiser Wilhelm II., der auf Dohrns Verschwiegenheit rechnen konnte und sich ihm in stundenlangen Gesprächen anvertraute. Prinz Heinrich von Preußen, Johann Albrecht von Mecklenburg, Ernst Ludwig von Hessen, der Großherzog Carl Alexander von Sachsen-Weimar oder Freiherr von Stauffenberg waren ebenso bei Dohrn zu Gast wie Theodor Roosevelt; die bedeutendsten Künstler der Zeit fanden sich im Hause der Dohrns ein, es wurde gedichtet, musiziert — fast könnte man über all diesen Aktivitäten vergessen, daß Anton Dohrn ein passionierter Wissenschaftler war!

Die Forschungsergebnisse Dohrns sind heute fast vergessen. Dies darf aber nicht darüber hinwegtäuschen, daß seine wissenschaftlichen Leistungen einmal hochangesehen waren. Ihm verdanken wir wichtige Konzepte, die einmal die zoologische Systematik bestimmend beeinflußt und dem Verständnis der Stammesgeschichte der Tierwelt entscheidende Impulse gegeben hat. So hat Dohrn überzeugend dargelegt, daß Evolution nicht notwendigerweise in einer progressiven Entwicklung zu immer besser ausgebildeten Organisationsformen besteht, sondern daß häufig eine Degeneration eintritt, wie das im Extremfall bei Endoparasiten der Fall ist. So werden Ascidien und Cyclostomen nicht als primitive Vorstufen, sondern als abgeleitete, degenerierte Formen aufgefaßt. Dohrns Konzept des Funktionswechsels, anhand zahlreicher morphologischer Studien plausibel gemacht, war von größtem Einfluß.

Wo andere einfach spekulierten, verlangte Dohrn den direkten, ja den experimentellen Nachweis. Er verlangte lückenlose Beweisketten morphologischer Reihen, möglichst gestützt auf Experimente. Dohrn beherrschte die zoologischen Kenntnisse seiner Zeit in virtuoser Weise, er war vergleichender Anatom mit einer Passion für physiologische Interpretation. Er erarbeitete mit gradezu fieberhaftem Tempo die Beschreibung der Entwicklungsstadien zahlreicher Arten. Andere Forscher haben immer wieder die Sorgfalt und Genauigkeit dieser Arbeiten bestätigt.

In einer wichtigen Abhandlung hat der große deutsche Zoologe Alfred Kühn 1950 das wissenschaftliche Werk Anton Dohrns ausführlich gewürdigt (Kühn, 1950). Er wies darauf hin, daß Dohrn als erster unter den Zoologen die strenge und umfassende Forderung erhoben hat, die Phylogenetik müsse als Wissenschaft von der Geschichte der Organismen die kontinuierliche Umwandlung des Bau-, Leistungs- und Entwicklungsganzen der Tierarten feststellen, wobei er eine physiologische Erfassung der stammesgeschichtlichen Entwicklung der Strukturen forderte. Damit schuf er ein Programm für die von ihm geforderte, und später so sehr geförderte vergleichende Physiologie.

Die Gründungsgeschichte der Zoologischen Station

Wie kam es eigentlich zu der Gründung der Zoologischen Station, wie war es möglich, daß ein junger Dozent aus Jena die Behörden von Neapel überreden konnte, ihm ein Grundstück im schönsten Teil der Stadt kostenlos für seine Pläne zu überlassen? Und welche Voraussetzungen brachte Anton Dohrn mit, um dieses einmalige Projekt für das es ja noch keinerlei Vorbild gab, zu verwirklichen? Und schließlich: welche Voraussetzungen konnte er bieten, um deutsche und italienische, ja englische, ungarische und russische Regierungsstellen, Universitäten und wissenschaftliche Körperschaften überzeugen zu können, daß sein auf privater Basis gebautes Unternehmen finanziell gefördert werden solle?

Keiner von uns heute Lebenden kann aus eigener Erfahrung über den Menschen Anton Dohrn berichten, aber aus allen überlieferten Zeugnissen seiner Zeitgenossen läßt sich entnehmen, daß er eine gewaltige Ausstrahlungskraft besaß, daß er ein hinreißender Gesellschafter war, zugleich aber ein Abenteurer von unwiderstehlichem Draufgängertum, der andere und vielfältige Naturen anzog. Dabei blieb er der einmal eingeschlagenen Richtung treu und verfolgte sein Ziel konsequent, allen Widerständen zum Trotz, mit unbändigem Idealismus, unter Aufopferung seiner ganzen Kraft. Dohrn war eine Künstlernatur und er hat das nie verleugnet, ja es war gerade seine Stärke, daß er aus der Kunst seine Kraft bezog — und durch die Kunst verlieh er seiner Wissenschaft einen Adel, der seine Schöpfung, die Zoologische Station, zu einer Kulturstätte von Weltgeltung machte. Der Glanz dieser Gründerepoche ist nur noch einem Abendschein zu vergleichen, die Bedeutung der Zoologischen Station ist heute nur noch ein Schatten der großen Vergangenheit. Lebendig ist freilich die Geschichte dieser Station, und ihre große Tradition wirkt nach in all denen, die das Glück hatten, ein- oder gar mehrere Male dort wissenschaftlich zu arbeiten.

Der Begründer der neuen Physiologie, Johannes Müller, selbst noch Anatom, Zoologe und Physiologe zugleich, hatte seinen Schülern empfohlen, die Tierwelt des Mittelmeeres zu erforschen. Er selber war ja mehrmals in Messina gewesen und man kann ohne Übertreibung sagen, daß der enorme Impetus, den Müller der Physiologie gab, seinen Ursprung in seinen Reisen ans Meer hatte, von denen er so grundlegende neue Erkenntnisse mitbrachte. Carl Vogt, ein mit Dohrn befreundeter Zoologe und Palaeontologe erst in Gießen, später in Genf, hatte vergeblich versucht, ein Laboratorium an der Mittelmeerküste einzurichten. Die Tradition, Seetiere zu untersuchen, ja am Meere ein Laboratorium oder wenigstens eine Feldstation zu haben, war in Italien bereits seit langem etabliert: an der ligurischen Küste in Portovenere nahe von La Spezia hatte im achtzehnten Jahrhundert Lazzaro Spallanzani, der große italienische Naturforscher, ein kleines Laboratorium eingerichtet und hatte auf die so ungemein reichhaltige Meeresfauna der Straße von Messina aufmerksam gemacht. Wie schon andere Zoologen vor ihm, zog es auch Dohrn nach Messina, wohin er ein selbst entworfenes portables Aquarium mitnahm nebst anderen Gerätschaften. „Ich stellte alle von mir während des Winters 1868/69 benutzten Apparate, Aquarien, Netze, Taue, Glasgefäße, Chemikalien etc. zusammen, gab sie dem mir befreundeten schwedischen Consul in Verwahrung, der mir einen kleinen Raum seines Magazines in zuvorkommender Weise zu Gebot stellte, und stellte ein Buch hinzu, welches in verschiedenen Rubriken Nachrichten über allerhand locale Zustände Messina's gab, die später eintreffenden Zoologen hätten nützlich werden können. Nach meiner Rückkehr begann ich in Deutschland Geld zu sammeln, in der Hoffnung, mittelst einer Summe von 1 000–2 000 Thalern später in Messina ein kleines Haus bauen und darin Aquarien und Arbeitstische aufstellen zu können. Nach einem erneuten Besuch im Hamburger und Berliner Aquarium verband sich dieser Plan mit dem Gedanken durch Hinzufügung eines kleinen Aquariums für das größere Publicum in Messina eine Einnahmequelle zur Instandhaltung des Laboratoriums und zur Besoldung eines Fischers zu gewinnen. Von da aber bis zu dem Entwurf, in Neapel ein großes Aquarium zu bauen, von dessen Einnahmen ein ebenso großes Laboratorium erhalten werden könnte, war nun mehr nur ein Schritt, und diesen Schritt machte ich im Januar 1870, als ich nachdenkend in der Ecke eines Postwagens saß, der mich von Apolda nach Jena führte." So schildert Anton Dohrn den Beginn der „Neapler Idee" in seiner auch heute noch so lesenswerten programmatischen Schrift „Der gegenwärtige Stand der Zoologie und die Gründung zoologischer Stationen", die 1872 im Band 30 der <u>Preussischen Jahrbücher</u> erschien.

Die dort gegebene Darstellung stellt natürlich nur eine grobe Zusammenfassung dar. Schon vor der Messinareise hat Dohrn im Frühjahr 1867 in Hamburg am dortigen Zoologischen Garten gearbeitet. Alfred Brehm war damals noch Direktor. Der Präsident des Zoologischen Gartens, Dr. Alfred Meyer, ein Amateur-Zoologe, nahm ihn mit an die Kieler Bucht, wo Dohrn vor allem an marinen Krebsen arbeiten und seine Studien über die Genealogie dieser Gruppe weiterführen konnte. Am Hamburger Aquarium lernte Dohrn den Engländer W. A. Lloyd kennen, der dort die Aquarienanlage eingerichtet hatte. Lloyds für damalige Zeiten unorthodoxe technische Einrichtungen wurden für Dohrn zum Vorbild; er hat später Lloyd bei der Einrichtung des Neapler Aquariums konsultiert.

Noch im Herbst desselben Jahres, also 1867, reist Dohrn nach England und Schottland. Wieder begegnet er dort einem Amateur-Meeresbiologen, David Robertson, einem Glasgower Geschäftsmann, der sich an der klippenreichen Küste von Great Cumbrai Isle (auf der sich heute die meeresbiologische Station von Millport befindet) ein Sommerhaus gebaut hatte, wo er Meerestiere studieren und sammeln konnte. Für Dohrn ein ganz starker Eindruck. An der Universität von Edinburgh laden ihn die Zoologen Turner und Allman ein, mit nach Dundee zu kommen und auf der dortigen Versammlung der British Association for the Advancement of Science einen Vortrag über seine Forschungen zu halten. Dort trifft er mit mehreren englischen Zoologen zusammen und lernt Thomas Henry Huxley kennen, der ihn in sein Haus einlädt und mit dem er enge Freundschaft schließt, die ein Leben lang anhalten sollte. Darwin, dem er einen Abdruck seines Vortrags geschickt hatte, schreibt ihm einen anerkennenden Brief, auf den Dohrn sehr stolz ist. Wenige Jahre später sollten es die starken Befürwortungen von Huxley und Darwin sein, die Dohrn die Türen öffnen, als er bei deutschen Stellen um finanzielle Förderung seines Neapler Unternehmens ansucht.

Aber bereits vor dieser Englandreise war Dohrn der Direktorposten am Hamburger Zoologischen Garten angeboten worden, der durch den Weggang Alfred Brehms nach Berlin (wo er zum Leiter des dortigen Aquariums ernannt worden war) verwaist war. Als Dohrn dann 1868 nach Messina ging, war die Idee einer mit Aquarien versehenen zoologischen ‚Station‘ bereits bestens vorbereitet. Seine Freundschaft mit Carl Christoph Vogt (damals Professor an der Universität Genf), der selbst, freilich ohne Erfolg, versucht hatte am Mittelmeer eine zoologische Station zu gründen, mag das ihrige getan haben. Der Gedanke, die Finanzierung eines derartigen Unternehmens durch die Einnahmen aus einem zu errichtenden öffentlichen Aquarium zu erreichen, war freilich neu.

Als Dohrn im Frühjahr 1870, also noch vor Ausbruch des Deutsch-Französischen Krieges, nach Neapel ging, um die Möglichkeiten der Gründung einer Zoologischen Station zu erkunden, war die politische Lage in Italien noch keineswegs stabil. Der Prozeß der Einigung Italiens war noch in vollem Gange. Die italienische Regierung hatte damals ihren Sitz in Florenz, und Garibaldis Einfluß war, besonders seit dem gescheiterten Versuch, die Stadt Rom einzunehmen, zurückgedrängt. Garibaldis Anhänger bildeten damals in Neapel die Opposition. Dohrn reiste zunächst nach Florenz, wo er sich im Jahr zuvor mit dem ungarischen Emigranten Gustav Frigyesi befreundet hatte. Dieser war im Feldzug 1859 aus der österreichischen Armee desertiert und hatte sich Garibaldi angeschlossen; er gehörte zum engeren Vertrautenkreis Garibaldis. Frigyesi verschaffte durch Empfehlungsschreiben Zugang zu wichtigen Neapler Persönlichkeiten. Als erstes aber suchte Dohrn den Anatomen an der Neapler Universität, Professor Panceri auf und verstand es, diesen für seine Pläne zu interessieren. Es traf sich, daß die Stadt Neapel gerade eine maritime Ausstellung (am Strand der Mergellina) plante, und Panceri war um Beratung gebeten worden. So stellte er Dohrn dem Ausstellungskomitee vor und Dohrn trug den kühnen Plan vor, er wolle auf eigene Kosten für die Zeit der Ausstellung dort ein Aquarium bauen, dessen Einnahmen er dem Komitee zuführen wolle; Bedingung sei aber, daß man ihm nach der Ausstellung den Platz und die Einrichtung für sein geplantes Forschungsinstitut überlasse. Eine ihm fälschlich präsentierte Rechnung führte jedoch zum Zerwürfnis. Eine Skizze, die Dohrn von dem geplanten Gebäude angefertigt hatte, gefiel dann aber Panceri so gut, daß er das Gebäude mitten in der Villa Reale errichtet sehen wollte. Er nahm Dohrn mit aufs Munizip, die Stadtverwaltung. Panceri kannte den Oberbürgermeister von Neapel, den Grafen Capitelli; mit ihm wurde zunächst erfolgreich verhandelt. Diese Verhandlungen scheiterten unvermutet, als Dohrn mit der Auflage konfrontiert wurde, daß in dem zu errichtenden Gebäude niemand wohnen dürfe (sonst könnte ja daraus einmal ein Hotel werden), und daß sich darin keine Damen aufhalten dürften (sonst könnte ja daraus einmal ein Bordell werden). Dohrn war empört und brach die Verhandlung ab. Einem Schreiben des von dem ungarischen Freund Frigyesi geschickten Ingenieurs Dassi, das dieser an das italienische Unterrichtsministerium richtete, ist es zu verdanken, daß die Verhandlungen wieder aufgenommen wurden und zum erfolgreichen Abschluß gelangten. So kam es also am 20. Mai 1870 zum Beschluß der Stadtverwaltung von Neapel, Anton Dohrn eine Konzession zur Errichtung und zum Betriebe einer Zoologischen Station und eines damit verbundenen Aquariums zu bewilligen.

Der Ausbruch des Deutsch-Französischen Krieges setzte dem Plan des Baues einer Zoologischen Station zunächst ein Ende. „Nach vollen zweijährigen, vom deutsch-französischen Krieg unterbrochenen Verhandlungen und nach Ueberwindung beträchtlicher Schwierigkeiten gelang es mir, (einen) Contract im Juni 1872 mit dem Baron Nolli, gegenwärtig Maire von Napoli, zu unterschreiben, und so den Grund zu legen ..." schreibt Dohrn in der erwähnten Schrift in den <u>Preußischen Jahrbüchern.</u> Die Stadt Neapel verpflichtete sich nun,

XXII

unentgeltlich im königlichen Park (der Villa Reale) ein Territorium von 7 000 Quadratfuß zur Verfügung zu stellen, während Dr. Dohrn sich verpflichtete, innerhalb Jahresfrist nach Unterzeichnung des Kontrakts auf seine Kosten das Gebäude der Zoologischen Station zu errichten. Schon ein Jahr später, 1873, begann in der neu errichteten Zoologischen Station die wissenschaftliche Arbeit. Das Gebäude war nach den Ideen Dohrns von dem aus Berlin gekommenen großartigen Bildhauer Adolf Hildebrand, damals 25 jährig, geplant worden. Der später so berühmte Maler Hans von Marées stattete den großen Gemeinschaftsraum mit den großartigen Fresken aus, mit denen er diesem der Kunst geweihten Saal jene feierlich-heitere Würde gab (so drückte es Theodor Heuss aus), welche uns auch heute noch den Geist dieser seinerzeit so einflußreichen Kulturstätte fühlen läßt.

Emil du Bois-Reymond (1818–1896)
und Anton Dohrn (1840–1909)

Daß die Verwirklichung des Planes einer großen meeresbiologischen Station von europäischem Format tatsächlich möglich wurde, ist in erster Linie dem unbändigen Idealismus und dem Durchstehvermögen Anton Dohrns zu verdanken, der sein vom Vater geerbtes Vermögen dem Bau eines Instituts am Meer opferte, welches der sich ungestüm entwickelnden neuen Naturwissenschaft die Lebewelt des Meeres nicht nur zu beschreibendem Studium, sondern auch zu experimenteller Analyse zugänglich machen sollte. Nach seiner Heirat erbat er sich vom Schwiegervater die Erlaubnis, die Aussteuer, welche in die junge Ehe fließen und die häusliche Einrichtung behaglicher gestalten sollte, zur Bezahlung der Schulden der neu eröffneten Zoologischen Station verwenden zu dürfen!

Von Anfang an versicherte sich Dohrn der Zustimmung der bedeutendsten Naturwissenschaftler seiner Zeit. Charles Darwin, Thomas Henry Huxley, Hermann von Helmholtz, Emil du Bois-Reymond, Ernst Haeckel, Rudolf Leuckart, Carl Vogt und andere schickten begeisterte Zuschriften. „Daran lag mir besonders gegenüber den Behörden von Neapel und Italien, die sich nicht leicht vorstellen können, dass Jemand aus Liebe zur Wissenschaft so viel Geld, Zeit und Mühe aufwendet, und die überzeugt sind, es handle sich dabei im Grunde doch wesentlich um eine Geld-Speculation“, so schreibt Anton Dohrn in einem seiner ersten Briefe an den Sekretär der Akademie der Wissenschaften in Berlin, Emil du Bois-Reymond, am 20. Oktober 1871. Tatsächlich war es ja Dohrns Plan, die Forschungstätigkeit an der künftigen Zoologischen Station mit den Einnahmen des von ihm gebauten Aquariums zu finanzieren. Diesen Plan schildert Dohrn in seinem ersten Brief an du Bois-Reymond, in dem er um ein Gutachten bittet und um eine Unterredung, bei welcher Gelegenheit er „die näheren Umstände" seines Unternehmens darlegen könnte — „und Sie würden vielleicht den Eindruck gewinnen, dass diese grosse Gefälligkeit einem jungen Manne gewährt sei, der seiner Sache und der Wissenschaft mit Allem, was er besitzt, zu dienen entschlossen ist."

Über die Jahre hin entwickelte sich ein reger Briefwechsel zwischen Anton Dohrn und dem 22 Jahre älteren Emil du Bois-Reymond. Er spiegelt die Entwicklung, die Schwierigkeiten und die Erfolge der Zoologischen Station, er ist aber auch Ausdruck einer heranreifenden Freundschaft zwischen zwei Persönlichkeiten, die, beide auf ihre Art, nicht nur ihrer gewählten Wissenschaft, sondern auch der europäischen Geistesgeschichte überhaupt ihren Stempel aufgedrückt haben. Du Bois-Reymond erkannte von Anfang an die Bedeutung des Dohrn'schen Unternehmens und er hat es nach Kräften unterstützt. Diese Briefe sind aber nicht nur eine Chronik der Geschicke der Zoologischen Station, sie sind auch gegenseitige Bekenntnisse persönlicher Überzeugungen, Freuden und Nöte, und sie sind lebendiges Zeugnis einer bedeutenden Periode der Wissenschafts-Geschichte. Diese Briefe sind voll von pulsierendem Leben; sie enthalten wichtige und interessante Details, aber sie stecken auch voll von amüsanten Schilderungen, gelegentlich auch von ergreifenden Bekenntnissen.

Emil du Bois-Reymond wurde 1818 in Berlin geboren; sein Vater, ein hoher Staatsbeamter, stammte aus dem mitten in der Schweiz liegenden Neuchatel (Neuenburg), das bis 1858 ein preußisches Fürstentum war (Wilhelm I. verzichtete auch nachher nicht auf den Titel eines Fürsten von Neuenburg). Als preußischer Beamter ging der Vater nach Neuchatel zurück, und Emil ging dort zur Schule, trat aber 1837 das Studium an der Berliner Universität an, wo er erst Kirchengeschichte, Philosophie, dann Geologie und schließlich, ab 1839 Medizin studierte und Schüler des Physiologen und Anatomen Johannes Müller wurde. Schon 1840 wurde er Müllers Assistent. Die Promotion und Approbation als Arzt erfolgte 1843. Als Johannes Müller 1858 starb, wurde sein Lehrstuhl geteilt. Den neuen Lehrstuhl für

Anatomie übernahm K. B. Reichert, auf den neuen Lehrstuhl für
Physiologie wurde Emil du Bois-Reymond berufen. Bereits 1851
war du Bois-Reymond Mitglied der Berliner Akademie der Wissenschaften, 1867 wurde er zu deren Sekretär gewählt und blieb in diesem Amte bis zu seinem Tode, 1896.

Anton Dohrn wurde 1840 in Stettin geboren. Sein Vater war
„Weltreisender, Sänger, Entomologe" (wie Klaus Dohrn in seiner
Familiengeschichte der Familie Dohrn — „Von Bürgern und Weltbürgern" — dessen Biographie überschreibt), mit Felix Mendelssohn-Bartholdy, aber auch mit Carl Loewe befreundet, ein Schützling Alexander von Humboldts, Besitzer einer großen Zuckerfabrik.
Anton studierte ab 1860 an den Universitäten Königsberg, Bonn, Jena, und schließlich Berlin, wo Johannes Müller und Rudolf Virchow
zu seinen Lehrern gehörten. Die Promotion erfolgte 1866 in Breslau,
die Habilitation 1868 in Jena. 1874 heiratete er die aus Rußland, bzw.
Polen stammende Maria Baranowska. Von seinen Söhnen Boguslav,
Wolf, Reinhard und Harald, sollte später der dritte, 1880 geboren,
nach Anton Dohrns Tod im Jahre 1909 die Leitung der Zoologischen
Station übernehmen.

Beide Persönlichkeiten, Emil du Bois-Reymond wie Anton
Dohrn, sind Repräsentanten der Gründerzeit — jener Epoche stür-
mischer Entwicklungen auf politischem, wirtschaftlichem, kulturel-
lem und wissenschaftlichem Gebiet, die auf das Ende des deutsch-
französischen Krieges von 1870/71 folgte, und deren tragende Kraft
das neuerstarkte Preußen war. Der militärische, politische und wirt-
schaftliche Einfluß Frankreichs war gebrochen. Österreich war
schon seit Königgrätz geschwächt; es hatte auch Venetien abtreten
müssen: an das neue Italien, dessen Versuch, Venedig militärisch zu
gewinnen, vorher gescheitert war. Italien, dessen Einigung durch die
Kampagne Garibaldis ermöglicht wurde, konnte nun endlich Rom
zu seiner Hauptstadt machen, nachdem Frankreich den päpstlichen
Staat nicht mehr verteidigen konnte: zwei Wochen nach dem deutschen Sieg über Frankreich zogen italienische Truppen in Rom ein.
Das protestantische Preußen wurde in Italien zum Vorbild, nicht
nur in politischer und wirtschaftlicher Hinsicht. Der Antiklerikalis-
mus hatte damals in Italien einen Höhepunkt erreicht, — nicht zuletzt auch als Folge des vatikanischen Konzils von 1869, welches die
Unfehlbarkeit des Papstes verkündet hatte.

In England waren die Sympathien ganz auf der Seite Preußens
und seiner Bundesgenossen, als der Krieg von 1870 ausbrach. Anton

XXV

Dohrn bekam das zu spüren, als er, vom Militärdienst beurlaubt, kurz entschlossen nach England reiste, um an der Jahrestagung der British Association for the Advancement of Science in Liverpool teilzunehmen. Sein Freund Huxley, damals Präsident dieser Gesellschaft, war so überrascht, daß er vergaß, die Tagung zu eröffnen. Der Physiologe Michael Foster hieß Dohrn öffentlich willkommen. Huxley führte ihn damals bei Darwin ein, und die Versammlung stimmte einstimmig einer Resolution zu, „daß die Gründung zoologischer Stationen ... von dem bedeutendsten Einfluß auf den Gang der biologischen Wissenschaft sein werde" und daß sie „die Gründung einer solchen Station in Neapel als den ersten Schritt in dieser Richtung betrachte."

Die Regierung des neuerstandenen Deutschen Reiches übernahm nun Kompetenzen, die vorher nur den einzelnen Deutschen Staaten vorbehalten waren, und die auch weiterhin von den betreffenden Staatsregierungen wahrgenommen wurden, so auch die der Wissenschaftsförderung. Somit sind die handelnden Personen im Drama um die Förderung der von Anton Dohrn eben gegründeten Zoologischen Station in Neapel leicht identifizierbar: der Deutsche Kaiser, Wilhelm I., der Chef des Reichskanzleramtes, Rudolf von Delbrück, der deutsche Botschafter in Rom, Robert von Keudell, und der preußische Kultusminister Adalbert Falk. Die wesentliche Vermittlerrolle spielte Emil du Bois-Reymond in seiner Funktion (seit 1867) als Sekretär der Preußischen Akademie der Wissenschaften in Berlin.

Emil du Bois-Reymond und Anton Dohrn waren verwandte Seelen, die sich von der ersten Begegnung an verstanden. Beide waren Idealisten, von ungestümer Arbeitskraft beseelt, humanistisch gebildet und philosophisch interessiert, mit breiten literarischen und künstlerischen Interessen. Beide waren überzeugt, die großen Ziele ihrer Wissenschaft fördern zu müssen — und zu können; beide waren Führernaturen, von der Mission besessen, einer wissenschaftlich fundierten Weltanschauung zum Durchbruch zu verhelfen. In ihrem Temperament und ihrem Lebensstil freilich waren die beiden gänzlich verschieden. Du Bois-Reymond war ortsfest, beharrlich, bedächtig und immer wohlüberlegt. Anton Dohrn dagegen war in ganz Europa zuhause und war trotz seiner anfänglichen Beteuerungen, seine Schöpfung dem Reich zu vermachen, ein Weltbürger. Temperamentvoll, von neuen Ideen manchmal richtig überwältigt, blieb er trotz immer größer werdender administrativer Aufgaben aktiver Forscher bis zum Ende seines Lebens.

XXVI

Als Mitarbeiter und auf Anregung von Johannes Müller hatte du Bois-Reymond das so bedeutende Fachgebiet der Elektrophysiologie begründet, indem er exakte physikalische Meßmethoden in die Physiologie einführte und die neuesten physikalischen Erkenntnisse zur Anwendung brachte. Er selbst nannte das Fachgebiet „Allgemeine Muskel- und Nervenphysik". Sein Hauptwerk sind die 1848 und 1849 in zwei ersten Bänden erschienenen „Untersuchungen über Thierische Elektrizität", deren Abschluß erst 1884, also ganze 35 Jahre später herausgegeben wurde. In einem Nachwort entschuldigt du Bois-Reymond diese enorme Verzögerung nicht nur damit, daß die durch inzwischen eingeführte technische Verbesserungen ermöglichten neuen experimentellen Ansätze eine Nachprüfung und Ausweitung der früheren Resultate verlangten, sondern auch mit dem Hinweis, daß seine neuen Ämter und Würden ihm immer weniger Zeit zum Experimentieren ließen. So „konnte ich auch nicht mehr, wie in der Jugend, mit ungetheiltem Streben diesen Arbeiten obliegen, und wenn ich mir dadurch Mittel zur Verfügung gestellt sah, an denen es mir sonst nicht selten gefehlt hatte, erfuhr ich jetzt leider, daß im deutschen Gelehrtenleben das Product aus der Muße in die Mittel ziemlich constant bleibt." — Die dazwischen liegenden wissenschaftlichen Originalpublikationen hat du Bois-Reymond in zwei Bänden im Verlag von Veit & Comp., in Leipzig 1875–1877 unter dem Titel „Gesammelte Abhandlungen zur allgemeinen Muskel- und Nervenphysik" zusammengefaßt.

Philosophie

Blieben auch seine physiologischen Untersuchungen auf der Strecke, so wurde du Bois-Reymond durch seine Reden berühmt, die, manche in mehreren Auflagen gedruckt, eine weite Verbreitung fanden und heftig diskutiert wurden. Sicherlich die bekannteste dieser Ansprachen ist die Rede „Über die Grenzen des Naturerkennens", die er in der zweiten allgemeinen Sitzung der 45. Jahresversammlung Deutscher Naturforscher und Ärzte in Leipzig am 14. August 1872 hielt, und die mit den berühmten Sätzen endet „Gegenüber den Rätseln der Körperwelt ist der Naturforscher längst gewöhnt, mit männlicher Entsagung sein ‚Ignoramus' auszusprechen. Im Rückblick auf die durchlaufene siegreiche Bahn trägt ihn dabei das stille Bewußtsein, daß, wo er jetzt nicht weiß, er wenigstens unter Umständen wissen könnte, und dereinst vielleicht wissen wird. Gegenüber dem Rätsel aber, was Materie und Kraft seien, und wie sie zu denken vermögen, muß er ein für allemal zu dem viel schwerer abzugebenden Wahrspruch sich entschließen: ‚Ignorabimus‘.“

Du Bois-Reymond schickte einen Abdruck dieses Vortrags an Anton Dohrn. In seinem Brief vom 22. November 1872 schreibt er: „Ich habe Ihnen vor einigen Tagen einen in Leipzig gehaltenen Vortrag ‚über die Grenzen des Naturerkennens‘ geschickt. Können Sie ihm nicht in Neapel, wo, wie ich höre, lebhafte Theilnahme an philosophischen Studien herrscht, zur Übersetzung verhelfen?“. Dohrn hat diese Schrift sofort studiert, denn schon sechs Tage später, am 28. November antwortet er: „.. da ich sie sofort las regte sich mir selbst der Gedanke, sie den Italienern zugänglich zu machen, um den Boden kritischer Wissenschaftlichkeit auszubreiten, und die Fäden weiter zu führen, welche allmälig deutsche und italienische Arbeit wieder fester vereinigen müssen. Mit Ihrer Autorisation werde ich also ungesäumt Anstalten treffen, um eine geschickte Uebersetzung zu bewirken, und die äusseren Bedingungen so zu gestalten, dass sie möglichst vorteilhaft werden. — Sie werden von mir nichts weiter erwarten, als das Bekenntniss, die Schrift mit lebhafter Sympathie und dauerndem Gewinn gelesen zu haben. Von allem Pfaffenthum ist das materialistische auf die Länge das unerträglichste, weil es sich nicht einmal an psychische Bedürfnisse wendet, und mit dem Strassenbesen über die feinsten, und die feinfühligsten Menschen beschäftigenden Räthsel der Existenz wegfährt.“ Du Bois-Reymond war offenbar von Dohrns Interesse angetan und antwortet am 2. Dezember: „Wenn es Ihnen gelingt eine italiänische Übersetzung meines Leipziger Vortrags in’s Dasein zu rufen, nehmen Sie gütigst Notiz davon, dass in der 2. Auflage, die ich Ihnen in wenigen Tagen zuschicken werde, … Zusätze gemacht sind, auch eine Anm. 24 ganz neu hinzugetreten ist.“ (Es handelt sich um das von Leibniz verwendete Uhrengleichnis der ‚Leib-Seele-Beziehung‘ und die Frage, ob es eigentlich Arn. Geulincx zuzuschreiben sei). Dohrn muß dann freilich bekennen (Brief vom 7. Dezember 1872): „Behufs der Uebersetzung Ihrer Rede bin ich auf Schwierigkeiten gestossen … In Napoli ist es sehr aeußerlich was man sein philosophisches Interesse nennt. Man hat zwar Vico ein Monument in der Villa Reale errichtet, — aber das ist auch Alles. „Andar in carozza“ bleibt nach wie vor neben San Carlo der Angelpunkt der Existenz. Vielleicht gelingt es allmälig der Zool. Station, einen kleinen Kreis junger italienischer Gelehrten intimer

XXVIII

mit Deutschland und der deutschen Naturwissenschaft zu verbinden. Aber es ist sehr schwer, da für mittellose Menschen gar nicht an solche Studien zu denken ist, und die Reichen dummes Zeug treiben. Wenn sie Mozart für Musica filosofica erklären, — was würden sie erst aus Bach, Gluck ecc. machen, — und mit der Literatur steht es ebenso. Uebrigens brauche ich nicht zu wiederholen, dass ich kein Mittel unversucht lassen werde, die Uebersetzung zu bewirken, — nur nimmt es vielleicht etwas Zeit in Anspruch. Das eigne Interesse der Station wird dabei auch gefördert, da es vielleicht hilft, einen oder den andren tieferen Kopf den biologischen Studien zu gewinnen. Vielleicht könnte die Station selbst die Herausgabe auf sich nehmen, um sich gleich als italienisch-patriotisch, und deutsch-patriotisch zugleich zu erweisen?". Eine erste italienische Übersetzung erschien aber erst 1883 (siehe Anmerkung 42).

Anton Dohrn's Interesse an der Philosphie war keineswegs oberflächlich. Als 1865 Friedrich Albert Lange's Buch über die „Geschichte des Materialismus" erschien, war Anton Dohrn einer der ersten, der dessen Bedeutung erkannte. Am 30. August 1866 schreibt er an Lange „In der Tat hat mich Ihr Buch geradezu hingerissen … Ich bin Materialist gewesen, glühend eingenommen von der vermeintlichen Wahrheit meiner Überzeugung, die ich für hieb- und schussfest hielt. Ich bin erschossen und erschlagen durch Ihr Buch." (zitiert aus Heuss, 1962, S. 408). In der Berliner Nationalzeitung veröffentlichte Dohrn einen begeisterten Aufsatz über dieses Werk, und verhalf damit Lange's Buch zum Durchbruch.

Dohrn befaßte sich intensiv mit dem Studium der Kant'schen Philosophie. Als er sich 1867 in Jena habilitierte, lautete der Titel seiner Antrittsvorlesung „Kants Verhältnis zur Deszendenztheorie". Aus diesen durch Lange und Kant neu gewonnenen Erkenntnissen heraus versuchte er, seinen Kollegen Ernst Haeckel von seinem Monismus abzubringen. Anfang Juni 1867 schrieb er aus Hamburg, wo er eine Stelle am dortigen Zoologischen Garten angetreten hatte: „Du schreibst: ‚wie ich übrigens zum Dualismus zurückkehren soll, ist mir vollkommen rätselhaft.' Ja, das sollst Du auch nicht. Aber Monismus kann zweierlei Art sein, — konsequenter Materialismus und konsequenter Idealismus. Du und Dein Monismus sind vollkommene Materialisten, wenn Du auch Schleichers Worte zitierst, die noch dazu sehr bedenklich ihrem logischen Werthe nach sind. Auf S. 105 Deines ersten Bandes stehen sie. Laß einmal folgende Betrachtung in Dich hinein. Der Gegensatz zwischen Geist und Natur, Inhalt und

Form, Wesen und Erscheinung ist so fürchterlich sicher in jeder Betrachtungsweise, außer im transzendentalen Idealismus, daß grade ein Verlangen mächtiger Geister dazu gehört, ihn übersehen zu wollen. Über ihn hinwegzukommen, ist nicht blos das Streben der Neuzeit, sondern das philosophische Streben aller Zeiten. Der Materialismus des Alterthums entstand in diesem Streben, — der radikale Idealismus des englischen Bischofs Berkeley ebenfalls. Kant steht da als derjenige, der am tiefsten von der Nothwendigkeit durchdrungen war, hier den logischen Hebel anzusetzen und seine mit Copernicus verglichene That war es, das Verhältnis zwischen Subjekt und Objekt umzukehren und nachzuweisen, daß nicht die Dinge unsere Wahrnehmung, sonder unsere Wahrnehmungen die Dinge bestimmen. Wenn ich mich nicht täusche, ist Dir dieser Kardinalpunkt nicht nahegetreten, denn sonst hättest Du nicht sagen können, „das Gebäude der kritischen Philosophie wäre ein anderes geworden, wenn Kant die Deszendenztheorie gekannt hätte". Ja, so wenig Recht hast Du mit diesem einigermaßen vermessenen Ausspruche, daß sogar Deine Voraussetzung direkt widerlegt wird, da Kant die Deszendenztheorie kannte, und der Erste gewesen ist, der sie aussprach. Du sprichtst von der Kritik der teleologischen Urtheilskraft, — hast Du sie ganz und gründlich gelesen? oder nur aus einer Geschichte der Philosophie Excerpte zu Dir genommen? Wenn das Letzte der Fall ist, was ich für mehr als wahrscheinlich halte, so ist erklärlich, daß Dir die beiden merkwürdigen Seiten entgangen sind, auf denen Kant die Deszendenztheorie ausspricht und noch folgendes Wort hinzusetzt, das Dir wie Diamanten funkeln müßte: (pg. 312 der Rosenkranz-Schubert Ausgabe) — „… läßt einen obgleich schwachen Strahl ins Gemüth fallen, daß hier wohl etwas mit dem Prinzip des Mechanismus (!) der Natur, ohne das es ohnehin keine Naturwissenschaft geben kann, auszurichten sein möchte." Hättest Du diese Stelle gelesen, — wie würdest Du Dich gefreut haben!" (zitiert aus Theodor Heuss, 1962, S. 410 ff.).

Dohrn hat freilich Haeckel nicht überzeugen können. Im Jahre 1899 hat Haeckel die Herausforderung durch du Bois-Reymonds ‚Ignorabismus'-Vortrag von 1872, und den darauf aufbauenden Vortrag über „Die sieben Welträtsel" von 1880 mit der Publikation seines monistischen Hauptwerks, „Die Welträtsel" beantwortet.

XXX

Das gemeinsame Interesse an der Physiologie

Es war aber nicht die Philosophie, welche den wichtigsten Berührungspunkt zwischen Dohrn und du Bois-Reymond darstellte, sondern die Physiologie. Dohrn wie du Bois-Reymond verehrten Johannes Müller, dessen grundlegendes Lehrbuch die neue Physiologie begründet hatte. Ernst Haeckel nannte es ein „klassisches und unübertroffenes Werk, welches den bescheidenen Titel eines Handbuchs der Physiologie des Menschen führt, vielmehr eine umfassende allgemeine vergleichende Biologie der Tiere ist" (Generelle Morphologie, 1. Bd, 1866, S. 18). In einem Brief an Thomas Henry Huxley schreibt Dohrn am 24. April 1870 „Wir brauchen auf das allernotwendigste eine vergleichende Physiologie, die uns nur aus der Zoologie, nicht aus der Human-Physiologie erwachsen kann." Und schon in seinem ersten Brief an du Bois-Reymond (Berlin, 2. August 1872) bemerkt Anton Dohrn, daß er das „Neapolitanische Institut" vollkommen auszurüsten gedenke „mit morphologisch-embryologischem und physiologischem Laboratorium". Schon zwei Tage später antwortet du Bois-Reymond „Von Ihrem Plan, in Neapel ein Aquarium mit einem physiologischen Laboratorium ... zu gründen, habe ich mit der lebhaftesten Theilnahme vernommen ...".

Im Herbst 1872 ist der Neubau der Station voll im Gange, aber die Mittel zur Einrichtung reichen nicht mehr. Dohrn versucht nun, finanzielle Unterstützung durch das preussische Kultusministerium und das Staatsministerium des Reichs (Delbrück) zu erreichen. Er braucht dazu Gutachten und schreibt am 19. September an du Bois-Reymond „... durch eine solche Unterstützung würde ich in die Lage versetzt, auch sofort die Einrichtung des jedenfalls kostbarsten der Laboratorien, des projectirten physiologischen, in Angriff zu nehmen, und zu seiner Leitung einen jungen, aber durchgebildeten Physiologen zu gewinnen...." und weiter „so möchte ich auch dem .. Mangel abzuhelfen suchen, der aus der Unkenntnis der Functionen der niederen Thiere, auch der niederen Wirbelthiere, für die richtige Beurtheilung ihrer morphologischen Stellung erwächst". Du Bois-Reymond stellt in einem Schreiben vom 8. Oktober 1872 Gutachten durch die Akademie („Die Universität geht die Sache nichts an") in Aussicht und erklärt „ich bin natürlich fort und fort gern bereit, Ihnen für die Einrichtung eines physiologischen Laboratoriums nach Kräften Rath zu ertheilen." — Am 22. November schickt du Bois-

Reymond eine „Notiz für das physiologische Laboratorium" mit, in welcher die Aufstellung von Spiegelbussolen vorgeschlagen wird.

Hier wird ganz deutlich, daß du Bois-Reymond ein großes Interesse hat, selbst einmal in Neapel zu forschen, wie er das Anton Dohrn gegenüber schon im Herbst des Vorjahres (Brief vom 11. Oktober 1871) angedeutet hatte: „.. Ich hoffe ernstlich, selbst noch einmal Nutzen davon zu ziehen, wenn ich in meinen Arbeiten an einen gewissen Punkt gelangt bin, wo ich gewisser Versuche an Torpedo nicht länger mich werde entschlagen können. Vorläufig werde ich hier selber zu bauen haben, da endlich mit dem Bau eines physiologischen Laboratoriums vorgegangen werden soll, welches seinem Plan und Umfang nach vermuthlich das erste der Welt sein wird." Die Spiegelbussolen (heute würden wir diese Geräte als Spiegel-Galvanometer bezeichnen) hatten damals den von du Bois-Reymond vorher verwendeten „Multiplikator" ersetzt und gestatteten einen viel empfindlicheren Nachweis elektrischer Veränderungen an Nerven und Muskeln.

Durch den ganzen Briefwechsel hindurch zieht sich das Motiv des Wunsches, einmal selbst in Neapel an elektrischen Fischen (Torpedo) arbeiten zu können. Obwohl es du Bois-Reymond möglich war, Dohrn und der Zoologischen Station einen persönlichen Besuch abzustatten und sich in Neapel und auf Ischia aufzuhalten, blieb diese Sehnsucht unerfüllt — der große Gelehrte hatte keine Zeit mehr, selbst zu experimentieren und im Laboratorium zu forschen.

In seinem Brief vom 19. 9. 1872 hat Dohrn sein Eintreten für die vergleichende Physiologie erläutert: „Aus einem kleinen Aufsatz, den ich im Augustheft der Preussischen Jahrbücher veröffentlicht habe, und von dem ich mir erlaube, eine Copie an Sie zu übersenden, werden Sie bei gelegentlichem Hineinschaun sehen, Herr Geh. Rath, dass ich allerhand Meinungen über die Nothwendigkeit eines Eingreiffens der Physiologie in unsre morphologischen Probleme habe, wenn es gelingen soll, den ganz veränderten Aufgaben, welche uns durch das endliche Gelingen der Entwicklungstheorie gekommen sind, gerecht zu werden." Genau diese Einstellung hat sich dann auch bei du Bois-Reymond durchgesetzt. So schreibt er am 2. Januar 1880 an Dohrn: „Ich habe mich in der letzten Zeit recht davon überzeugt, wie nöthig der vergleichenden Physiologie (die doch das eigentlich interessante ist, was schiert mich Kaninchen, was schiert mich Hund) der durch Darwin und die zoologischen Stationen bewirkte Umschwung war."

XXXII

Die Korrespondenz zwischen Anton Dohrn und Emil du Bois-Reymond ist beredtes Zeugnis für Dohrns Engangement für die Durchsetzung des Plans, die Zoologische Station in Neapel zu einer Heimstätte für eine physikalisch wie chemisch ausgerichtete vergleichende Physiologie zu machen.

In den achtziger Jahren erreichte er die Zusicherung italienischer Stellen, Mittel für einen Erweiterungsbau der Zoologischen Station zur Verfügung zu stellen. So entstand der Westflügel der heutigen Station. Italienische wie deutsche Mittel ermöglichten dann Anfang unseres Jahrhunderts eine erneute Erweiterung des Baues im Dienste der Physiologie.

Bibliothek und Publikationen

Dohrn hat nun nicht nur Laboratorien eingerichtet. Von Anfang an stand für ihn fest, daß für die wissenschaftliche Arbeit eine umfangreiche Bibliothek unerläßlich sei. Die Mittel für Ankäufe waren ja beschränkt, aber mit großartigem Geschick verstand es Dohrn, für die Stationsbücherei zu werben. Ende 1873 umfaßte sie schon 1 300 Veröffentlichungen einzelner Autoren, 61 periodisch erscheinende Schriften und zahlreiche Sammelwerke und nicht regelmäßig erscheinende Veröffentlichungen wissenschaftlicher Institute und Gesellschaften. Etwa die Hälfte der Werke waren Dohrns eigener Besitz, als er die Station zu bauen begann; fast alle anderen waren Schenkungen der Verfasser, Herausgeber oder Verleger. Die großzügigste Stiftung machte der Verlagsbuchhändler Wilhelm Engelmann, „der zuerst dem kaum geplanten Entwurf des neuen Instituts durch Ueberweisung seines gesamten biologischen Verlages den ersten festen Rückhalt bot" (Dohrn, 1875).

Ende der siebziger Jahre begannen drei Publikationsserien: 1) die Mittheilungen aus der Zoologischen Station zu Neapel, 2) die Fauna und Flora des Golfes von Neapel und der angrenzenden Meeresabschnitte, und 3) die Zoologischen Jahresberichte (von 1880 bis 1914).

Während die Mittheilungen der Publikation der Arbeiten der Stationsmitglieder und Gastforscher, sowie der „Bekanntmachung der eigenen Zustände" (Neuerungen der Einrichtung, Listen der Gastforscher) dienten, handelt es sich bei der Fauna und Flora um die erschöpfende Darstellung in Wort und Bild der marinen Zoologie und

Botanik, wobei in monographischen Darstellungen alle marinen Tier- und Pflanzengruppen morphologisch, entwicklungsgeschichtlich, systematisch, und ökologisch von Spezialisten durchgearbeitet werden sollten. Die zahlreichen Bände dieses monumentalen Werkes sind heute immer noch von grundlegender Bedeutung. Die Abbildungen gehören, wie Kühn (1950, S. 167) feststellt, „zum Allerbesten, was damals an wissenschaftlichem Bildwerk geleistet wurde, und ihr Reiz hat es zu großem Teil ermöglicht, das kostspielige Werk zunächst auf Subskription zu gründen." Die Zoologischen Jahresberichte wurden zum ersten "review journal" der Zoologie. Die Redaktion lag zuerst in den Händen von J. Victor Carus in Leipzig, ging aber nach wenigen Jahren ganz auf die Zoologische Station über. Die von Dohrn in der Ankündigung des Unternehmens ausgesprochene Bitte, Verfasser und Verleger zoologischer Schriften, sowie insbesondere auch Akademien und Gesellschaften möchten alle zoologischen Veröffentlichungen an die Station senden, hatte einen über alle Erwartungen hinausgehenden Erfolg, und Dohrn erreichte das „doppelt nutzbringende Ziel, eine rasche und erschöpfende Berichterstattung mit einer reichen Ausstattung der Bibliothek der Zoologischen Station zu verbinden". Der Springer-Verlag hat später durch die Herausgabe der Berichte die 1914 mit dem Abbruch dieser Neapler Publikation entstandene empfindliche Lücke geschlossen.

Dohrn hat es sich dann vorgenommen, auch die vergleichend-physiologische Literatur sichten und bearbeiten lassen. Er korrespondiert darüber mit den Physiologen Theodor Beer und Wilhelm Biedermann (1898). „Es findet sich solch eine Masse physiologisch und biologisch wichtiger und interessanter Angaben in der Diaspora der Literatur, dass man schwerlich den bearbeitenden Physiologen zumuten kann, diese Jagd selbst vorzunehmen. Es soll Aufgabe der Station sein, „die ganze bisherige Literatur auf die vergleichend-physiologischen Gesichtspunkte" zu filtrieren und den Rückstand zur Verfügung zu stellen." (unveröffentlichter Brief von Anton Dohrn an Wilhelm Biedermann vom 19. und 20. 1. 1898 im Dohrn'schen Familienarchiv; zitiert von A. Kühn, l. c., S. 173). Es kommt freilich nicht zu dieser Unternehmung; sie wird später von dem Rostocker Physiologen Hans Winterstein ausgeführt, der in den Jahren 1911 bis 1924 das monumentale „Handbuch der Vergleichenden Physiologie" herausgibt. Dohrn veranlaßt aber Otto von Fürth (Schüler und Mitarbeiter von Sigmund Exner in Wien, und von Franz Hofmeister in Straßburg) die erste kritische Zusammenfassung, eine „Vergleichen-

XXXIV

de chemische Physiologie der niederen Tiere" zu schreiben, die 1903
in Jena gedruckt wird.

Der weitere Ausbau der Physiologie

Noch einmal schreibt Dohrn an Wilhelm Biedermann (am 4.12.
1902, unveröffentlichter Brief im Dohrn'schen Familienarchiv):
„Was jetzt vor allem not tut, um das physiologische Arbeiten an der
Zoolog. Station auf möglichst gesicherte Bahn zu bringen, wäre ein
findiger Kopf, der die verschiedenen Seetiere kunstgerecht auf ihre
Verwendbarkeit prüfte resp. die Methode fixierte, wie man sie zu behandeln hätte, um sie experimentell zu verwerten. Dazu müsste jemand gefunden werden, der <u>nicht</u> den Hauptaccent auf <u>Problembe-
arbeitung</u>, sondern auf die <u>spezifische Technik</u> der Zugänglichma-
chung des Seetier-Materials richtete. Die Zoolog. Station ist bereit,
für solche vorbereitende Arbeit beträchtlich in den Geldbeutel zu
greifen, gerade weil das Alles unentbehrlich ist, und, wenn in 2 Jahren das <u>neue grosse Laboratorium</u> fix und fertig sein wird, — (der
Bau beginnt im Januar) — eben solche literarischen und technischen
Hilfsmittel doppelten Wert haben werden." — Dieser Ausbau der
Station wurde freilich erst 1906 vollendet. Richard Burian, ein Schüler von Ewald Hering, und der von der Universität Innsbruck kommende Friedrich Wolfgang Martin Henze (später Biochemiker am
California Institute of Technology) wurden dann als Abteilungsleiter
des physiologischen und des chemischen Laboratoriums eingestellt.
Zu ihnen stieß dann auch der so originelle vergleichende Physiologe
Jacob von Uexküll.

Schon vorher waren bedeutende Physiologen nach Neapel gekommen. Viele von denen, die als junge Forscher nach Neapel gekommen
waren, wurden später auf physiologische Lehrstühle berufen. So
kommt es, daß die Autoren von Wintersteins monumentalem, acht-
bändigen <u>Handbuch der vergleichenden Physiologie</u> (1911–1924)
fast ausschließlich Inhaber physiologischer, und nicht etwa zoologischer Lehrstühle waren, und daß die meisten von ihnen an der Zoologischen Station in Neapel vergleichende Physiologie „getrieben haben". So wurde diese Fachrichtung wissenschaftlich respektabel.
Leider hat sich in den vergangenen Jahrzehnten die Physiologie immer mehr auf die Humanphysiologie beschränkt, und das bereits er-
worbene umfangreiche Wissen wurde mehr und mehr vernachlässigt.

XXXV

In den letzten Jahren kam es freilich zu einem erfreulichen Umschwung des Denkens: die enormen Vorteile der verschiedenartigsten Vertreter der wirbellosen Tiere werden zunehmend genutzt zur Aufklärung fundamentaler physiologischer Probleme. Dabei spielen Meerestiere die große Hauptrolle und das Interesse an meeresbiologischen Laboratorien nimmt gewaltig zu. Es ist zu hoffen, daß auch die Zoologische Station in Neapel wieder an Bedeutung für die Experimentalwissenschaften zunimmt. Mit ihrer so hervorragenden Bibliothek, und vor allem auch mit dem so wertvollen Archivmaterial, ist sie heute immer noch eine Kultureinrichtung ersten Ranges. Vielleicht ersteht noch einmal ein Forscher von der Eminenz eines Du Bois-Reymond, der dieser Station als hilfreicher Partner und Berater dient, um eine neue Blüte wissenschaftlicher Aktivität einzuleiten.

Das spätere Schicksal der Zoologischen Station

Wie Dohrn in dem bereits zitierten Aufsatz in den <u>Preussischen Jahrbüchern</u> 1872 berichtet, enthielt der mit der Stadt Neapel im gleichen Jahr abgeschlossene Kontrakt unter anderem folgende Passagen: „Das Eigenthumsrecht dieses Institutes bleibt Dr. Dohrn während seines Lebens. Nach seinem Tode geht es an die Stadt Neapel über. Sollte Dr. Dohrn früher sterben, so bleibt das Eigenthumsrecht, 30 Jahre lang vom Tage der Contractunterzeichnung gerechnet, seinen Erben. Zur Erbschaft werden nur zugelassen eine deutsche Universität oder die Universität Neapel."

Karl Josef Partsch weist in seinem so aufschlußreichen Buch „Die Zoologische Station in Neapel" (1980) nach, daß ein formaler Vertragsabschluß erst am 20. 12. 1875 zustande kam. Er enthielt keinerlei Klauseln, welche die Nutzung der Station oder des Aquariums regeln oder beschränken, außer der Feststellung, daß der Bau zur Aufnahme eines meereszoologischen Observatoriums mit einem großen und eleganten, dem Publikum zugänglichen Aquarium, einer Bibliothek, eines anatomischen Kabinetts von Meerestieren, eines Laboratoriums, sowie sonstiger Einrichtungen dienen solle, welche diesem Zweig der biologischen Wissenschaft nützlich sein können. Auch hier heißt es, daß der Vertrag für die Lebensdauer von Anton Dohrn gilt, und daß nach seinem Tode das Gebäude der Station mit allen Einrichtungsgegenständen an die Stadt zurück fällt; sollte Anton Dohrn vor Ablauf von 30 Jahren sterben, so soll einer von Dohrn

XXXVI

persönlich benannten italienischen oder deutschen Universität für den Rest der Zeit der Nießbrauch an dem Institut bis zum Heimfall an die Stadt Neapel zustehen.

Der Briefwechsel mit du Bois-Reymond befaßt sich mehrmals mit dem Problem der Erbschaft. Dohrn wie du Bois-Reymond favorisierten die Übertragung des Erbrechts auf die Berliner Akademie der Wissenschaften. Es war auch in den anlaufenden Verhandlungen mit den Behörden des Reichs und von Preußen immer wieder angeklungen, daß die Zoologische Station in das Eigentum des Reichs übergehen solle. Auch Anton Dohrn ist zunächst durchaus für diese Idee. So bittet Dohrn am 24. Juli 1873 noch einmal darum, die Verhandlungen mit der Akademie „wegen Uebernahme der Zoologischen Station im Falle meines innerhalb der nächsten dreissig Jahre erfolgenden Ablebens einleiten zu wollen" … Im selben Schreiben folgt dann der bemerkenswerte Satz (von dem er bittet „vorläufig nur beschränkten Gebrauch machen zu wollen") „dass mein stetes Bestreben darauf gerichtet sein wird, die Station zu einem Reichsinstitut zu machen, der Stadt Neapel ihre Rechte abzukaufen, und dem deutschen Reich resp. der Berliner Akademie für alle Zeiten die Verwaltung des Instituts zu übermachen. Davon darf ich aber vorläufig in Neapel nichts verlauten lassen, — deshalb also bitte ich um Discretion."

Sobald aber die Finanzierung der Zoologischen Station gesichert ist, erkennt Dohrn die Vorteile seiner Unabhängigkeit. Fortan ist seine ganze Politik darauf gerichtet, diese Unabhängigkeit zu erhalten. Ab 1877 arbeitet er darauf hin, die Verlängerung des Nutzungsrechtes zu erreichen. Im Jahre 1885 wird tatsächlich die Laufzeit dieses Vertrages von 30 auf 90 Jahre, also bis zum 20. Dezember 1965, verlängert. Im selben Jahr erreicht Dohrn Zusagen italienischer Regierungsstellen, die Finanzierung eines neuen Gebäudetrakts, welcher der Physiologie dienen soll, zu übernehmen; die Stadt Neapel stellt Grund und Boden für diesen Westtrakt zur Verfügung. Dohrn weiß diese Tatsache zu nutzen, um gegen die Einflußnahme von deutscher Seite her ein Gegengewicht zu haben.

Schließlich kam es noch vor der Jahrhundertwende zu einer ganz wesentlichen Abänderung des Vertrags: Anton Dohrn erhielt das Recht, einen seiner Söhne als Nachfolger einzusetzen und sicherte so der Zoologischen Station die Möglichkeit, auch in Zukunft ein unabhängiges, international finanziertes Institut zu bleiben. Tatsächlich hat ja sein Sohn, Reinhard Dohrn, im Jahre 1909 die Leitung der

Zoologischen Station übernommen, und dieser wurde seinerseits ab 1954 von seinem Sohn Pietro Dohrn (also einem Enkel Anton Dohrns) abgelöst. Im Jahre 1967 führte eine Palastrevolution innerhalb der Zoologischen Station zur Emeritierung des Direktors und setzte der glanzvollen Ägide der Familie Dohrn ein Ende. Mehrere Staatskommissare lösten dann einander in der Leitung der Station ab. Schließlich wurde 1976 wieder ein Direktor gewählt. Es war der angesehene italienische Embryologe Alberto Monroy. Unter seiner Leitung wurde der Wissenschaftsbetrieb, der seit dem Ende der Dohrn-Ära mehr und mehr verkümmert war, wieder belebt. Monroy leitete das Verfahren zur völligen Verstaatlichung der Zoologischen Station ein. Unter seinem Nachfolger Sebastiano Genovese wurde dann die Station zu einem staatlichen Institut, das direkt dem Unterrichtsministerium unterstellt ist. Genovese starb 1983 an den Folgen eines Autounfalls. Als Direktor fungiert nun Antonio Miralto. Nach Verabschiedung neuer Statuten durch das italienische Parlament, die eine Art Präsidialverfassung vorsehen, wird wohl in Kürze ein Präsident der Zoologischen Station von deren Verwaltungsrat gewählt werden.

Was von der glanzvollen Epoche der Gründerzeit übrig ist, das lebt fort in den reichhaltigen Archiven der Familie Dohrn, gewissenhaft bearbeitet und verwaltet von Christiane Groeben. Ihr verdanken wir bedeutende Ausstellungen zur Geschichte der Zoologischen Station, wertvolle Beiträge zu internationalen Symposien und die so bedeutsame Herausgabe des Briefwechsels zwischen Anton Dohrn und Charles Darwin (Groeben, 1982). Vor zwei Jahren besprachen wir die Idee, den Briefwechsel zwischen Anton Dohrn und Emil du Bois-Reymond zu bearbeiten, und schon wenige Monate später schickte mir Frau Groeben Excerpte der im Dohrn-Archiv vorhandenen Briefe. Ein Besuch von Professor Hierholzer in Neapel hat dann das Vorhaben zur Realität werden lassen. Zahlreiche Anmerkungen machen die Herausgabe des Briefwechsels besonders wertvoll. So ersteht nun im vorliegenden Band die Korrespondenz zwischen zwei Größen der Wissenschaft und macht uns eine Epoche der Wissenschaftsentwicklung gegenwärtig, deren Nachhall noch spürbar ist, die es aber verdient uns wieder bewußt zu werden.

Konstanz, im Juli 1985   Ernst Florey

XXXVIII

Literatur

Croce, Benedetto, 1923: Scritti di storia letteraria e politica XI — Storie e Leggende Napoletane. Seconda edizione riveduta. Bari, Gius. Laterza & Figli, 309 S.

Dohrn, Anton, 1872: Der gegenwärtige Stand der Zoologie und die Gründung zoologischer Stationen. Preussische Jahrbücher 30, S. 137–161.

Dohrn, Anton, 1875: Der Ursprung der Wirbelthiere und das Princip des Functionswechsels. Genealogische Skizzen. Leipzig, Verlag von Wilhelm Engelmann, 87 S.

Dohrn, Anton, 1874: Die Bibliothek der Zoologischen Station zu Neapel, Verzeichniss der daselbst bis zum Ende des Jahres 1873 vorhandenen Bücher. Beilage zu: Z. wiss. Zool. 25.

Dohrn, Anton, 1897: Das 25 jährige Jubileum der Zoologischen Station zu Neapel am 14. April 1897. Leipzig, Breitkopf & Härtel, 42 S.

Dohrn, Klaus, 1983: Von Bürgern und Weltbürgern — Eine Familiengeschichte. Pfullingen, Verlag Günther Neske, 272 S.

Driesch, Hans, 1909: Zur Erinnerung an Anton Dohrn. Süddeutsche Monatshefte 6, S. 513–518.

Du Bois-Reymond, Emil, 1872: Über die Grenzen des Naturerkennens. Leipzig, Veit & Comp., (weitere Auflagen im selben Verlag 1872, 1873, 1876, 1881, 1884, 1891 und 1907) Neu herausgegeben von Estelle Du Bois-Reymond in: Reden von Emil Du Bois-Reymond (2 Bände, Leipzig, Veit & Comp., 1912).

Du Bois-Reymond, Emil, 1880: Die sieben Welträtsel. Monatsberichte der Akademie der Wissenschaften (Berlin), S. 1045 ff, (weitere Auflagen: Deutsche Rundschau, 28, S. 352 ff. 1881, und 1881, 1884, 1891 und 1907 bei Veit & Comp., in Leipzig); Neu herausgegeben von Estelle Du Bois-Reymond in Reden von Emil Du Bois-Reymond (2 Bände, Leipzig, Veit & Comp., 1912).

Du Bois-Reymond, Emil, 1884: Untersuchungen über Thierische Elektricität, zweiten Bandes zweite Abtheilung, Schlusslieferung. Berlin, Georg Reimer Verlag, S. 386–579.

Fürth, Otto von, 1903: Vergleichende Chemische Physiologie der Niederen Tiere. Jena, Gustav Fischer Verlag. 642 S.

Groeben, Christiane (Herausgeber), 1982: Charles Darwin 1809–1882 Anton Dohrn 1840–1909 Correspondence. Napoli, Gaetano Macchiaroli, 118 S.

Herre, Franz, 1970: Anno 70/71 — Der Deutsch-Französische Krieg. Köln-Verlag Kiepenheuer & Witsch, 352 S.

Heuss, Theodor, 1962: Anton Dohrn. Mit einem Beitrag von Margret Boveri. Tübingen, Rainer Wunderlich Verlag, 448 S.

Huxley, Leonhard, 1908: Life and Letters of Thomas Henry Huxley. 3 vols., London, Macmillan & Co., 463, 467, und 501 S.

Kühn, Alfred, 1950: Anton Dohrn und die Zoologie seiner Zeit. Pubblicazioni della Stazione Zoologica di Napoli, Supplemento 1950, 205 S.

Mann, Gunter (Herausgeber), 1981: Naturwissen und Erkenntnis im 19. Jahrhundert: Emil Du Bois-Reymond. Hildesheim, Gerstenberg Verlag, 243 S.

Partsch, Karl Josef, 1980: Die Zoologische Station in Neapel. Göttingen, Vandenhoeck & Ruprecht, 369 S.

Procacci, Giuliano, 1968: Histoire d'Italie. Librairie Artheme Fayard, History of the Italian People. Weidenfeld & Nicolson, 477 S.

Querner, Hans, und Heinrich Schipperges (Herausgeber), 1972: Wege der Naturforschung 1822–1972 im Spiegel der Versammlungen Deutscher Naturforscher und Ärzte. Berlin-Heidelberg-New York, Springer-Verlag, 207 S.

Rothschuh, K.E., 1953: Geschichte der Physiologie. Berlin, Göttingen, Heidelberg, Springer-Verlag, 249 S.

Simon, Hans-Reiner (Herausgeber), 1980: Anton Dohrn und die Zoologische Station Neapel. Edition Erbrich, Frankfurt a.M., 164 S.

Winterstein, Hans (Herausgeber), 1911–1925: Handbuch der Vergleichenden Physiologie. Jena, Gustav Fischer Verlag. Zusammen 9321 S.

Vorbemerkungen

Kaum eine andere Persönlichkeit aus der Frühgeschichte der Zoologischen Station war wissenschaftlich <u>und</u> politisch so einflußreich, informiert und hilfsbereit wie Emil du Bois-Reymond. Der Briefwechsel mit Anton Dohrn begann im Jahre 1871 und sollte sich über mehr als 20 Jahre erstrecken. Während dieser Zeit entwickelte sich die Beziehung zwischen den beiden Briefpartnern zu gegenseitiger Achtung vor dem Lebenswerk des andern und zu einer persönlichen, wenn auch nie eng vertrauten Freundschaft, in die die beiden Familien mit einbezogen wurden. Beim Lesen des folgenden Briefwechsels sollte nicht vergessen werden, dass du Bois-Reymond und Dohrn sich auch häufig sahen; wann immer Dohrn sich in Stationsdingen in Berlin aufhielt, war er ein gern gesehener Gast im Haus von du Bois-Reymond. Die Briefe geben nicht nur einen lebendigen Beitrag zur Geschichte der Planung, Gründung und wachsenden Bedeutung der Zoologischen Station, sie zeichnen zugleich auch die Entwicklung des 22 Jahre jüngeren Dohrn von einem jungen, selbstbewußten Wissenschaftler zu einem anerkannten Wissenschaftsmanager nach.

Vom Jahre 1868 an führte Anton Dohrn Postbücher, in denen er eingegangene und abgesandte Korrespondenz verzeichnete. Nach 1883 wurde nur noch eingehende Post vermerkt, dafür jedoch auch kurz zusammengefaßt. Die ersten drei dieser Postbücher decken die Zeit bis 1889 ab; das folgende Buch ist nicht erhalten.

1895 begann Dohrn, die Geschichte der Gründung der Zoologischen Station zu schreiben (Dohrn, Memoiren). Bis zu seinem Tod und besonders während Zeiten der Abwesenheit von Neapel pflegte Dohrn immer wieder an diesen Erinnerungen zu arbeiten; zu diesem Zweck überprüfte er das Quellenmaterial aus den zu bearbeitenden Zeiträumen, das ihm aus seinem Archiv in Neapel nachgesandt wurde. Dohrn pflegte dann kommentierte Listen entweder zu einzelnen

Jahren (Ha 1871–1875) oder zu einzelnen Persönlichkeiten wie Carl Ernst von Baer, Louis und Alexander Agassiz oder Carl Vogt zusammenzustellen. Aus den Briefen von Emil du Bois-Reymond wählte Dohrn 24 Briefe aus den Jahren 1871–1877 aus, die er mit den Buchstaben a–y kennzeichnete. Für die folgenden Jahre hatte er bereits weiteres Material gesichtet, die entsprechenden Listen, falls es sie gab, sind jedoch nicht erhalten. Für 1879 hatte Dohrn z. B. mindestens drei Briefe von du Bois-Reymond ausgewählt und gekennzeichnet (s. Briefe LXXX, LXXXIV, LXXXVI).

Nach Dohrns Tod (1909) setzte Marie Dohrn die Erinnerungen fort und bewahrte dazu einen großen Teil der Unterlagen in ihrem Haus in Hellerau bei Dresden (s. Anm. 175) auf, wo sie von Theodor Heuss rechtzeitig für seine Biographie von Anton Dohrn (Heuss, 1962, 1. Auflage 1940) wiederentdeckt wurden, bevor sie im zweiten Weltkrieg endgültig verloren gingen. Dies könnte z. B. eine Erklärung dafür sein, warum aus dem Jahre 1878 kein Brief von du Bois-Reymond erhalten ist.

Spätestens seit 1883, als Hermann Linden seine Arbeit als Sekretär der Zoologischen Station begann, muss auch eine sogenannte Tisch-Akte („Akademie-Akte") existiert haben. Solche Tisch-Akten enthielten die Korrespondenz zwischen der Station und Regierungen, Körperschaften oder Institutionen, die einen Tisch an der Station gemietet hatten, und betreffen sowohl die Anmietung des Tisches wie auch die Verleihung an qualifizierte Wissenschaftler. Die Akademie-Akte, die nachweislich zumindest einige von du Bois-Reymonds offiziellen und privaten Briefen enthielt, ist nicht erhalten.

An Hand all dieser Unterlagen und sekundären Informationen kann der Schluß gezogen werden, daß der größere Teil der persönlichen Korrespondenz zwischen Emil du Bois-Reymond und Anton Dohrn erhalten und im Folgenden wiedergegeben ist. Die offizielle Korrespondenz zwischen Dohrn und der Akademie der Wissenschaften, die in den folgenden Briefen des öfteren erwähnt wird, liegt heute im Zentralen Archiv der Akademie der Wissenschaften in Berlin, DDR.

Von den folgenden 133 Briefen und Dokumenten stammen 46 von du Bois-Reymond (45 an Dohrn, ein Brief an G. Bancroft), 86 haben Dohrn zum Autor (85 an du Bois-Reymond, ein Memorandum), und eins die Zoologische Station. 58 dieser Schriftstücke stammen aus dem Dohrn-Archiv, Zoologische Station Neapel, 74 aus Berlin, Stiftung Preussischer Kulturbesitz, Sammlung Darmstädter, und

XLII

eins aus Bonn, Politisches Archiv des Auswärtigen Amtès (vgl. Chronologische Liste der Briefe).

Alle Dokumente werden ungekürzt in ihrer endgültigen Fassung wiedergegeben; spätere Notizen und Kennzeichnungen von anderer Hand ebenfalls, nicht jedoch Eingangsdaten und Aktenzeichen. Rechtschreibung und Interpunktion wurden originalgetreu beibehalten bis auf zwei Ausnahmen: überstrichene Konsonanten für Doppelkonsonanten („Faulheitsbalken", z. B. $\bar{m}$) werden ausgeschrieben (mm), und das von Dohrn gebrauchte Zeichen für „Thaler" wird als „Th." wiedergegeben. Die Schreibweise von du Bois-Reymonds Namen folgt seinem eigenen Gebrauch, obwohl Dohrn, wie auch andere, häufig auch „Dubois-Reymond" schreibt oder auch „du Bois-Reymond", abgeheftet unter „B" wie z. B. im Dohrn-Archiv (s. Chronologische Liste).

Zusätze der Autoren werden in runden Klammern ( ), Zusätze von anderer Hand in spitzen Klammern ⟨ ⟩ und Zusätze des Herausgebers in eckigen Klammern [ ] wiedergegeben. Ort und Datum am Anfang eines Briefes stehen in eckigen Klammern, wenn sie (1) erschlossen sind oder (2) vom Autor erst am Ende eines Briefes gegeben werden. Gedruckte oder gestanzte Briefköpfe sind durch Unterstreichungen gekennzeichnet.

Die Persönlichkeit von Anton Dohrn und die Geschichte der Zoologischen Station hat Theodor Heuss ausführlich beschrieben (Heuss, 1962); Alfred Kühn (1950) hat Dohrns wissenschaftliches Werk im zeitgenössischen Kontext untersucht, während Karl Josef Partsch (1980) die internationalen Beziehungen und die Rechtsgeschichte der Station dargestellt hat. Da diese Arbeiten den größten Teil der in dem Briefwechsel erwähnten Ereignisse ausführlich behandeln, konnten sich die Anmerkungen zum Text auf die Identifikation der erwähnten Personen sowie auf die zum besseren Verständnis notwendige Beschreibung von Ereignissen beschränken.

Neapel, im Juli 1985   Christiane Groeben

Danksagungen

Die Herausgeber danken Dr. Antonietta Dohrn, Dr. Peter Dohrn und Ammarillis Callan-Dohrn, der Stiftung Preussischer Kulturbesitz, Berlin, sowie dem Politischen Archiv des Auswärtigen Amtes in Bonn für die Genehmigung zum Abdruck der Briefe und Dokumente. Persönlich möchten sie ferner den folgenden Personen für wertvolle Informationen und Hilfsbereitschaft danken: Dr. T. Brandis, Vincenzo Cappelletti, Bernardino Fantini, Jean Ann Gilder, Mirko D. Grmek, Ilse Jahn, Christa Kirsten, Ugo Moncharmont, Gerhard H. Müller und Domenico Viggiani, sowie den Mitarbeitern der Bibliothek und dem Photo-Labor der Zoologischen Station.

I
Dohrn an du Bois-Reymond [1]

‹A Dohrn an Geh Rat E du Bois-Reymond.
2. August 1871.› [2]   [Berlin. 2. Aug. 1871.]

Hochgeehrter Herr Geh. Rath!

Obwohl Ihnen persönlich wohl unbekannt, bin ich doch so dreist, an
Sie die nachfolgende Bitte zu richten.

   Seit 1 ½ Jahren bemühe ich mich auf das Eifrigste ein grosses biologisches Laboratorium zu errichten. Ich habe dazu Neapel in Aussicht genommen. So oft von Seiten der Naturforscher die verschiedenen Regierungen ersucht wurden, dazu die Hand zu bieten, wurden
sie abschläglich beschieden, weil die Herstellungs- und Unterhal-
tungskosten zu gross seien. Da habe ich nun den Einfall gehabt,
durch Combination eines Aquariums mit einem Laboratorium die
Mittel für Letzteres zu schaffen. Ich bin nach Neapel gegangen und
habe nach viermonatlichen Verhandlungen mit den städtischen Behörden endlich den allein passenden Baugrund in der Villa reale
dicht am Meer gratis unter gewissen einschränkenden Bedingungen
contractlich zugewiesen erhalten. Derselbe stellt ein Areal von 7000
Quadratfuss [3] dar.
   Darauf will ich nun ein grosses Gebäude errichten, welches im
Erdgeschoss ein grosses Aquarium für das Publicum, im oberen Geschoss aber 20–24 Wohn- und Arbeitsräume für Naturforscher enthalten soll. Durch die Einnahmen des Aquariums wird erstlich der
Betrieb ganz und gar gedeckt, zweitens aber noch sehr beträchtlicher
Ueberschuss gewonnen werden, der dann aber nicht zu Dividenden
sondern einzig und allein zu wissenschaftlichen Zwecken verwandt
werden soll. Ist er geringer als die Berechnungen ergeben, so wird er
immerhin ausreichen, das Neapolitanische Institut vollkommen auszurüsten mit morphologisch-embryologischem und physiologischem
Laboratorium, so dass diese Wissenschaften in Vergleichender Weise
dort getrieben werden könnten; ist der Ueberschuss aber beträchtlich, so ist die Gründung kleinerer Stationen an andern Küsten in
Aussicht genommen.
   Das Gründungscapital des Neapolitanischen Baues wird mir nun
zum grösseren Theile (25,000 Th.) [4] von meinem Vater [5], der in Stet-

tin in wohlhabenden Verhältnissen lebt, zur Disposition gestellt werden; es erübrigt aber noch die Beschaffung weiterer 15,000 Th. Davon habe ich aber 5–7 000 Th. in sicherer Aussicht, so dass nur noch 8 000 Th. ungedeckt sind.

Es ist nun meine Absicht, — und fast alle competenten Finanzleute haben mir das gerathen — die ganze Sache von vornherein als wissenschaftliche Genossenschaftssache zu betreiben. Man verlangte überall, wo ich um Geld bat, dass die grossen Autoritäten der Naturwissenschaft ihren Antheil an der Sache aussprächen. Geschähe das, wo würden die noch fehlenden Mittel bald kommen, wenn nicht, so würden die Mittel eben ausbleiben.

Ich habe mich daher schon an Mehrere meiner persönlichen Freunde gewandt und habe Gutachten und sehr beifällige Schreiben von Darwin, Huxley, Leuckart Haeckel Czermak[6] und einigen andern Herren bekommen.

Aber es wäre mir noch recht sehr viel daran gelegen auch von Ihnen und Herrn Geh. Rath Helmholtz dergleichen zu erhalten, und ich bin so dreist, Sie zu fragen, ob es Ihnen nicht allzu unbequem ist, mir zu gestatten, diesem Briefe noch eine mündliche Auseinandersetzung der näheren Umstände meines Unternehmens folgen zu lassen. Sollte es Ihnen möglich sein, mir im Laufe des morgigen Tages, — Donnerstag — eine Viertelstunde zu gewähren, so würde ich Ihnen sehr dankbar sein, und Sie würden vielleicht den Eindruck gewinnen, dass diese grosse Gefälligkeit einem jungen Manne gewährt sei, der seiner Sache und der Wissenschaft mit Allem, was er besitzt, zu dienen entschlossen ist.

Ihnen diese Bitte vorzutragen war ein Hauptgrund meiner jetzigen Anwesenheit in Berlin, das ich Freitag wieder verlasse, um nach England zu gehen. Hoffentlich ist es keine Fehlbitte.

Einen fast gleichlautenden Brief habe ich mir erlaubt auch an Herrn Geh. Rath Helmholtz[7] zu richten.

Um freundlichen Bescheid bittend verharrt

in aufrichtiger Hochachtung

Ihr ergebner
Dr. Anton Dohrn
Privatdozent in Jena.

Hôtel d'Angleterre
Berlin. 2. Aug. 1871.

du Bois-Reymond an Dohrn

‹a)›[8]   [Berlin] Donnerstag 3. Aug. '71

Geehrtester Herr,

Sie hätten keinen unglücklicheren Tag treffen können; ich bin von
jetzt ab bis Abends um 9 Uhr unablässig beschäftigt in Sitzungen,
Prüfungen u.d.m. Kommen Sie zur Feierlichkeit der Universität in
die Aula (12 h), nachher wird sich wohl eine kurze Zeit erübrigen lassen. Hochachtungsvoll

    ergebenst

    E du Bois-Reymond

Donnerstag 3. Aug. '71

Geehrtester Herr,

die [illegible] keiner [illegible]
Der letzten Pommern; ich bin
von [illegible] bis Abends um
9 Uhr unablässig beschäftigt
in [illegible], [illegible] u. s.
w. Kommen Sie zur Feierlichkeit der Universität in die
Aula (12h) machen wird sich wohl
eine kurze Zeit aufbringen
lassen. Hochachtungsvoll
ergebenst
Ed. v. Biel-Steinrade

III

Du Bois-Reymond an Dohrn [9]

⟨b)⟩ [10]   Berlin, 17 Victoriastr.
                                               4. August 1871

Hochgeehrter Herr Doctor,

Von Ihrem Plane, in Neapel ein Aquarium mit einem physiologischen Laboratorium zum Gebrauche reisender Naturforscher zu
gründen und mit allen Mitteln zum Versuch und zur Beobachtung
auszustatten, habe ich mit der lebhaftesten Theilnahme vernommen.
Es unterliegt keinem Zweifel daß dies Unternehmen, wenn es auch
nur einigermaßen gelingt und ein paar Jahre Bestand hat, von größ-
ter Wichtigkeit für viele Disciplinen der organischen Naturforschung
werden kann. Wenn man die Anfänge der thalassischen Studien bin-
nenländischer deutscher Naturforscher miterlebt hat, wenn man z. B.
Zeuge der Anstrengungen war, die Joh. Müller [11] machen musste,
um die disjecta membra einer Untersuchung in einem halben Dutzend eiliger Ferienreisen zusammenzuraffen, so kann man nicht um-
hin, in Ihrer Conception den Beginn einer neuen Periode dieser Studien, was deren Bedingungen und äußere Verhältnisse betrifft, zu be-
grüßen. Mir speciell ist es unmöglich, dabei nicht des Vorschubes zu
gedenken, den Ihr Laboratorium für die Versuche am Zitterrochen,
die noch ein so weites Feld wichtiger Ermittelungen vor sich haben,
einem deutschen Forscher gewähren würde, der nun nicht mehr nöthig hätte, eine Menge schwer beweglicher Vorrichtungen und Materialien über die Alpen mit sich zu schleppen.

Ich behalte mir vor, Ihrem Wunsche, ich möge Ihnen für die Ausrüstung des für eigentliche Experimental-Physiologie bestimmten
Theiles Ihrer Anstalt einige Winke geben, in einem besonderen Briefe
zu entsprechen. Nehmen Sie einstweilen die Versicherung meiner
herzlichen Werthschätzung Ihrer Bemühungen.

Hochachtungsvoll ergebenst
E du Bois-Reymond

Hrn. Dr. A. Dohrn, Docenten in Jena.

5

Dohrn an du Bois-Reymond

[Stettin, 18. 9. 1871]

Hochgeehrter Herr Geh. Rath!

Würden Sie mir gestatten, den mir freundlichst übersandten Brief zu Gunsten meines Unternehmens in einem Prospecte zusammen mit Briefen von Geh. Rath Helmholtz, Prof. Leuckart, Mr. Darwin und einigen Andern hervorragenden Gelehrten abdrucken zu lassen?

Ich hätte mich schon früher für Ihre Freundlichkeit bedankt, aber gleich nach meiner Anwesenheit in Berlin folgte ich einer Einladung des Professor Huxley nach St. Andrews in Schottland, wo ich mich 14 Tage lang aufhielt.

In England habe ich durchgesetzt, dass von Seiten der British Association ein Comité gewählt ist, "for promoting the foundation of Zoological Stations in different parts of the Globe". In diesem Comité sind Prof. Huxley, Rolleston (Oxford) Wyville Thomson (Edinburgh) Dr. Sclater (London) E. Ray Lankester (London) und ich selbst als Secretary. [12]

Ausserdem habe ich die Freude, Ihnen mittheilen zu können, dass die Zoologische Station pecuniär jetzt unter Dach und Fach ist. Um aber all und Jedem zu beweisen, dass es mit diesem Unternehmen einzig und allein auf die grösstmögliche Förderung der Wissenschaft abgesehen ist, habe ich beschlossen, mich sofort insoweit meiner willkürlichen Verfügung über die Mittel der Station zu entäussern, als ich einen jährlichen Bericht über Einnahmen und Ausgaben der Station sowie über die gesammte wissenschaftliche Thätigkeit, welche von ihr ausgehen wird, erstatten werde. Um aber diesem Berichte soviel Nachdruck als möglich zu geben, fragte ich bei einigen meiner persönlichen Freunde an, ob sie geneigt wären, diesen Bericht entgegenzunehmen und zum Zeichen ihres Einverständnisses zu unterzeichnen, mit welcher Unterzeichnung er dann gedruckt werden sollte. Eingewilligt haben bereits Darwin, Huxley, Leuckart, Gegenbaur und Haeckel.[13] Ich denke noch eine Anzahl hervorragender Biologen im Auslande, — Agassiz, Steenstrup, Carl Ernst von Baer,[14] — zu gleicher Gunst zu bewegen und dadurch meinem Unternehmen einen neuen Rückhalt in der oeffentlichen Meinung zu gewähren.

Falls Sie, Herr Geh. Rath, mir erlaubten, Ihren Namen zu den oben genannten hinzuzufügen, würde ich das als einen grossen Vortheil für das Unternehmen erachten, und um so mehr Sorge tragen, dass es sich seiner Beschützer würdig erweise.

In wenig Tagen werde ich mir erlauben, Ihnen einen kurzen, gedruckten Prospect zu übersenden, der bereits im Manuscript den Beifall der oben genannten Gelehrten gefunden hat.[15]

Mit der Bitte, dem Eifer für das Zustandebringen meines Unternehmens diese wiederholte Störung zu Gute halten zu wollen, bitte ich eine gefällige Antwort wieder an meine Addresse nach Jena abgehen lassen zu wollen und sage nochmals meinen herzlichsten Dank für die gewährte Hilfe.

Mit ausgezeichneter Hochachtung

Ihr ergebner
Dr. Anton Dohrn

Stettin. 18.9.1871.

P.S. Der Bau der Station beginnt bereits Ende October und soll in einem Jahre beendet sein.

V

du Bois-Reymond an Dohrn

‹c)›[16]   Berlin, 17 Victoriastr.
                                                  11. Oct. '71.

Geehrtester Herr Doctor,

Ich bedaure daß Ihr Schreiben vom 18. September unbeantwortet
blieb, ich finde es erst jetzt aus den Ferien zurückkehrend vor. Ich
lasse mir Briefe nicht nachschicken, theils weil ich das Bedürfniß habe, mich gänzlich von den heimischen Verhältnissen gelöst zu wissen,
theils weil ich gewöhnlich ohne bestimmtes Reiseziel das Haus verlasse, auch selten längere Zeiten an einem Orte verweile.

Es versteht sich, wenn es nicht zu spät ist, dass ich nichts dawider
habe, meinen Brief über Ihr Unternehmen gedruckt zu sehen. Ich
weiß zwar nicht mehr genau was ich gesagt habe, ich werde es aber
hoffentlich verantworten können.

Ebenso bereit bin ich natürlich, meinen Namen unter jede Kund-
gebung zu setzen, unter welcher bereits die Namen von Darwin,
Huxley u. s. w. stehen; ich muß aber bekennen daß mir der Gegenstand, oder die Natur des zweiten Documentes, unter den Sie ihn zu
setzen wünschen, nicht völlig klar ist, und daß ich gern einen Aus-
hängebogen davon sähe. Vielleicht erhellt Ihre Absicht deutlich aus
dem gedruckten Prospekt, den Sie mir versprachen, der aber noch
nicht eintraf.

Einstweilen wünsche ich Ihnen und der Wissenschaft Glück zu
dem gedeihlichen Fortschreiten Ihres Unternehmens. Ich hoffe
ernstlich selbst noch einmal Nutzen davon zu ziehen, wenn ich in
meinen Arbeiten an einen gewissen Punkt gelangt bin, wo ich gewisser Versuche an Torpedo nicht länger mich werde entschlagen können. Vorläufig werde ich hier selber zu bauen haben, da endlich mit
dem Bau eines physiologischen Laboratoriums vorgegangen werden
soll, welches seinem Plan und Umfang nach vermuthlich das erste
der Welt werden wird.[17]

   Hochachtungsvoll

   Ihr ergebenster
   E du Bois-Reymond

8

Dohrn an du Bois-Reymond

Napoli. Palazzo Torlonia
Mergellina. 20. 10. 1871.

Hochgeehrter Herr Geh. Rath!

Ihr freundl. Schreiben hat mich hier in Neapel getroffen, wo ich seit einiger Zeit schon mich aufhalte, um nun den Bau der Zoolog. Station zu beginnen.

Ich danke herzlich für die Erlaubniss, den früheren Brief abdrukken zu dürfen. Anticipirend diese Erlaubniss, hatte ich den Druck schon in Jena vorgenommen, aber die Vertheilung des Schriftstückes verschoben. Jetzt sende ich Ihnen das, was ich bisher habe drucken lassen.

Sie werden daraus entnehmen, daß ich mit der Ausführung eines bedeutenden Planes vorgehe, und Sie werden ermessen können, mit welchen Schwierigkeiten ich zu kämpfen hatte und noch habe. Aber da ich das freiwillig über mich genommen habe, so schöpfe ich auch aus einem unversiegbaren Vorrath von Eifer und Liebe zur Sache, und es müssen sich schliesslich alle störrigen und widerspenstigen Elemente davor beugen, besonders wenn mir die Theilnahme Derjenigen Gelehrten nicht fehlt, die gewohnt sind, mit grossem Blicke das Gesammtgetriebe der Wissenschaft zu überblicken und die Bedingungen ihres Fortschreitens zu bestimmen.

In den übersandten Drucksachen werden Sie auch eine Aufforderung finden, welche sich auf die Gründung einer Bibliothek bezieht. [18] Ich hoffe, daß Sie dieser Sache Ihre Theilnahme persönlich schenken, und es zu geeigneter Zeit auch werden zum Besten der Station durchsetzen können, dass mir die Königl. Akademie der Wissenschaften ihre jährlichen Schriften mittheilt. Mir haben dies bereits zugesagt Darwin und Huxley, und Letzterer hat mir die Publicationen der grossen englischen Gesellschaften garantirt. In Deutschland haben die Jenenser Morphologen, ferner Prof. Leuckart und v. Siebold [19] sich dazu verpflichtet und auch die Akademie-Verhandlungen zu verschaffen versprochen. Prof. Steenstrup hat die dänischen Publicationen übernommen, Prof. Van Beneden [20] die belgischen, — und so hoffe ich binnen Kurzem alle wichtigsten Zeitschriften und die Werke der hervorragendsten Forscher zugesichert zu erhalten.

Sobald das geschehen ist, denke ich ein neues Circular zu erlassen, worin dies mitgetheilt wird. Ich setze voraus, dass sich nach solchem Vorgange Niemand der Pflicht entziehen wird, ein Gleiches zu thun, und dass es mir dann gelingen wird, eine sehr vollständige Bibliothek für die Station zu beschaffen und ihr dauernd auch für kommende Zeiten zu sichern. Wie wichtig das für alle Diejenigen sein wird, die in Neapel arbeiten werden, ergiebt sich von selbst.

Was nun die Unterschriften anlangt, um die ich auch Sie bat, so habe ich nach mehrfacher Discussion mit Freunden meines Unternehmens vorläufig davon wieder Abstand genommen. Der Zweck war, allmälig mein Unternehmen dadurch zu einem ganz allgemeinen zu machen, es gänzlich des Characters eines Privat-Unternehmens zu entkleiden und vor Allem Jedermann die Bürgschaft zu bieten, dass ich Niemandes Hilfe beanspruchte für Zwecke, die schliesslich mir, meiner Bequemlichkeit oder meinem Portemonnaie zu Gute kämen. Daran lag mir besonders gegenüber den Behörden von Neapel und Italien, die sich nicht leicht vorstellen können, dass Jemand aus Liebe zur Wissenschaft so viel Geld Zeit und Mühe aufwendet, und die überzeugt sind, es handle sich dabei im Grunde doch wesentlich um eine Geld-Speculation.

Also danke ich vor der Hand für Ihre Geneigtheit, mir auch darin zu helfen, werde aber für's Erste und ohne Ihnen erst noch weitere Mittheilung davon gemacht zu haben, keinen Gebrauch davon machen.

Wenn ich Sie zum Schluss noch bitten darf, mir mit wenigen Zeilen über die Bibliotheks-Angelegenheit und Ihre etwaige Theilnahme und Protection eine Mittheilung zu machen, so werden Sie mich aufs Herzlichste verpflichten und mir den Wunsch nur um so näher rüken, Ihnen persönlich durch die Errichtung der Station wissenschaftlich von Nutzen sein zu können. Torpedo giebt es hier ja in Menge und sie leben äusserst zäh und dauerhaft in Aquarien.

Dem Bau eines grossen Laboratoriums in Berlin sehe ich mit Spannung entgegen. Wenn je, so ist jetzt die Zeit gekommen für eine mächtige Anspannung der wissenschaftlichen Kraft und Leistungsfähigkeit Deutschlands. Diese Ueberzeugung ist nicht die geringste Triebfeder bei meinen Unternehmungen.

Mich Ihnen freundlichst empfehlend und nochmals herzlich dankend

Ihr ergebner
Anton Dohrn

VII

Dohrn an du Bois-Reymond

‹A Dohrn an Geh R. E. Dubois Reymond   [Napoli 19. 9. 1872.]
19. 9. 1872.›[21]

Hochgeehrter Herr Geh. Rath!

Dass ich bei meiner kürzlichen Anwesenheit in Berlin nicht das
Glück hatte, Sie zu Hause zu treffen, fürchtete ich zwar schon vorher, bedauere es aber nachträglich nur um so mehr, als ich recht
ernstlichen Grund hatte, Ihre Theilnahme von Neuem für mein Unternehmen zu interessiren.

Erlauben Sie mir, ohne Umschweife die Lage der Dinge darzule-
gen. Sie erinnern sich gewiss noch, wie ich von Ihnen und Geh. Rath
Helmholtz Briefe erbat, auf die ich mich stützen könnte, um die mir
noch fehlenden Geldmittel von wohlhabenden Leuten zu erbitten.
Ich habe in der That das fehlende Geld erhalten, — aber nicht von
reichen Leuten, sondern theils von meinem Vater, theils durch Contract durch den Bau-Unternehmer, der die Summe von 10,000 Th.
zwei Jahre lang als Garantie auf dem Hause stehen lassen muss.

So bin ich dem Mangel des baaren Geldes entlaufen, und gegenwärtig ist das Gebäude der Zoologischen Station bis unter das Dach
fertig, die Maschinen, Röhrenleitungen, Glasscheiben ecc. sind für
den Preis von 9 000 Th. in England in Auftrag und werden in 2 Monaten hier aufgestellt, und das Personal sowie alle übrigen unentbehrlichen Einrichtungen sind bereit, so dass ich hoffe im Februar
oder März das Aquarium eröffnen zu können.

Dann aber gilt es, die Laboratorien einzurichten. Dazu fehlt es mir
jetzt völlig an Mitteln, und doch sind sie der eigentliche Zweck des
ganzen Unternehmens.

Da habe ich mich nun zu folgendem Plan entschlossen. Ich will
zwölf Arbeitstische aufstellen, jeden für microscopisch-anatomische
Arbeit vollständig einrichten, ein halbes Dutzend Arbeitsaquarien
mit ununterbrochen strömendem Seewasser jedem Tische hinzufü-

gen und diese Tische mit der Berechtigung der Benutzung der Bibliothek, der Boote zum Fischen, der Sammlungen kurz all und jeden Vortheils, den das ganze Institut gewähren kann den Regierungen zur jährlichen Miethe anbieten, die pro Jahr und pro Tisch 500 Th. betragen soll. So wären dann die Regierungen resp. Universitäten oder gelehrten Gesellschaften Eigenthümer der Tische und könnten sie an Gelehrte geben, welche bei ihnen um die Erlaubniss bitten, hier arbeiten zu können. Die Station würde so ein bestimmtes jährliches Einkommen haben, und die Zoologen resp. Botaniker, — denn auch für sie ist gesorgt — hätten ausser den Kosten für Essen, Trinken und Schlafen gar keine Ausgaben, wohl aber so bedeutende Vortheile, wie sie ihnen ohne die Stationen für noch mehr Geld gar nicht zugänglich würden.

Ich habe Aussicht, dass die Zoological Society of London einen solchen Tisch miethet, ferner hat mir Prof. Huxley versprochen, der Royal Society die Miethe eines zweiten vorzuschlagen.

In Berlin bin ich dann direct zum Cultusminister gegangen, habe ihm die ganze Sache dargelegt und habe zu meiner grossen Freude ihn geneigt gefunden, auf meinen Vorschlag einzugehen. Nur sollte es noch auf ein Gutachten der Universität oder der Akademie ankommen. Dr. Falk [22] wünschte noch eine bestimmte Eingabe, in der ich genau angäbe, wie ich die ganze Angelegenheit zu arrangiren gedächte. Diese Eingabe wollte ich aber nicht gern vorher machen, ehe ich nicht Ihre Meinung gehört hätte, und ob Sie bereit sein würden, bei Sr. Excellenz persönlich oder aber falls das Gutachten der Akademie eingefordert würde, vor der Akademie meine Sache zu vertreten.

Meine Bibliothek, vielmehr die der Station, hat reiche Geschenke erhalten. Engelmann hat seinen ganzen biologischen Verlag geschenkt, dasselbe hat Vieweg gethan, Theodor Fischer in Cassel und Reimer in Berlin hat mir den seinigen in Aussicht gestellt. Agassiz hat ferner seine sämmtlichen Publicationen zugesagt, ebenso Darwin, Huxley, Owen, Lubbock, Allman [23] und Andre in England. Die British Association beschloss auf ihrem letzten Meeting meinem Antrage zufolge, mir ihre sämmtlichen Jahrgänge zu senden und den andern gelehrten Gesellschaften Englands ein Gleiches zu empfehlen.

Alles das habe ich dem Minister mitgetheilt; er meinte denn auch schliesslich, ich sollte mich noch ausserdem an das Reich, speciell an Staatsminister Delbrück [24] wenden, der mich gewiss auch unterstützen würde. Das habe ich mir natürlich nicht zweimal sagen lassen, und habe in der That auch dort die Aussicht auf bedeutende Unterstützung gewonnen. Ich suchte Sr. Exc. Delbrück gleichfalls persönlich zu sprechen, und wiederum ward es abhängig von einem Gutachten der Akademie, ob ich in drei Jahren einen Gesammtbetrag von 10,000 Th. als Subvention erhalten sollte, 4 000 im ersten Jahre und 3 000 in jedem der beiden folgenden.

Durch eine solche Unterstützung würde ich in die Lage versetzt, auch sofort die Einrichtung des jedenfalls kostbarsten der Laboratorien, des projectirten physiologischen, in Angriff zu nehmen, und zu seiner Leitung und Ausnutzung einen jungen, aber durchgebildeten Physiologen zu gewinnen. Dann aber erinnere ich Sie, Herr Geh. Rath, an Ihr Versprechen, mir darin beizustehen. Ich habe nur den besten Willen, Alles zu thun, was in meinen Kraeften steht, auch hier die Station der Wissenschaft zu neuen Studien zur Disposition zu stellen, — wie das aber zu machen, und erfolgreich durchzuführen sei, dass [sic!] muss ich freilich Ihnen überlassen.

Aus einem kleinen Aufsatz, den ich im Augustheft der Preussischen Jahrbücher veröffentlicht habe, [25] und von dem ich mir erlaube, eine Copie an Sie zu übersenden, werden Sie bei gelegentlichem Hineinschauen sehen, Herr Geh. Rath, dass ich allerhand Meinungen über die Nothwendigkeit eines Eingreifens der Physiologie in unsre morphologischen Probleme habe, wenn es gelingen soll, den ganz veränderten Aufgaben, welche uns durch das endliche Gelingen der Entwicklungstheorie gekommen sind, gerecht zu werden. Ich weiss nicht, ob Sie mit meinen Anschauungen zufrieden sein werden, — aber wie mich das Bedürfniss nach embryologischer Forschung schliesslich zur Herstellung der Zoologischen Station trieb, so möchte ich auch dem andern Mangel abzuhelfen suchen, der aus der Unkenntniss der Functionen der niedern Thiere, auch der niedern Wirbelthiere, für die richtige Beurtheilung ihrer morphologischen Stellung erwächst. —

Ich hege das Vertrauen, dass Sie, Herr Geh. Rath, an der Redlichkeit meiner Bestrebungen, und an meiner Entschiedenheit, das Angefangene zu vollenden, nicht zweifeln: nur so kann ich bitten, dass Sie auch jetzt wiederum mich durch Ihre Dazwischenkunft bei beiden Ministern unterstützen möchten. Ist es ja doch kein persönlicher Vortheil, der mich dazu treibt, sondern das lebhafteste Bestreben, mich und meine Mittel für den Fortschritt der Wissenschaft nützlich zu machen.

14

In der Hoffnung eine freundliche und zusagende Antwort von Ihnen zu erhalten, grüsse ich und verbleibe

mit aufrichtiger Hochachtung

Ihr ergebner
Anton Dohrn

Palazzo Torlonia. 19. 9. 1872.
Napoli.

VIII

du Bois-Reymond an Dohrn

‹d)›[26]

Berlin, 17 Victoriastr.
8. Oct. '72

Geehrtester Herr Doctor,

Ich bin erst gestern von der Reise zurückgekehrt, daher Ihr Brief seit dem 23. Sept. hier gelegen hat. Ich schreibe Ihnen nun sofort, was mein Rath ist. Sie müssen sich mit einer motivirten Eingabe an den Cultusminister und einer desgleichen, davon getrennten, an das Reich, d. h. an Delbrück, machen, und in beiden sich auf die Akademie berufen. Die Universität geht die Sache nichts an. In der Akademie werden Helmholtz und ich schon dafür sorgen daß Sie ein ordentliches Gutachten bekommen, selbst wenn Peters, Reichert und Ehrenberg[27] sich minder günstig zeigten, von deren oft etwas unberechenbarer Meinung ich in diesem Falle auch nichts weiß. Auch Pringsheim und Braun[28] werden unstreitig für die Sache sein. Da wir in Rom ein archaeologisches Institut[29] haben, so scheint es nur billig, daß wir in Neapel ein biologisches haben. Von Wichtigkeit wird es sein, wenn Sie mich oder einen von uns gelegentlich wissen lassen, was die Kosten für den Lebensunterhalt eines die bescheidenen Ansprüche eines jungen deutschen Naturforschers machenden Fremden in Neapel gegenwärtig etwa sind.

Ich bin natürlich fort und fort gern bereit, Ihnen für die Einrichtung eines physiologischen Laboratoriums nach Kräften Rath zu ertheilen. Ich werde es aber viel besser thun können, wenn Sie die Güte haben, mir eine Skizze von der Lage, Größe und Orientirung der dazu bestimmten Räume zu geben.

Mit den herzlichsten Glückwünschen zu dem Gedeihen Ihres schönen Unternehmens und mit aufrichtiger Bewunderung für Ihre Schöpferkraft

Ihr ergebenster
E du Bois-Reymond

16

IX

Dohrn an du Bois-Reymond

Neapel. Palazzo Torlonia.
13. 10. 1872.

Verehrter Herr Geh. Rath!

Dass Ihr Brief mir eine Freude bereitet hat, wie ich sie nie zu erwarten wagte, das möchte ich obenan in diese Antwort schreiben. Wenn man mit so hundertfältigen Widerwärtigkeiten und oft Erbärmlichkeiten zu thun hat, wie sie ein so neues und in so schwierigen Umgebungen hervorzurufendes Unternehmen wohl nothwendig mit sich führt, dann wird ein so energischer Beifall und Mitwirkung, wie Ihr Brief sie mir brachten, zu einer Epoche, und zu einer auf lange hinaus wirkenden Kraftquelle. Und dafür also nochmals meinen lebhaften Dank! —

Die Briefe an Delbrück und an Falk sind, letzterer am 11 ten, ersterer am 12 ten October von hier abgegangen. Beigefügt sind Rechnungs-Anschlaege über die Gesammtkosten, sowie über die jährlichen Unterhaltskosten. [30] —

In Vorraussicht dessen, was da kommen sollte, habe ich während meiner letzten Anwesenheit nicht versäumt, Prof. Peters u. Reichert meinen Besuch zu machen, der sich freilich auf das Abgeben meiner Visitenkarte beschränkte, da Beide abwesend waren.

Auf die Beihilfe von Prof. Braun u. Pringsheim rechne ich um so mehr, als ich nur die Bewilligung der geforderten Gelder abwarte, um einen Algologen zu engagiren, der sich mit der marinen Botanik befassen, und den nach Neapel kommenden Botanikern dieselbe Hilfe leisten soll, wie ich und die beiden bereits engagirten Zoologen [31] sie den Zoologen bieten werden. Eine bestimmte Räumlichkeit ist für seine Wirksamkeit bereits in Aussicht genommen.

Was dann Ihre Frage wegen der Kosten des Aufenthalts etwaiger Naturforscher anlangt, so habe ich mich schon lange damit beschäftigt, auch hier mit vernünftiger Organisation einzugreifen. Ich habe den Miethcontract, den ich mit dem Vice-Wirth des Torlonia'schen Palastes abgeschlossen hatte, aufs Unbestimmte verlängert. Die Wohnung, die ich inne habe, besteht aus 2 Sälen, 5 Wohn- oder Schlafzimmern, Küche, Hof und Terrasse, ist mit Wasserleitung, Gas versehen, ganz neu, — ich bewohne sie als erster Miether, also ohne die üblichen 6 beinigen Insassen, die sonst in allen Neapolitanischen Wohnungen zu finden sind; — alle diese Zimmer liegen nach vorn heraus, beherrschen die entzückendste Aussicht über den ganzen Golf, liegen freilich hoch, — 100′ über der Strasse, — geniessen aber infolge dessen auch eine frische und gesunde Luft. Ich zahle dafür jährlich 300 Th. Lege ich noch 200 Th. zu, so kann ich eine obere, genau so grosse Etage desselben „Palazzo della montagna" miethen, und habe dann 10 Zimmer zur Verfügung, die ich möbliren werde [sic!], — viel braucht's ja nicht, — und zu deren In-Stand-Haltung ein Majordomus abgeordnet wird, der zugleich die Aufsicht über einen Koch und Dienerin führen wird.

Wer nun nach Neapel kommen will und nicht knie- oder lungenkrank ist, wird sicher eines dieser wunderschönen Zimmer allen übrigen Spelunken, in denen man sonst zu wohnen verurtheilt ist, vorziehen. Die Wohnung liegt der Zoologischen Station gegenüber, und ist von ihr ¼ Stunde weit entfernt.

Folgenden Miethpreis würde ich festsetzen. Das Zimmer monatlich 9 Thaler. Ganze Verpflegung, falls Inquilin nicht vorzieht in Restaurationen — freilich theurer — zu essen, für den Preis von 3 francs. Sonach würde sich die Gesammt-Ausgabe für den Monat auf 35–40 Th. stellen. Dafür aber kann Jeder recht behaglich existiren.

Auf seine eignen Füsse gestellt muss er, für sehr viel weniger Annehmlichkeit und Sorgfalt 50–60 Th. im Minimum ausgeben.

Diese Einrichtungen habe ich getroffen, um den Zeitverlust, den das Uebersiedeln etc. verursacht, auf das grösstmögliche Minimum zu reduciren. Wenn durch die Naturforscher, welche auf kurze Zeit oder auch auf Jahr und Tag herkommen und dort Wohnung nehmen, meine Auslagen gedeckt werden, so würde ich den Rest nur zur Verbesserung des Mobiliars, resp. zur Erniedrigung des Miethpreises für besonders arme verwenden. Als Einnahme für die Station würde ich es nicht behandeln.

In Verhandlung bin ich noch mit den italienischen Eisenbahnen über Fahr-Ermässigung für die mit Erlaubnisskarten der Regierung resp. Akademie ausgerüsteten Naturforscher. Hoffentlich gelingt es auch von der Seite dem Unternehmen Vortheile zu sichern. —

Nun habe ich Ihnen noch eine Sache von wichtiger Bedeutung mitzutheilen. Die italienische Regierung benimmt sich positiv schlecht bei der Sache. Auf meinen letzten Brief an den Cabinetschef des neuen Unterrichtsminister habe ich seit 12 Tagen keine Zeile Antwort erhalten, — ein deutliches Zeichen, dass man auf meine Bitten wegen Nachlasses der Importsätze für Maschinen ecc. von England, Bücher aus Deutschland nicht eingehen [sic!]. Mir macht das einen Unterschied von 500–1 000 Th. Dann habe ich gebeten, man möchte einem Lazareth-Beamten 1 Jahr Urlaub geben, und auf meine Kosten einen Stellvertreter bestellen, da ich den Mann nothwendig brauche als Oberfischer, — auch das ist abgeschlagen. So hat man mich mit schönen Redensarten tractirt, ich habe die herrlichsten Schreibebriefe vom früheren Unterrichtsminister, vom Finanzminister, aber, obwohl man ausdrücklich die Unterstützung der Regierung in Aussicht stellte, so hat man taube Ohren, im Moment, wo ich etwas der Art verlange.

In Berlin ging ich mit einem Empfehlungsbrief von Frerichs zum ital. Gesandten Graf de Launay [32]. Leider war es zur Zeit der Kaiser-Zusammenkunft und der Herr Graf wohl mit anderen Dingen zu stark beschäftigt, denn er nahm trotz Frerichs' Brief mich nicht an, 2mal nicht an.

Es wäre nichts leichter, als dem gegenwärtigen Ministerium aus diesem Benehmen ernste parlamentarische Unannehmlichkeiten zu machen. Aber damit ist nichts Wirkliches gewonnen. Es handelt sich um die Sache, nicht um meine Person, die sich schon ihr Recht nehmen wird. Darum will ich die Sache noch mal anders versuchen, — vielleicht können Sie etwas helfen. Ich werde mich an Graf Brassier de St. Simon [33] in Rom wenden, der von Berlin aus angewiesen ist, mir zu helfen. Zugleich aber müsste dem Grafen de Launay eindringlich vorgestellt werden, dass es sich hier um eine ernste und bedeutsame Sache handelt, in der Italien sich durch Fortsetzung der seitherigen Haltung eine Blamage zuziehen müsste. Sind Sie geneigt, Herr Geh. Rath, einen solchen Wink an den Grafen Launay zu geben? oder soll ich mich nochmals an Frerichs, als an seinen Arzt wenden? —

Was nun zu guter Letzt das physiologische Laboratorium anlangt, so werde ich mir erlauben, Ihnen einen ordentlichen Plan zuzustellen, mit allen nöthigen Angaben, sowie der Bau dieser Theile des Hauses soweit gediehen ist, dass keinerlei Veraenderung mehr vorauszusehen bleibt. Das wird bald so weit sein.

Und nun bitte ich dem Drang für die Sache zuzuschreiben, dass dieser Brief so lang ist, und es zu entschuldigen. Für die Stütze, die mir dadurch gewährt wird, nochmals meinen aufrichtigen Dank.

In dankbarer Ergebenheit

Anton Dohrn

Falk war sehr bereit, mir zu helfen; Delbrück meinte zwar „es sei eine schiefe Ebene", aber wollte doch nicht abschlagen.

X

du Bois-Reymond an Dohrn

⟨e)⟩[34]   Berlin, 17 Victoriastr.
20. Oct. '72

Geehrtester Herr Doctor,

Ich danke für Ihre Orientirung, und sehe in der Akademie der Verhandlung mit Ruhe entgegen. Es giebt gewiß, und Bescheidenheit beiseit, wenig Körperschaften, wo eine reine ideale Sache wie die Ihre so sicher ist richtig beurtheilt und nach Kräften gefördert zu werden, wie die Berliner Akademie. „In diesen heiligen Hallen" siegt Intrigue und Scheelsucht nie. Es herrscht wirklich ein guter und edler Instinct darin, und bricht sich trotz menschlicher Irrungen stets zuletzt Bahn.

Ich kenne Graf de Launay und glaube daß er etwas auf mich geben wird. Ich bin sehr gern bereit ihn aufzusuchen, und bei ihm irgend einen Schritt für Sie zu thun. Nur glaube ich, daß es besser wäre, wenn ich ein bestimmtes Anliegen ihm vorzutragen hätte; ich verstehe auch die Stelle in Ihrem Brief nicht völlig, d. h. ich weiß nicht ob Sie wünschen daß ich sogleich ohne bestimmtes Anliegen mit ihm sprechen gehe, oder ob für den Fall, daß ich mit ihm zu sprechen bereit wäre, Sie mir einen Auftrag geben würden. Er ist ein sehr liebenswürdiger und leutseliger Mann, den ich bei den schweizerischen, amerikanischen und belgischen Gesandten, und bei Hof im Lauf jeder Saison ein Halbdutzendmal spreche. Ich sehe also Ihrer noch mehr präcisirten Aufforderung, mit ihm von Ihrem Unternehmen zu reden, entgegen.

Leben Sie gesund und freuen Sie sich daß Sie einen so schönen Zweck mit dem unschätzbaren persönlichen Vortheil verbinden, von Ihrem Schreib- oder Präparirtisch aufblickend Meer und Gefilde der Seligen vor sich zu haben.

Ergebenst
E du Bois-Reymond

Dohrn an du Bois-Reymond

Stazione Zoologica di Napoli
[21. 10. 1872]

Hochgeehrter Herr Geh. Rath!

Heute schreibe ich nur, um Sie zu benachrichtigen, dass ich ausführliche Pläne anfertigen lasse, mit sorgfältiger Bezeichnung aller Räumlichkeiten der Zoologischen Station, welche ich Ihnen sofort zusenden werde, um möglicherweise in der Akademie, zu meinen Gunsten, etwaige widrige Strömungen zu hemmen. Darauf ist auch eine ganz genaue Darstellung des zukünftigen physiologischen Laboratoriums, und das Ganze in solchem Maasstabe, dass es Ihnen möglich sein wird, etwaige Einzeichnungen darin vorzunehmen.

Durch Brief aus London bin ich benachrichtigt, dass ich für die Laboratorien eine eigne Pumpe und unabhängige Hartgummi-Röhrenleitung gebrauchen werde, — was mit einem Mehraufwande von 2 500 Th. gleichbedeutend ist. Also bin ich des Beistandes der Regierung um so mehr benöthigt.

Die römische Regierung hat mir wieder ein Lebenszeichen gegeben. Der neue Unterrichtsminister Scialoja[35] meint, in diesem Jahre meinem Institut nicht helfen zu können. Auch Sella[36] könne mir keine Steuer- und Importfreiheit geben, weil das Gesetz solche Ausnahmen nicht gestatte. Bezüglich eines von mir verlangten Beamten scheint aber endlich eine schwache Aussicht zu sein; er soll auf 1 Jahr, so wünsche ich, beurlaubt werden, um bei mir Dienste zu leisten. Ende der Woche gehe ich nach Rom, um persönlich dies bei Scialoja und Lanza[37] durchzusetzen. Hoffentlich kann ich dann auch für das nächste Jahr wenigstens einen Tisch an die italienische Regierung vermiethen.

Die italienischen Eisenbahnen machen keine Concession. —
Mich Ihnen vor der Hand bestens empfehlend, grüsse ich

hochachtungsvoll
Ihr ergebner
Anton Dohrn

Pal. Torlonia. 21. 10. 1872.

Dohrn an du Bois-Reymond

Palazzo Torlonia.
29. 10. 1872.

Geehrtester Herr Geh. Rath!

Bis heute musste ich mich gedulden, ehe ich Ihnen die Plaene zusenden konnte, — hoffentlich kommen sie aber immer noch früh genug.

Der Plan no. 1 stellt das Erdgeschoss des Gebäudes dar, der Plan no. 2 die Haupt-Etage. Ich habe nicht hinzugefügt: den Plan des Souterrains und der Dachzimmer.

Das Haus ist 100′ lang und 70′ breit (32 auf 22 Meter) Die untere Etage enthält das öffentliche Aquarium, 53 Bassins. Das grösste derselben misst 10 ½ Meter Länge 3 ¼ Meter Breite und die Tiefe des Wassers ist über 2 Meter.

Unter diesem, an der Westseite belegenen [sic!] Bassin befindet sich im Souterrain ein noch bedeutenderes Tiefreservoir (auf dem Plan mit blauer – · – · – Linie gezeichnet). Die Aquarien an der Nord- und Süd-Seite sind kleiner, doch befinden sich Irrthümer auf dem Plan, welche aus zwei etwas grösseren Bassins an der Nord-Seite 4 kleinere gemacht haben. Ich habe die Zwischenwaende durchstrichen.

Ausserdem sind die einzelnen Bassins eines Bogens (d. h. die zwischen zwei Pfeilern liegenden) durch bewegliche Zwischenwaende getrennt. Nimmt man die Waende weg, so steht jedes der drei Bassins mit dem Nachbar durch eine Pforte von 2′ Breite in Verbindung.

Im Centrum des Gebäudes befinden sich kleine Bassins, welche ihr Licht senkrecht von oben empfangen, während alle übrigen schräges Licht haben.

Unter dem Süd-Corridor des Publicums liegt im Souterrain das andre grosse Tief-Reservoir.

Das Maschinen-Gebäude liegt gleichfalls im Souterrain, aber ausserhalb des Hauses, an der Westseite.

Die Maschinen, Kessel, Pumpen und Röhrenleitungen sind sämmtlich in London gearbeitet nach dem Modell derer des Crystal-Palace-Aquarium, welches weitaus besser eingerichtet ist als das Berliner. Ich habe Kessel, Maschinen und Pumpen doppelt, so dass mir kein ernstliches Malheur zustossen kann.

Von den Pumpen wird das Wasser durch Hartgummi-Röhren zuerst in das grosse West-Bassin geworfen; die darüber hinlaufende Röhre hat 6 Hähne, welche einen mässigen Wasserstrahl mit so viel Kraft in das Bassin werfen, dass hinreichend viel Luft mit hineingerissen wird, um das Wasser mit Sauerstoff zu sättigen. Die Röhren biegen dann um zu den Nord- und Süd-Aquarien. In jedes Bassin werfen sie einen Wasserstrahl.

Durch das Souterrain geht ferner die Röhrenleitung ab, welche das Wasser zu den centralen Bassins leitet, steigt innerhalb des Lichthofs auf, theilt sich in 2 Aeste und schickt ebenfalls in jedes Bassin einen dünnen Wasserstrahl mit Luft.

Das überströmende Wasser jedes Bassins wird nicht, wie z. B. in Berlin sofort wieder in die Tief-Reservoirs zurückgeleitet, sondern läuft von dem grossen West-Bassins, das ein um 2″ höheres Niveau hat, als die nächsten beiden Nord- und Süd-Bassins, durch eine Röhrenleitung in diese über. Hier durchströmt es mit einem viermaligen Gefälle von je 2 Zoll, die sämmtlichen Bassins und wird erst am Ende jeder Reihe in einer weiten Röhre zusammengefasst und in das Souterrain, — aber auch da noch nicht in die Tief-Reservoirs — geleitet. Dort sind nämlich einfache Vorraths-Bassins angelegt, aus gewöhnlichem Mauerwerk, ohne Glas. Sie sind dazu bestimmt, die Thiere aufzunehmen, die während der täglichen Fisch-Expeditionen gefangen werden. Von diesen Bassins aus, wird erst die Vertheilung und passende Gruppierung der Thiere in die Schau-Bassins bewirkt.

Das Wasser nun, welches aus den Nord- und Süd-Aquarien abläuft, wird durch eine Röhrenleitung wieder in diese Vorraths-Bassins der Nord- und Süd-Corridore des Kellers geleitet, durchströmt sie, und sammelt sich dann erst in den Tief-Reservoirs an.

In diesen letzteren bleibt es immer 24 Stunden stehen, um die Temperatur des Kellers wieder anzunehmen; und während aus dem einen Reservoir gepumpt wird, und das Wasser dahin zusammenläuft, bleibt das andre ruhig stehen.

Von dem auströmenden [sic!] Wasser der Nord-Aquarien erhält
auch noch das, im unteren Geschoss liegende <u>Botanische Laborato-
rium</u> seinen Wasserstrom.

Dies Laboratorium verfügt über ein grosses und zwei kleinere Fenster. Das grosse Fenster ist 8–9 Fuss breit und beinah 6′ hoch, — also
gibt es daran Raum für zwei Microscopir-Tische, welche ich gleichfalls zu vermiethen suchen werde. Dahinter an der gegenüberliegen-
den Wand lassen sich Aquarien resp. Schränke mit Praeparaten aufstellen. In dem kleinen Thurmzimmer der Ecke kann der zu besol-
dende Botaniker der Station sich Arbeitstisch, Aquarien und Bibliothek aufstellen.

Obere Etage

Dieselbe ist von Osten, Süden und Westen durch eine breite Loggia
gegen die allzu warme Sommer-Sonne geschützt. Die Arbeitsräume
liegen fast alle nach der Nord-Seite, so vor Allem das <u>grosse morphologische Laboratorium</u>. Die Fenster desselben sind über 10′ breit und
20′ hoch, also erleuchten sie den grossen Raum vollständig. Vor ihnen sollen 6 Microscopir-Tische aufgestellt werden, welche vermieth-
bar sind. An der inneren Wand des Laboratoriums sind 3 weniger
grosse Fenster, die auf den Lichthof gehen; sie sollen mit Tischen besetzt werden, auf welchen grobe Anatomie oder aehnliche Dinge vorgenommen werden. In der Mitte des Laboratoriums wird ein grosses
Gerüst sich befinden, mit einer bedeutenden Zahl von Experimentir-
resp. Arbeits-Aquarien. Ueber die Einrichtung derselben habe ich
sehr lange nachgedacht, und denke, ganz gute Plaene zu haben.

Auf der Höhe von 15′ befindet sich im Laboratorium eine Gallerie
von 4′ Breite, auf welcher die Bibliothek aufgestellt sein wird. Zwei
kleine Treppen führen auf dieselbe.

Neben dem Laboratorium sind nach Osten mein Arbeits- und Ge-
schäftszimmer. Nach Westen das Zimmer des Dr. Kleinenberg, welcher mit mir zusammen die Zoologische Station bewohnen wird.
Derselbe wird hauptsächlich die Laboratorien in Aufsicht nehmen,
während ich die äussere und Verwaltungssphaere behalte. Ein zweiter Zoolog, vorläufig Dr. E., wird mit der Ueberwachung und Her-
beischaffung des lebenden Materials betraut, — an ihn haben sich al-

le fremden Naturforscher zu wenden, wenn sie bestimmte Thiere zu haben wünschen.

Nach Westen liegt ferner das <u>Physiologische Laboratorium</u>. Die Sonne ist ausgeschlossen bis Nachmittags 4 Uhr, und dann scheint sie auch nur bis 5 resp. 6, weil sie dann hinter den Posilipp marschirt. Die Fenster sind 13 Fuss hoch; also erleuchten sie den 15′ hohen Raum völlig und von allen Seiten. Die Thüren, — denn auch die Fenster sind Thüren, — können aber zum Theil mit Tischen zugestellt werden. Im Nothfall kann die daneben liegende Loggia zum physiol. Laboratorium geschlagen werden, indem die grossen Aussenbögen durch Fenster geschlossen und gegen die Treppe eine Glaswand aufgeführt wird, wodurch der ganze Raum zwischen 700 u. 800 Quadratfuss Grundfläche gewönne.

Kleine Laboratorien werden ferner eingerichtet in den Thürmen, welche Nord-Fenster haben. Auch Aquarien werden darin sein.

Ueberhaupt wird jedes Zimmer der oberen Etage mit einer besondern Röhrenleitung versehen sein, welche aus einem Rohre entspringen wird, das im Lichthof befindlich sein, und von einer eignen Pumpe stets vollgepumpt werden wird. Diese Pumpe wird von denselben Maschinen getrieben wie die Pumpen des grossen Aquariums.

Die ubrigen [sic!] Räume der oberen Etage werden vorläufig zu Wohnräumen, resp. zur Aufstellung von Sammlungen benutzt werden. Der nach Süden gelegene Saal freilich soll vorläufig rein menschliche Bedürfnisse der Stations-Bewohner befriedigen. Seine Lage gegen Süden, grade über Capri, seine Verbindung mit der vor ihm liegenden 100′ langen Süd-Loggia, das Meer zu seinen Füssen und der ganze Golf vor ihm, stempeln ihn zu dem Versammlungsort der nicht-wissenschaftlichen Musen. Es ist lange her, dass in Neapel keine gute Musik mehr gemacht ist, und man erschrickt, die musikalische Herabgekommenheit dieses Volkes mit seiner Vergangenheit z. B. zu Mozart's Zeit und noch früher zu vergleichen. „Musica filosofica" nennen sie Mozart sogar! Nun, diese philosophische Musik soll mittelst eines Bechstein'schen Flügels die Harmonie herstellen, die ein Grundbedürfniss dieser ganzen, kleinen Geistes-Republik bleibt, und aus diesem Salon Abends einen Attractionspunkt für diejenigen Fremden bilden, welche das Touristen-Handwerk nicht allzu mechanisch und Baedeker-mässig betreiben mögen.[38] Das mögen mir Diejenigen verdenken, denen eine Monographie über Hydroid-Polypen alle sonstigen menschlichen Regungen ausfüllt; aber wie ich neulich sehen musste, verliess ein junger Naturforscher Neapel, weil

ihm auf die Länge die deutsche Kneipe und das übliche Bier fehlten;
— nun, da mag es mir verziehen werden, wenn ich den Mangel der
deutschen Musik und Gesellschaft mir nach Möglichkeit fern zu halten suche, um nicht auch Heimweh zu bekommen.

Verzeihen Sie diesen Excurs in's Menschliche, — aber da Sie mir
Selbst in Ihrem kleinen Briefe vom 21sten zu meiner Existenz bei den
Inseln der Seligen Glück wünschen, so werden Sie auch fühlen, dass
man hier nicht ein Unternehmen von solcher Tragweite, wie das Meinige, in's Leben rufen kann, ohne auf diese Inseln der Seligen Rücksicht zu nehmen. Wenn ich Ihnen den Plan der Façade schicken werde, können Sie sich überzeugen, dass damit die Station an die schönsten Traditionen der Renaissance anknüpft, und wenn Sie später, —
was ich aus vollem Herzen wünsche, — einen Winter und Frühling
der Untersuchung des Torpedo widmeten, so bin ich überzeugt, dass
die ganze Anlage und Durchführung des Gebäudes und seiner Theile
Ihnen den Eindruck hinterlassen wird, auf dessen Erzeugung ich Alles hindränge: einer Harmonie des Aeusseren und Inneren, einer Verwirklichung, ins Lebenführung eines Traumbildes, wie es in unsrer
Dividenden-seligen Zeit nicht grade überall zu finden ist. Ich bin mir
völlig bewusst, dass mein Thun hier nichts weniger als Märtyrerthum
ist, — darauf war es auch nie abgesehen, und wenn man, wie es von
manchen Seiten geschieht, aus der ganzen Unternehmung ein Opfer
machen will, das ich der Wissenschaft bringe, so sollte man sich die
Mühe sparen. Aber dass die Durchführung der ganzen Kraft eines
dazu geeigneten Mannes bedarf, wird Niemand bezweifeln, und zur
vollen Ausnutzung meiner Kraefte bedarf ich einer steten Nahrung
aus Elementen des Phantasie- und Kunstlebens, — sonst verdirbt
meine Kraft. Weil sich das aber zum grossen Theil im Superlative
hier findet, weil ich fernerhin dafür gesorgt habe, dass das fehlende
ersetzt ward oder werden soll, darum habe ich auch das unerschüt-
terliche Vertrauen, dass ich das Gewollte und Vorgesetzte erreichen
und, wenn die Hilfe Andrer nicht fehlt, der Wissenschaft mit Allem
was ich besitze, einen wirklichen, förderlichen Dienst leisten
kann. —

Und, Herr Geh. Rath, diess ist es, was ich Sie bitten möchte, dem
Grafen de Launay auseinanderzusetzen: dass Italien durch die Zoologische Station die Gelegenheit gewinnt, die Biologischen Wissenschaften auf seinen eignen Universitäten neu zu gestalten. Es existirt
kaum ein Histolog, gar kein Embryolog in Italien, — was es mit der
Physiologie auf sich hat, weiss ich nicht zu sagen. Morphologie als

solche ist fast unbekannt, — und doch würde einem thätigen jungen
Manne, der die academische Carrière in Italien ernst nähme, in der
Station die Gelegenheit sich bieten, mit der Art und Weise, wie diese
Wissenschaften in Deutschland gegenwärtig behandelt werden, bekannt zu werden und zum Theil auch die deutschen, englischen und
übrigen Biologen persönlich kennen zu lernen, die nach Neapel kämen, und dadurch weitere Beziehungen zu den deutschen Universitäten anzuknüpfen. Einem solchen allgemeinen, und von so competenter Stelle ausgesprochenen Rathe würde die italienische Regierung,
die erst kürzlich eine halbe Million für die Erbauung naturwissen-
schaftlicher Laboratorien in Rom ausgab, sich nicht verschliessen
können, und es würde daraus vielleicht die Bereitwilligkeit zu mehr
activer Theilnahme fliessen, deren die Station nach so manchen Seiten grade von der Landes-Regierung bedarf.

Ich schliesse diesen Brief mit der Bitte, Sie möchten seine Laenge
seinem technischen Theile zu gut halten und dem Unternehmen auch
weiterhin Ihre Mentorschaft nicht entziehen.

In aufrichtigster, dankbarer Ergebenheit

Anton Dohrn

NB. Genügt der Plan zur Angabe etwa zu treffender Einrichtungen
im physiolog. Laboratorio?

XIII

Dohrn an du Bois-Reymond

[Napoli, 5. 11. 1872]

Hiebei, Herr Geh. Rath, folgt eine Façade der Zoologischen Station. Es ist diejenige, welche nach Norden, also in die Villa Reale gerichtet ist.

Die Zeichnung ist recht schlecht und schülerhaft gemacht, der Bau selbst ungleich schöner. Aber eine ungefähr giltige Idee gewährt das Ding doch, und ich hoffe, Sie schliessen aus diesem unguis auf den leo, und denken ihn sich als allseits frei stehenden Bau mit hohen Loggien, kräftigen Bögen, festem und bestimmten Unterbau, ohne decoratives Naschwerk, wirksam allein durch seine harmonische Gliederung und in nicht allzu kümmerlichem Abstande zu einer wundervollen Umgebung.

Die drei grossen Mittelbogen sind die Fenster des morphologischen Laboratoriums, daneben links mein Arbeitszimmer rechts das des Dr. Kleinenberg, neben diesen beiden noch die beiden kleinen Arbeitszimmer der Thürme.

Im Erdgeschoss unter meinem Zimmer das Fenster des botanischen Laboratorii mit zugehörigem Thurmzimmer.

Hoffentlich dient dieser Plan dazu, der Zoologischen Station noch diejenigen Freunde zu erwerben, welche nichts dagegen haben, dass Darwin'sche Gedanken in einem Renaissance-Bau ausgearbeitet werden, — oft freilich möchte man glauben, dass diess mehr und mehr unmöglich würde, — was freilich weder die Schuld der Darwin'schen Gedanken noch der Renaissance ist.

Und so sei auch dieser Appendix Ihrer freundlichen Theilnahme herzlichst empfohlen!

Mit freundlichem Grusse

Ihr dankbar ergebner

Anton Dohrn

Napoli. Palazzo Torlonia.
5. Novemb. 1872.

29

du Bois-Reymond an Dohrn

‹f)›[39]   Berlin, 17 Victoriastr.
                                                           22. Nov. '72

Geehrtester Herr Doctor,

Ich habe die Pläne und die Façaden-Ansicht richtig erhalten, und
werde sie, wenn die Sache in der Akademie vorkommt, dort vorlegen. Einstweilen hab' ich sie privatim allen Leuten gezeigt, die sich
dafür interessiren. Daß die Akademie sich so günstig wie möglich
über Ihr Unternehmen äußern wird, unterliegt keinem Zweifel. Mitglieder der physikalisch-mathematischen Klasse äußerten von selber
den Gedanken, den ich Ihnen schon schrieb, daß wir eben gut in Neapel eine zoologische Station haben könnten, wie die andere Klasse in
Rom ein archaeologisches Institut. (Oder schrieben Sie es mir. N'im-
porte.)

Alle aber denen ich die Pläne zeigte, vermißten etwas, was ich gestehen muß auch zu vermissen, nämlich einen Situationsplan, woraus ersichtlich würde, wo in der Villa Reale die Station liegt. Sie wissen, man ist in Neapel gewesen, (man ist auch in Arkadien geboren)
und möchte sich die Sache vorstellen können. Haben Sie also die Gefälligkeit und schicken Sie mir die rohste Pause aus dem Bädeker'-
schen Plan mit einem Seestern da wo Ihr zoologischer Palast liegt.

Ich war eben beim Grafen de Launay, erst heute, weil er selber erst
seit wenigen Tagen hier ist. Es ist sehr schade, er hat Neapel erst am
29. October verlassen! Dann ist er in Dresden zu der goldenen Hochzeitsfeier des Königs Johann[40] gewesen. Ich hatte mich angemeldet,
hatte die Pläne bei mir, und fand ihn so liebenswürdig, wie immer.
Er müßte die Doppelzüngigkeit selber sein, wenn er nicht, falls irgend ein Sie betreffendes Geschäft an ihn hinantritt, es möglichst
vortheilhaft für Sie wenden sollte.

Ihren Auftrag an ihn, ihm die Vortheile auseinanderzusetzen, die
Ihr Unternehmen der tief darniederliegenden italiänischen Wissen-

schaft bringen würde, hab' ich freilich nicht ausgerichtet. Ich hätte
das vielleicht gethan, als ich so jung war, wie Sie. Wenn man über 50
ist, denkt man Unangenehmes, sagt es aber den Leuten nur, wenn
man sie ärgern will, nicht, wenn man sie ködern möchte. Ich habe
den Accent darauf gelegt, daß Sie kein Speculant, sondern ein homme sérieux sind (wir verhandeln Französisch miteinander), und daß
das gelehrte Europa die Augen auf die Villa Reale hat. Ich sagte ihm
aber rund heraus, daß Sie aus den und den Gründen peu content des
procédés de votre gouvernement envers lui seien. Er meinte, Sie müßten alles durch die Deutsche Gesandschaft in Rom (jetzt Grafen Lynar[41] als Geschäftsträger) ausrichten können. Ich erwiderte daß Sie
unstreitig mit der Gesandschaft in den besten Beziehungen ständen,
daß aber vermuthlich die Subalternbeamten die guten Absichten der
italiänischen Regierung vereitelten.

Bei der Akademie ist noch nichts eingelaufen.

Weiter habe heute nichts zu melden, mit Ausnahme einer Notiz für
das physiologische Laboratorium die ich auf besonderem Zettel ein-
lege.

Ich habe Ihnen vor einigen Tagen einen in Leipzig gehaltenen Vortrag „über die Grenzen des Naturerkennens"[42] geschickt. Können
Sie ihm nicht in Neapel, wo, wie ich höre, lebhafte Theilnahme an
philosophischen Studien herrscht, zur Übersetzung verhelfen?

Hochachtungsvoll und wie immer in fliegender Hast der Ihrige

E du Bois-Reymond

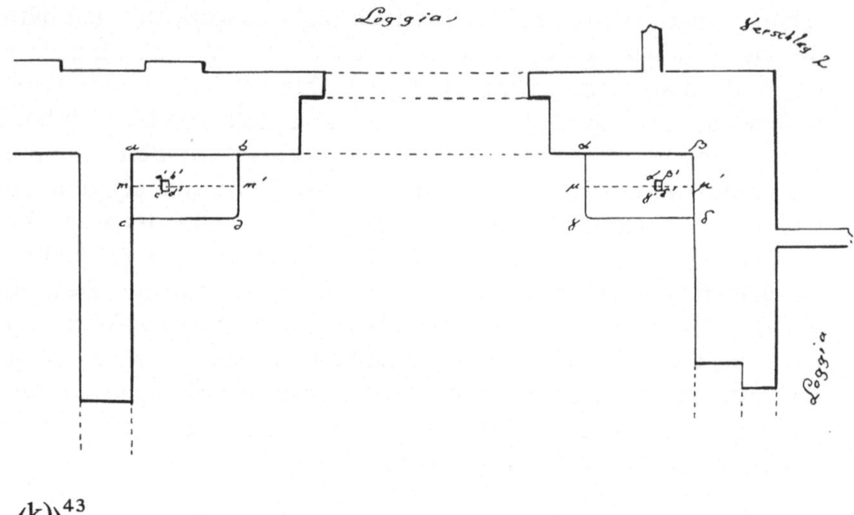

⟨k)⟩[43]

Ich erlaube mir Ihnen vorzuschlagen, in dem physiologischen Lab.,
von dessen südlichem Theile obige Skizze den Plan in doppeltem
Maßstabe des mir gesandten wiederholt, sogleich beim Bau folgende
Einrichtung zum Zweck der Aufstellung der Spiegelbussolen[44] tref-
fen zu lassen: die roth gezeichneten Rectangel abcd, $\alpha\beta\gamma\delta$ sind einge-
mauerte Console aus Marmor.

Länge ab oder $\alpha\beta$ = 750 mm
Breite ac oder $\alpha\gamma$ = 450 mm

Höhe der Oberfläche über Estrich = 1 030 mm (1 030)
Dicke der Platten nicht zu groß, weil es nöthig werden kann, Löcher
hindurchzubohren.

In jedem Consol wird bereits, vor dem Einmauern, ein rectangu-
läres Loch geschnitten a′ b′ c′ d′, α' β' γ' δ'.

a′b′ = $\alpha'\beta'$ = 30 mm
a′c′ = $\alpha'\gamma'$ = 50 mm

Der Mittelpunkt des Loches liegt auf der Längsmittellinie des Consols mm′, $\mu\mu'$; und zwar von m bzw. μ', 230 mm entfernt.
22/XI/72 EdBR
NB. Die lange Seite des Loches senkrecht auf langer, parallel kurzer
Seite des Consols!

Dohrn an du Bois-Reymond

[Napoli, 22. 11. 1872]

Verehrter Herr Geh. Rath!

Mit wenigen Worten möchte ich Sie nur bitten, mir recht bald durch einen Besuch beim italienischen Gesandten zu Hilfe zu kommen, da ich des Beistandes der italienischen Regierung durchaus benöthigt bin. Die Intriguen und Chicanen der Neapolitaner nehmen kein Ende, es ist eine wahre Herkules-Arbeit, die Station durch alle Fährlichkeiten hindurch zu retten, und doch bin ich zu den äussersten Anstrengungen bereit, wenn ich nur weiss, dass ich nicht schliesslich doch im Stich gelassen werde.

Sonnabend gehe ich nach Rom, um den Finanzminister Sella zu bitten, mir die Steuer zu erlassen, die auf dem mit dem Municip abgeschlossenen Contract liegt, und die 3000 Th. sage <u>Thaler,</u> beträgt! Weiss Gott, ob in Italien nicht auch die Wissenschaft besteuert ist!

Eben habe ich zum zweiten Male an Delbrück und Falk geschrieben, und mich dabei auf Ihre Briefe berufen. Hoffentlich werden die Herren mein Gesuch nicht in dem Papierkorb begraben, denn dann staende es schlimm um die Zoologische Station und all die schon gebrachten Opfer.

Mich und die Station Ihnen wiederholt empfehlend, grüsse ich freundlich und hoffe auf eine kurze Nachricht.

Ihr
aufrichtig dankbarer
Anton Dohrn

Napoli. Palazzo Torlonia.
22. 11. 1872.

du Bois-Reymond an Dohrn

⟨g⟩[45]

Berlin, 17 Victoriastr.
26. Nov. '72

Geehrtester Herr Doctor,

Unsere Briefe haben sich leider gekreuzt. Sie werden aus dem meinigen ersehen haben, daß ich einstweilen gethan, was zu thun war, und den Grund der Verzögerung meiner Schritte.

Einen neuen Besuch beim Grafen de Launay würde ich für eine ganz nutzlose Maßregel halten. Die Initiative zu Ihren Gunsten kann, wie er selbst wiederholt andeutete, nicht von ihm ausgehen. Sie müssen die deutsche Gesandschaft in Rom dahin bringen, sich bei dortiger Regierung für Sie zu verwenden und auf das Gutachten de Launay's zu provociren; wenn dann de Launay von seiner Regierung befragt wird, können Sie sicher sein, daß er Sie dringend empfehlen wird. Dies ist der einzig correcte Weg, der sich nur dadurch noch verbessern läßt, daß die Reichsregierung von hier aus die Gesandschaft in Rom beauftragt, die Initiative zu ergreifen und Sie zu empfehlen. Da es aber so immer nur bei vagen Empfehlungen und ebenso vagen Versprechungen bliebe, so halte ich hiervon nicht viel. Für die Geschäftsmänner muß immer ein wirkliches Ziel und greifbares Object da sein. Die 3000 Thaler müssen dies Object sein, oder überhaupt, Ermäßigung aller Ihnen auferlegten Steuern (für Maschinen, Spiegelglas etc). Es ist freilich mißlich, einem bankerotten Staat von Steuererlaß zu reden. Den Lazarus und Maurizius[46] würden Sie wohl leichter loseisen.

Bis heute, 26sten um 11 Uhr, nichts von dem Ministerium an die Akademie Sie betreffend.

Hochachtungsvoll
Ihr ergebener
E du Bois-Reymond

Dohrn an du Bois-Reymond

Palazzo Torlonia.
28. 11. 1872.

Geehrter Herr Geh. Rath!

Herzlichsten Dank für Ihren Brief und die Schrift, welche grade ankam, als mein letzter Brief abging. Da ich sie sofort las, regte sich mir selbst der Gedanke, sie den Italienern zugänglich zu machen, um den Boden kritischer Wissenschaftlichkeit auszubreiten, und die Fäden weiter zu führen, welche allmälig deutsche und italienische Arbeit wieder fester vereinigen müssen. Mit Ihrer Autorisation werde ich also ungesäumt Anstalten treffen, um eine geschickte Uebersetzung zu bewirken, und die äusseren Bedingungen so zu gestalten, dass sie möglichst vortheilhaft werden.

Sie werden von mir nichts weiter erwarten, als das Bekenntniss, die Schrift mit lebhafter Sympathie und dauerndem Gewinn gelesen zu haben. Von allem Pfaffenthum ist das materialistische auf die Länge das unerträglichste, weil es sich nicht einmal an psychische Bedürfnisse wendet, und mit dem Strassenbesen über die feinsten, und die feinfühligsten Menschen beschäftigenden Räthsel der Existenz wegfährt. So leidenschaftslose, kritische und doch warme Proteste, wie Ihre Schrift sie enthält, setzen diese groben Besen in Verlegenheit und befreien die durch sie Bedrückten. Gestern las ich schon in der Augsburgerin[47] lebhafte Proteste gegen Strauss' alten u. neuen Glauben[48], und fand Ihre Argumente sofort verwendet. —

Die Station hat die letzte Krisis wieder glücklich überstanden und gedeiht. Ich habe in Rom Audienz beim Unterrichtsminister gehabt; es ist wahrscheinlich, dass nun die Sachen besser gehen. Falls Graf de Launay einen Bericht schickte, worin er sagte, dass Sie und die Akademie der Sache so lebhafte Theilnahme schenken, so bin ich sicher, es wird einen Einfluss ausüben. Jedenfalls werde ich von Ihrer Unterredung dem Cabinets-Chef des Unterrichtsminister, der heut oder morgen hier eintrifft, Mittheilung machen. Ich hoffe auch der italienischen Regierung 1 oder 2 Tische der Laboratorien vermiethen zu können.

Und dies bringt mich auf eine weitere Bitte. In den Zeitungen habe ich gelesen, dass Bancroft[49] eine Reise in den Orient angetreten hat, und über Italien zurückkehren wird. Bancroft ist ein weithin einflussreicher Mann, und es könnte unter allen Umständen der Zool. Station förderlich sein, wenn er von dem ganzen Unternehmen directe Kenntniss nähme und zugleich durch Augenschein sich von der Solidität überzeugte. Würden Sie mir vielleicht eine Introduction für ihn schicken? Ich könnte ihm andrerseits vielleicht nützlich sein mit meiner Localkenntniss Neapels. Und da die Americaner, wie Dana, Agassiz Vater u. Sohn[50], an der Station lebhaften und thätigen Antheil nehmen, so würde es vielleicht greifbare Vortheile haben, wenn Bancroft sich dafür interessirte. Alexander Agassiz schreibt mir von aehnlichen Plaenen, eine americanische Station zu errichten.[51] Das wäre doch sehr schön. —

Die Marmorplatten für die Spiegel-Bussolen sind bereits in Arbeit. Besten Dank für den Rath.

Der Situationsplan der Zool. Station folgt hiebei. Obwohl ich nicht weiss, welch Arkadier sich besonders danach bangt, so hoffe ich, durch denselben, nämlich den Plan, dem Bedürfnisse Genüge zu thun. Dürfte ich mir freilich Conjecturen erlauben, was ich natürlich nicht thue, so würde ich vielleicht nicht einmal einen Seestern, wie Sie mir empfehlen, sondern ein Stück protozootischer Substanz mit Körnchen auf den Standort der Zoolog. Station gebracht haben. Doch dies ist eine abschüssige Bahn und ich erinnere mich Ihres Rathes, Unangenehmes zu denken aber nicht zu sagen. —

In der Hoffnung, Ihnen keine allzu grosse Störung mit meinen Schriftstücken zu bereiten, grüsse und danke ich herzlichst für Ihre andauernde Theilnahme und wünsche, dass mir dieselbe unbeschränkt erhalten bleiben möge.

In aufrichtigster Ergebenheit

Ihr
Anton Dohrn

Du Bois-Reymond an Dohrn

⟨h)⟩[52]   Berlin, 17 Victoriastr.
                                                  2. Dec. '72

Hochgeehrter Herr Doctor,

Ich bin im Besitze des Planes, der viel schöner ist, als nothwendig gewesen wäre.

Von Delbrück und Falk kein Wort — sie sitzen meines Erachtens so tief in ihren Geschäften von unläugbarer Wichtigkeit daß von ihnen Initiative zu erwarten vergeblich sein möchte. Wie, wenn Sie unmittelbar an die Akademie sich wendeten, mit der Bitte, bei der preuß. Staatsregierung die Unterstützung Ihres Unternehmens durch Miethen von so und so viel Arbeitsplätzen zu beantragen? Ich sollte meinen Sie kämen so am besten aus der Stelle, denn uns warten zu lassen wie Sie getraut sich Ministerium nicht schon weil wir an Ort und Stelle sind. Da Ihr Gesuch bei uns durch die Klasse müßte, welche nur alle 4 Wochen sitzt, dürfte es nicht später als der 11. d. in meinen Händen sein, sollen nicht wieder 4 Wochen verloren gehen.

Wenn es Ihnen gelingt eine italiänische Übersetzung meines Leipziger Vortrages in's Dasein zu rufen, nehmen Sie gütigst Notiz davon, daß in der 2. Auflage, die ich Ihnen in wenigen Tagen zuschikken werde,
    auf S. 25,
ferner unter den Anmerkungen bei Anm. 15 u. 16 Zusätze gemacht sind, auch eine Anm. 24 ganz neu hinzugetreten ist.

Beiliegend das gewünschte Billet für Bancroft.

Hochachtungsvoll
ganz der Ihrige
E du Bois-Reymond

N. S. Der Plan, den Sie mir unter Kreuzbd sandten, war nicht frankirt, und kostete Einen Thaler Porto. Es kommt nicht das Geringste darauf an, wenn es das Werk eines Zufalls ist, vielleicht ist aber auch eine Unterschlagung seitens eines Boten im Spiele, und deshalb leg' ich das Corpus delicti bei, auf dem Ihr „fr" steht, ohne Spur von Briefmarke oder Zeichen der Francatur.

XIX

du Bois-Reymond an Bancroft

⟨No. 147.⟩[53]   Berlin, 17 Victoria Str.
                                                     Dec. 2[d], '72

Dear Mr Bancroft,

Will you allow me to introduce to you my friend Dr. Anton Dohrn, from Stettin, who has become a resident at Naples, where he is engaged in a most remarkable and meritorious scientific undertaking. You are aware of the immense importance of the microscopical and biological investigations made on the shores of the sea, especially in southern countries, and no doubt also of the immense difficulties with which a solitary Scavant [sic!] from Berlin, Petersburg, Stockholm, or America, has to contend, when, after reaching a place like Naples in order to spend there his holiday, he must first find lodgings, than [sic!] fishermen, then all sorts of apparatus, before he can begin his work: How often a whole journey, with all its trouble and expense, has thus been thrown away without hardly a single day of fruitful research! Dr. Dohrn has taken upon himself to obviate to all these difficulties in a really splendid style. At his own expense, he is erecting on the shores of the golf [sic!] of Naples an Aquarium on the grandest possible scale, which is destined not only to amuse and instruct the tourists, but at the same time to yield the means for scientific research to investigators from all parts of the world, who should be desirous to prosecute microscopical and biological studies on the unparalleled Fauna of the Mediterranean. I feel sure your American friends will be highly pleased to hear from you as from an eye-witness particulars about the progress of Dr. Dohrns enterprise.

   Believe me, dear Mr. Bancroft,
              yours, truly,
              Edu Bois-Reymond

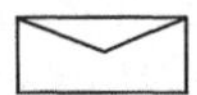

To his Excellency
Mr. George Bancroft
Forwarded by Dr. Dohrn
From Prof. E. du Bois-Reymond of Berlin

38

Dohrn an du Bois-Reymond

[Napoli, 7. 12. 1872]

Hochgeehrter Herr Geh. Rath!

Folgenden Antrag erlaube ich mir Ihnen behufs Uebermittlung an
die Königl. Akademie der Wissenschaften zu übersenden:
    "Der Unterzeichnete ersucht die Königliche Akademie der
    "Wissenschaften, bei der Königlichen Staatsregierung
    "die Miethe von Arbeitstischen in den Laboratorien der
    "Zoologischen Station befürworten zu wollen. Er
    "beruft sich dabei auf die Herrn Geh. Rath Professor
    "E. du Bois-Reymond gemachten specielleren Mitthei-
    "lungen und übersandten Plaene und erlaubt sich diesen
    "Mittheilungen noch hinzuzufügen, dass der Preis eines
    "Arbeitstisches auf jährlich fünfhundert Thaler fest-
    "gesetzt worden ist."

Napoli. Palazzo Torlonia.
7. Decemb. 1872

                    Dr. Anton Dohrn

An
Herrn Geh. Rath Prof. Dr. E. du Bois-Reymond
Secretär der Königl. Akademie der Wissenschaften

Weitere Mittheilungen bringt ein andrer Brief. Wäre es möglich für
alle 3 Laboratorien (botanisch, morphologisch-zoologisch, physiologisch) Tische zu miethen? Vielleicht dringen Pringsheim und
Braun auf botanisches Laboratorium)

NB. Die von der preuss. Regierung zu miethenden Tische dürften von selbiger <u>nur</u> preussischen Staats-Angehörigen zur Disposition gestellt werden. Dann gehe ich mit aehnlichen Anträgen an Sachsen, Baiern ecc. und an das Ausland.

Eine Sturmfluth hat mir vorgestern für 800 Th. Schaden gethan. Die Zeitungen werden darüber berichten.

In Eile

Ihr sehr ergebner
Anton Dohrn

Dohrn an du Bois-Reymond

Napoli. Palazzo Torlonia.
7. 12. 72.

Hochgeehrter Herr Geh. Rath!

Das Gesuch an die Akademie ist abgesandt, und wohl sicher in Ihren Haenden, wenn Sie dies lesen. Darf ich noch hinzusetzen, dass es wichtig wäre, wenn die Tische von der Preuss. Regierung auf mindestens 3 Jahre gemiethet würden? Damit gewönne ich ein Pfand, auf welches mir die ganze, dreijährige Summe vorgeschossen würde behufs sofortiger Einrichtung aller Laboratorien, z. B. gleich von meinem Vater oder Bruder, denen ich dann die jährlichen Contributionen der preuss. Regierung als Rückzahlung zugehen liesse. Auch würde es ein gutes Praecedens für andre Regierungen sein.

Delbrück lasse ich durch meinen Freund Geh. Rath Wilckens [54] (Herrenhaus-Mitglied) sondiren. Vielleicht gelingt es, ihn zu bewegen; denn verzichten kann ich unter keinen Bedingungen auf die 10,000 Th. Subvention; würde mich unter Umständen an den Reichstag wenden. —

Behufs der Uebersetzung Ihrer Rede bin ich auf Schwierigkeiten gestossen. Würden Sie etwas dagegen haben, wenn dieselbe in der Nuova Antologia [55], der ersten italienischen Revue, erschiene? Sonst wende ich mich nach Mailand, wo eher der Boden für solche Dinge ist. In Napoli ist es sehr aeusserlich was man sein philosophisches Interesse nennt. Man hat zwar Vico ein Monument in der Villa Reale errichtet, — aber das ist auch Alles. "Andar in carozza" bleibt nach wie vor neben San Carlo der Angelpunkt der Existenz. Vielleicht gelingt es allmälig der Zool. Station, einen kleinen Kreis junger italienischer Gelehrten intimer mit Deutschland und der deutschen Naturwissenschaft zu verbinden. Aber es ist sehr schwer, da für mittellose Menschen gar nicht an solche Studien zu denken ist, und die Reichen dummes Zeug treiben. Wenn sie Mozart für Musica

filosofica erklären, — was würden sie erst aus Bach, Gluck ecc.
machen, — und mit der Literatur steht es ebenso.

Uebrigens brauche ich nicht zu wiederholen, dass ich kein Mittel
unversucht lassen werde, die Uebersetzung zu bewirken, — nur
nimmt es vielleicht etwas Zeit in Anspruch. Das eigne Interesse der
Station wird dabei auch gefördert, da es vielleicht hilft, einen oder
den andern tieferen Kopf, den biologischen Studien zu gewinnen.
Vielleicht könnte die Station selbst die Herausgabe auf sich nehmen,
um sich gleich als italienisch-patriotisch, und deutsch-patriotisch
zugleich zu erweisen? Mir erscheint das recht plausibel. —

Entschuldigen Sie, geehrter Herr Geh. Rath, das Versehen meines
Dieners betreffs des Porto; ich habe nicht nachgefragt, was er bezahlt
hatte, und so hat er offenbar nicht bezahlt. Ich hoffe Ihnen bei
Gelegenheit ein Aequivalent bieten zu können. Unredlichkeit ist
nicht im Spiel. —

Meinen herzlichsten Dank sage ich noch für den ausserordentlich
freundlichen Empfehlungsbrief an Bancroft, den ich sicher zu treffen
hoffe, da von Brindisi der Weg nach Deutschland ihn über Neapel
führen wird.

Und nun noch meinen herzlichsten Dank sagend und Ihrer weiteren Hilfe vertrauend empfehle ich mich

in vorzüglichster Hochachtung

Ihr ergebenster
Anton Dohrn

XXII

du Bois-Reymond an Dohrn

⟨i)⟩[56]   Berlin, 17 Victoriastr.
19. Dec. '72.

Geehrtester Herr Doctor,

Ich hatte schon, eh' Ihr letztes Schreiben[57] mich förmlich dazu er-
mächtichte [sic!], Ihren an die Akademie gerichteten Antrag zurück-
gelegt, weil ich fürchtete, daß die Capitalforderung, und zugleich die
Forderung der Miethe der Arbeitstische, auf einmal als etwas zu viel
könnten angesehen werden. Leider kann ich Ihnen nun keine besons-
ders guten Aussichten erwecken. Es ergab sich sogleich bei der Verhandlung über Ihr Gesuch an das Reich, daß bei mehreren Mitglie-
dern eine Ihnen wenig günstige Stimmung herrscht. Es wurde eine
Commission ernannt, um über die Angelegenheit zu berichten, wodurch die Entscheidung auf mindestens ein Monat hinausgeschoben
ist. Aber ich fürchte, daß die Commission, nach ihrer Zusammensetzung, sich sehr zurückhaltend äußern wird. Ich würde Ihnen rathen,
die Eventualität in's Auge zu fassen, daß das Reich die Empfehlung
der Akademie nicht dringend genug fände, um Ihnen die 10 000 Thlr.
zu bewilligen. Als ich Ihnen früher von den guten Aussichten schrieb,
die für Sie da seien, hatte ich keine Ahnung von den gefährlichen
Waffen, welche, wenn Einer sie brauchen wollte, gegen Sie zur Verfügung standen; und ich glaube sogar, daß wenn auch die Akademie
sich schließlich günstiger äußerte, außerhalb der Akademie bedenk-
liche Einflüsse sich geltend machen könnten. Ich bedaure schmerz-
lich, Ihnen so Widerwärtiges melden zu müssen; aber ich hoffe, Sie
werden dadurch sich nicht niederschlagen lassen, sondern Ihre Energie auf das Höchste spannen, um die nöthige Hülfe von anderswoher
zu verschaffen.[58]

Hochachtungsvoll ergebenst

Ihr

E du Bois-Reymond

43

XXIII

Dohrn an du Bois-Reymond

[Rom, 22. 1. 1873]

Verehrter Herr Geh. Rath!

Ungefähr kann ich Ihnen jetzt mittheilen, wie die Dinge weiter verlaufen sind.

In Leipzig sah ich Prof. Leuckart, Schenk und Ludwig[59]. Erstere Beiden sind überaus günstig für meinen Plan, Sachsen einen Tisch anzubieten, während Ludwig seiner alten Abneigung gegen die Morphologie einigen Ausdruck gab, aber schliesslich doch versprach, ein günstiges Gutachten zu geben. Ich werde in nächster Woche von Neapel aus meine Eingabe an den Cultusminister v. Gerber[60] richten.

In München war Alles aeusserst eingenommen für die Sache. Ich sprach wiederholt Siebold, Naegeli, Bischoff, Zittel (Palaeontolog) und Liebig[61]. Letzterer gab mir eine directe Empfehlung an Sella. Für den bairischen Tisch muss ich direct an den König mich wenden, — das soll auch in der nächsten Woche geschehen.

In Florenz erfuhr ich von Schiff[62], dass man in Rom einen neuen Lehrstuhl einrichten wolle, um ihn Schiff zu geben. Letzterer verlangt Vergl. Anatomie u. Vergl. Physiologie und hat auf die in der Nuova Antologia erschienene Uebersetzung meines Aufsatzes aus den Preuss. Jahrbüchern verwiesen, als Ausdruck dessen, was nöthig wäre. Es soll also dieser Professur ein neues Laboratorium und ein kleiner Zoologischer Versuchs-Garten beigegeben werden, um darin Material für die Untersuchungen zu haben. Da Schiff sehr eifrig auf die Probleme der Vergl. Physiologie einzugehen willens ist, so hoffe ich, werden wir viribus unitis etwas herstellen, was gut werden kann.

44

Hier habe ich bereits verschiedene Conferenzen mit dem Unterrichtsminister und dem hiesigen Olshausen [63] gehabt; ich glaube die beiden Tische werden keinen Anstand finden.

Aus England höre ich, dass die British Association mir die 40 Baende ihrer Transactions geschenkt hat, im Werth von 200 Th. Ebenso hat die Zoological Society die Proceedings gewährt.

Im Uebrigen bin ich des Beistandes aller einflussreichen Persönlichkeiten versichert, — und wenn die Dinge in Berlin nun glatt und erfolgreich verlaufen, so bin ich eines sichern Erfolges gewärtig.

Ihnen Herr Geh. Rath noch meinen ganz besondern Dank wiederholend bitte ich Sie, mich Ihrer Frau Gemahlin freundlichst empfehlen zu wollen und hoffe, Sie unvermuthet dennoch in Neapel recht bald begrüssen zu können.

In grosser Correspondenz-Noth und Eile

Ihr dankbar ergebner
Anton Dohrn

NB. Es ist uns gelungen Amphioxus [64] lebendig per Brief nach London zu schicken!

Rom. Hôtel d'Angleterre 22. Jan. 1873.

Morgen kehre ich nach Neapel zurück.

Darf ich Sie ersuchen, mir in Kürze mitzutheilen, was in der Akademie vorgegangen ist?
Reichert und Helmholtz sprach ich noch. Ersterer hat mich wahrhaft erschreckt durch seine Aeusserungen über die morphologischen Probleme.

du Bois-Reymond an Dohrn

‹I)› ‹Auf dem Couvert aussen   Berlin, 17 Victoriastr.
stand Gute Nachricht!›[65]   30. Jan. '73.

Hochgeehrter Herr Doctor,

Heute ist der Ihr Gesuch beim Reichskanzleramt befürwortende Bericht von der Gesammtakademie angenommen worden, und noch morgen wird er in dem Bureaux des Ministeriums sein. Wir haben schließlich doch ein Excitatorium seitens des Ministeriums erhalten, aber in einem Stadium der Angelegenheit, wo es nicht mehr nützen konnte, da außerordentliche Plenarsitzungen nicht einberufen werden, der Bericht aber schon durch die Klasse war. Obschon der Bericht sich in Bezug auf die finanzielle Seite Ihres Unternehmens sehr vorsichtig ausspricht, ist er im Ganzen doch so abgefaßt, daß er Delbrück die gewünschte Grundlage, um zu Ihren Gunsten zu handeln, vollauf gewährt. Ich zweifle nicht am Erfolg und freue mich der erste [zu sein] Ihnen dazu Glück wünschen zu dürfen.

Der lebende Amphioxus in einem Brief interessirt mich als künftigen Beherrscher eines Aquariums natürlich lebhaft, und außerdem auch ganz besonders im Andenken an meinen unvergeßlichen Lehrer Joh. Müller, der mit so viel Aufopferung und so glühendem Eifer das Thierchen in Nord und Süd aufsuchte. Wenn der das doch erlebt hätte!

Leben Sie wohl, jede Nachricht von Ihnen und Ihrem Unternehmen wird mir stets höchst willkommen sein.

Ihr ergebenster

E du Bois-Reymond

XXV

Dohrn an du Bois-Reymond

[Napoli, 28. 3. 1873]

Verehrter Herr Geh. Rath!

Seit einigen Monaten habe ich nun die weitere, innere Organisation der Zool. Station betrieben, und besonders die Miethe der Arbeitstische als Haupt-Angelegenheit behandelt.

Mit Olshausen habe ich über 3 Tische angeknüpft; da der Kronprinz an Falk geschrieben hat, mich zu unterstützen, so hoffe ich, geht die Sache durch. Ein bayrischer Tisch wird demnächst votirt werden, zwei italienische sind definitiv gemiethet. Auf Russland sind 2 gerechnet, Baden-Würtemberg [sic!] einer, Giessen-Jena-Rostock einer, und von der Universität Cambridge sind gleichfalls Unterhandlungen eröffnet. <u>Sachsen</u> scheint, von <u>Ludwig</u> beeinflusst, die Sache ablehnen zu wollen. Das wäre umso empfindlicher als mir Ludwig persönlich versprach, <u>dafür</u> votiren zu wollen. Seine <u>persönlichen</u> Antipathien gegen Leuckart und gegen die Morphologie im Allgemeinen scheinen aber Grund genug für ihn, sich so zu benehmen.

Würden Sie vielleicht es vermögen, ihn unschädlich zu machen? Oder wenigstens ihn so zu beeinflussen, dass er neutral bleibt?

<u>Ich eile, Sie darum zu bitten, ehe es zu spät ist.</u>

Eine zweite Angelegenheit ist: ich will die Universität Berlin als Erben einsetzen, für die Dreissig Jahre, falls ich unversehends früh stürbe.[66] An wen habe ich mich zu wenden mit dieser Sache? Ein Curator fehlt ja wohl in Berlin? Wer vertritt die Universität oder halten Sie es für besser mit der Akademie diesen Contract zu machen? Es handelt sich dabei nur um die Garantie dass nach meinem Tode die Sache wissenschaftlich weiter geführt wird, die Einkünfte nicht verschleudert werden, und die Stadt Neapel die Garantie hat, dass keine Allotria mit dem Gebäude vorgenommen werden. An wen habe ich mich zu wenden?

In grosser Eile und sehr dringender Thätigkeit

Ihr treu ergebner
Anton Dohrn

Palazzo Torlonia. 28. III. 73.

47

du Bois-Reymond an Dohrn

‹m)›[67]

Berlin, 17 Victoriastr.
1. April 1873.

Geehrtester Herr Doctor,

Ich muß annehmen daß ein Bericht von mir an Sie verloren gegangen ist, den ich Ihnen vor langer Zeit eines donnerstags Abends schrieb, nachdem ich in der Akademie das Ihr Unternehmen zur Unterstützung empfehlende Schreiben glücklich durchgebracht hatte. Ich hatte auf die Rückseite um mein Monogramm geschrieben: Gute Nachricht, und vermuthe daß dies die Neugier eines Postbeamten erregt hat. Wie dem auch sei, ich weiß von dem weiteren Verlauf Ihrer Sache noch nichts, und würde mich freuen gelegentlich von Ihnen zu hören, ob denn der Schritt schließlich den gewünschten, Ihnen günstigen Erfolg gehabt hat.

Ich werde suchen, auf Ludwig einzuwirken, dessen Opposition mir wirklich unbegreiflich ist; er ist aber in mehrfacher Beziehung den neueren Gestaltungen der Wissenschaft wenig geneigt, Darwin und Buckle[68] feindlich gesinnt. Je weniger ich Darwinianer wäre, um so mehr würde ich aber Studien befördern, welche, wenn Darwinn [sic!] irrt, dies am schnellsten aufdecken müssen.

In der Testaments-Angelegenheit handelt es sich doch wohl vor Allem darum, daß die von Ihnen zur Erbin eingesetzte Körperschaft die Erbschaft anzutreten sich bereit erklärt, und zu dem Ende scheint es mir als sei das Beste, Sie schickten eine Skizze des Testamentes oder des Contractes zur Prüfung her. Ich bin gern bereit, das Document zuerst der Akademie mitzutheilen, was als das Natürlichere erschiene, und falls die Akademie Schwierigkeiten macht, Rector und Senat der Universität; diese sind es, welche unter Beirath des Syndicus (Geh. Justizrath u. Universitätsrichter Lehnert) solche Geschäfte abmachen. Aufs Gerathewohl an Rector und Senat zu schreiben, könnte leicht die Sache in falsche Gleise führen. Bei der Akademie ist deren Secretariat zunächst zur Prüfung solcher Vorlagen bestimmt. Ich sage, es sei das Natürlichere, an die Akademie sich zu wenden, weil das Unternehmen mehr akademische Zwecke, als Universitätszwecke verfolgt, und Ihr Anerbieten in dem schon öfter angezogenen Vergleich Ihres Instituts mit dem archaeologischen in Rom eine vortheilhafte Grundlage besitzt.

Sie haben doch neulich 2 Abhandlungen[69] von mir erhalten?

Mit freundschaftlicher Hochachtung

Ihr ergebenster
E du Bois-Reymond

XXVII

Dohrn an du Bois-Reymond

Stazione Zoologica di Napoli
6. April 73.

Verehrtester Herr Geh. Rath!

Es freut mich, dass Sie mein langes Stillschweigen nur auf den Verlust eines Briefes schieben wollen. Das ist auch durchaus richtig; nur ist nicht Ihr Brief, mit der so freundlichen Umschrift „Gute Nachricht" verloren gegangen, sondern meine zwei Tage darauf expedirte Antwort. Das ist noch eine der vielen Schwierigkeiten dieses ganzen Unternehmens! Das Briefstehlen ist so schlimm, dass ich fast alle Briefe recommandire!

Ihren Brief habe ich damals mit höchster Freude empfangen. Nicht nur die frohe Botschaft darin hat mich so erregt, sondern grade auch die Aufschrift auf dem Couvert, die mir das <u>menschliche</u> Interesse verbürgte, das Sie an dieser ganzen Sache nehmen und genommen haben, und das ja auch die eigentliche Triebfeder des Ganzen trifft.

Derweil hat mir Delbrück die erste Rate der bewilligten Summe ausgezahlt, so dass also der Erfolg Ihrer Bemühungen bereits vollauf erreicht ist. Wie sehr ich da meinen Dank wiederhole, brauche ich wohl nicht besonders zu betonen.

Von Falk habe ich keine weitere Nachricht, Olshausen schrieb mir nur neulich, ich müsste noch Geduld haben, weil die Ministerien alle sehr überhäuft mit Arbeit seien. Dass der Kronprinz sich bei Falk bezüglich der Tische verwandt hat, habe ich Ihnen, glaube ich, im letzten Briefe geschrieben.

Die Universität Cambridge hat kürzlich Verhandlungen wegen Miethe eines Tisches angeknüpft, ebenso sollen mit Baden-Würtemberg [sic!] Besprechungen gemacht werden. Hoffentlich gelingt das Alles.

Leider war ich durch die Anstrengungen des Winters so sehr mitgenommen — und bin es eigentlich noch, — dass ich nur mit halber Kraft habe arbeiten können, — so geht es nicht so rasch, wie sonst. Ich fühle dabei, wie sehr ich auf meine eignen Kräfte auch für die Zukunft angewiesen bin, und hoffe, dass diese nervöse Abspannung bald weichen möge.

Uebrigens habe ich die Genugthuung, dass noch Jeder, der die Station gesehen und von oben und unten gemustert hat, erstaunt ist, über die so sehr viel grösseren Dimensionen, welche die Wirklichkeit gegenüber der von der Sache gehegten Vorstellung zeigt. Ich wünschte nur, eine recht autoritative, preussische Persönlichkeit käme einmal, es zu sehen, — dann würden die Unterstützungen für jetzt und später wohl eher und rascher kommen.

Sehr dankbar bin ich für die Zusicherung, auf Ludwig einwirken zu wollen, — er ist so mächtig in Dresden, wie Niemand sonst. Was er recht sich vorstellt, ist mir unerfindlich, — so sehr man an dem ewigen Geschwätz über Darwin genug hat, so ist es doch rein unfassbar, wie ein Mann wie Ludwig dauerhafte Opposition versuchen kann. Wie kann man sich so muthwillig den Stuhl vor die Thüre setzen!

Was Sie mir über die Erbschafts-Angelegenheit schreiben, halte ich durchaus für richtig, und danach werde ich auch hier meine nächsten Schritte bemessen. Mir wäre es auch lieber, die Akademie übernähme die Sache nach meinem etwaigen Tode, um so mehr, als ich immer noch hoffe, allmälig die Umwandlung in ein Reichs-Institut durchzusetzen, ohne dem Institut seine unabhängige concentrirte Verwaltung zu schädigen oder dem Reich zu viel Kosten zu machen. —

Für die beiden Abhandlungen sage ich den herzlichsten Dank, sie sind bereits dem nächstens zu druckenden Catalog der Stations-Bibliothek angefügt [70]. Wie steht es denn mit dem Neubau des physiologischen Laboratoriums?

Nächstens wird die Spenersche Zeitung wieder etwas von der Station bringen, ebenso die Times und zwei Petersburger Zeitungen.

Mit herzlichstem Grusse und der Bitte, mich Ihrer Frau Gemahlin bestens empfehlen zu wollen

Ihr treu ergebner

Anton Dohrn

du Bois-Reymond an Dohrn

‹n)›[71]   Berlin, 17 Victoriastr.
                                                 1. Mai 1873.

Geehrtester Herr Doctor,

Ich glaube daß Sie über den Gang Ihrer Angelegenheit in Sachsen beruhigt sein können. Ich war in Leipzig und sprach mit Ludwig darüber. Er sagte mir daß er darin ganz in Übereinstimmung mit Leuckart sich befinde und daß sie beide entschlossen seien, wenn eine Anfrage seitens der Regierung an sie gelange, das Miethen eines Platzes für Sachsen zu empfehlen. Bis vor Kurzem war solche Anfrage noch nicht ergangen. Nach der Art wie Ludwig, der doch vor mir kein Hehl hat, sich ausdrückte, muß ich glauben, daß Sie über seine Gesinnung gegen Sie und gegen Ihr Unternehmen nicht richtig berichtet worden sind, was in einem von Parteien erfüllten Klatschnest, wie mir Leipzig zu sein scheint, wohl möglich wäre.

Ich bin nun endlich soweit mit dem Laboratorium, daß der Abbruch der alten Baulichkeiten auf dem Bauterrain begonnen hat, und daß ich hoffen darf, wenn keine Strikes mir in die Quere kommen, nächsten Herbst schon einen Theil unter Dach zu sehen. Es wird Alles auf das Großartigste nach meinen Wünschen eingerichtet. Für das Aquarium werde ich mir, wenn die Zeit gekommen sein wird, noch besonders, unter Mittheilung von Pausen, Ihren Rath zu erbitten erlauben.

Hochachtungsvoll

Ihr ergebenster
E du Bois-Reymond

Hrn. Dr. A. Dohrn Neapel.

Dohrn an du Bois-Reymond

Palazzo Torlonia.
4. Mai 1873.

Verehrter Herr Geh. Rath!

Wieder hat die Station einen Schritt vorwärts gethan, — Preussen hat zwei Arbeitstische in den Laboratorien gemiethet. Ausserdem schreibt mir Prof. v. Siebold, dass Bayern demnächst die Miethe eines Tisches mir offiziell anzeigen würde. Das wären dann mit den beiden italienischen bereits fünf, = 2500 Thaler jährlich.

So geht es also doch mit dieser höchst gewagten Sache doch vorwärts.

Nun komme ich also auch wieder bei Ihnen mit einer schon früher geäusserten Bitte.

Sie wissen, wie wichtig unter gegenwärtigen Verhältnissen das Vorgehen der Berliner Akademie ist. So werden Sie mir also auch Recht geben, wenn ich viel Gewicht darauf lege, dass die Akademie der Bibliothek der Zoologischen Station ihre Verhandlungen schenken möchte, so viel Jahrgänge davon eben noch abzugeben sind. Mit solchem Praecedens glaube ich so ziemlich alle übrigen Akademien auch gewonnen zu haben, — überdies hat mir Huxley seine Vermittlung für die Royal Society in Aussicht gestellt und sind von andern Seiten andre Hilfen zugesagt.

Darf ich Sie bitten, dieses mein Anliegen der Akademie mittheilen zu wollen? Ich denke, es wird gut sein, wenn ich auch noch einen Brief an Peters richte, um nicht wieder einen Zwiespalt hervorzurufen. Glauben Sie nicht?

Von Sachsen ist noch keine Antwort da; ich habe aber neuerdings Herrn Cultusminister von Gerber um Antwort ersucht. —

Mit herzlichem Grusse und in aufrichtiger Verehrung

Ihr
Anton Dohrn

du Bois-Reymond an Dohrn

⟨o)⟩[72]

Berlin, 17 Victoriastr.
9. Mai '73.

Geehrtester Herr Doctor,

Ihr Brief hat sich wohl mit dem letzten, den ich Ihnen am 1. oder 2. Mai schrieb gekreuzt, oder dieser ist wieder einmal verloren gegangen. Ich schrieb Ihnen, daß ich in Leipzig persönlich mit Ludwig über Ihre Sache verhandelt und von ihm die befriedigendsten Zusicherungen erhalten habe.

Ich möchte bei der Akademie nicht gern eine Fehlbitte für Sie thun, und fürchte, daß dies der Fall sein würde, wenn ich Ihren Antrag auf ein Exemplar der Verhandlungen vorbrächte. Ich würde an Ihrer Stelle mich darauf beschränken, von jetzt ab mir die Monatsberichte zu erbitten, und aus dem Vorrath der Abhandlungen (der Denkschriften in 4°) diejenigen, die Ihnen wirklich und allein von Nutzen sein können, nämlich Joh. Müller's Myxinoiden und Echinodermen[73] und d. m. Was sollen Ihnen die Schriften der historisch-philosophischen Klasse, die mathematischen Schriften, und soviel Anderes nutzloses Zeug?

Wenn Sie damit einverstanden sind, will ich den Versuch machen. Sie müßten versprechen, sobald Ihre Anstalt eine Publication macht, dieselbe als Tauschartikel für den Monatsbericht einzusenden.

Hochachtungsvoll der Ihrige

E du Bois-Reymond

Dohrn an du Bois-Reymond

Palazzo Torlonia.
12. Mai 73.

Hochgeehrter Herr Geh. Rath!

Trotz alledem und alledem bin ich nicht sicher, dass die heute „wegen Mangels verfügbarer Mittel" eingetroffene Ablehnung des Herrn von Gerber nicht auf andre Motive als die angeführten zurückzuleiten sei[74]. Von privater Seite ist mir aus demselben Ministerium die Nachricht gekommen, dass Mittel reichlich vorhanden seien, — dass also böser Wille oder sonstige Einflüsse gegen die Bewilligung gewesen sind. Ein am 8ten December geschriebener Brief Ludwigs an Leuckart[75] spricht sich so unumwunden gegen die Bewilligung der 500 Th. aus, — das [sic!] ich wohl glauben kann, L. habe seinen ostensiblen Widerstand gegen einen inostensiblen vertauscht. Vielleicht liegt es aber auch anders.

Dohrn an du Bois-Reymond

[Napoli, 14. 5. 1873]

Verehrtester Herr Geh. Rath!

Eine ausserordentliche Ueberladung mit Correspondenz und practischer Thätigkeit hat mich gehindert, den angefangenen und als Beleg hier beifolgenden kleinen Brief bei Zeiten abzusenden. Seien Sie mir nicht böse, aber ich habe es auch mit einem Strike zu thun, — zwar nicht meiner Bauhandwerker, aber meiner Nerven. Die ununterbrochenen, aufregenden Anstrengungen des Winters haben mich schliesslich doch „untergekriegt" und ich muss sehen, wie ich trotz unverminderter Anforderungen an stete Bereitsamkeit und immer schlagfertiges Eingreifen in die immer verwickelter werdenden innern und aeusseren Beziehungen der Station, mir etwas Ruhe und Musse schaffe. Dazu die sehr nervös machende Witterung, die von Kälte zu pressender feuchter Scirocco-Hitze im Nu umspringt, — und noch mancherlei persönliche Angelegenheiten, die einem ja nirgends erspart bleiben, — kurz: gewähren Sie den Pardon, um den ich Sie bitte.

Um so mehr danke ich für Ihre fortdauernde Theilnahme, und den guten Rath, den auch Ihr letzter Brief wieder bringt. Gewiss haben Sie Recht, und wenn ich die Abhandlungen über Biologie (Morpho- und Physiologie) von Joh. Müllers Zeit noch bekommen kann, und die Monatsberichte bewilligt würden, so hätte ich in der That, was ich brauche. Es versteht sich, dass ich etwaige Publicationen als Entgelt senden würde.

Aus dem kleinen angefangenen Briefe ersehen Sie, dass Sachsen abschläglich beschieden hat. Wie, wo und warum ist wohl nicht mit Sicherheit festzustellen, — dass auf Ludwig solch Verdacht geworfen wird, geht aus seiner Stellung zur Morphologie hervor, — aber An-

halt dazu gibt der erwähnte Brief an Leuckart, der nichts weniger als
günstig lautet.

Derweil hat die Universität Cambridge, Baiern und in der jüngsten
Zeit auch Baden sich besser benommen, — von Baden weiss ich es
freilich erst unter der Hand; alle Drei haben je 1 Tisch gemiethet. Das
macht mit Italien und Preussen schon Sieben.

Sie können sich leicht vorstellen, welcher Arbeit es bedurfte, um
dies günstige Resultat herbeizuführen. Gegenwärtig stehe ich auf
dem Anstand bezüglich Russlands, Holland's, Belgien's und der
schottischen Universitäten. Die Schweiz, America und Oxford, ebenso wie Scandinavien sind unergiebig gewesen. Doch bin ich wie die
Katholische Kirche, — reuigen Sündern öffne ich gerne meinen
Schooss zur Aufnahme.

Verfügen Sie über den geringfügigen Beistand, den ich etwa bei der
Anlage Ihres Aquariums leisten kann, — hoffentlich kann ich mich
gelegentlich von dem Fortgange des Baues Ihres physiologisch-phy-
sikalischen Stadtviertels persönlich unterrichten. Aber es ist doch Leben in deutscher Wissenschaft, — wo anders sieht es schwach aus.

Mit herzlichstem Dank und Gruss

Ihr treu ergebner
Anton Dohrn

Palazzo Torlonia. 14. Mai 1873.

XXXIII

Dohrn an du Bois-Reymond

St. Moritz. Ober-Engadin. Villa Steffani.
24. Juli 1873.

Hochgeehrter Herr Geh. Rath!

Wenn ich nicht irre, meldete ich in meinem letzten Briefe an Sie,
(laut Ausweis meines Brief-Journals datirt vom 14ten Mai) dass ich
meiner erkrankten Nerven wegen das Arbeiten und Handeln etwas
einschränken müsste. Das ward leider eine immer grössere Nothwendigkeit, bis ich schliesslich Alles einstellen und hierher gehen musste,
wo denn völlige Ruhe und die gute Gebirgsluft die Restauration der
Kräfte wieder eingeleitet haben.

So benutze ich nun den heutigen Tag, Ihnen mit doppeltem Anliegen zu kommen,

Erstlich: die Güte haben zu wollen, der Akademie meinen herzlichsten Dank zu sagen für das im Frühjahr ausgestellte Gutachten,
durch welches ich in den Besitz der Reichs-Unterstützung gelangt
bin,

und Zweitens: die Verhandlungen mit der Akademie einleiten zu
wollen wegen Uebernahme der Zoologischen Station im Falle meines
innerhalb der nächsten dreissig Jahre erfolgenden Ablebens.

Ich hätte längst Sie ersucht, meinen Dank formell der Akademie
auszusprechen, hätte es nicht in meinem Wunsche gelegen, den zweiten Antrag damit zu verbinden. Da ist nun meine Erkrankung aufgetreten und hat mich bis jetzt an Beidem gehindert. Hoffentlich gelingt
es Ihnen, den Herren Akademikern dieses Versäumniss in diesem
Lichte entschuldbar zu machen.

Was nun die Bedingungen betrifft, unter welchen die Akademie
meine Rechtsnachfolgerin im Besitze der Zoologischen Station werden müsste, so steht obenan die Annahme des von mir mit dem Municip von Neapel vereinbarten Contractes, dessen provisorische
Uebertragung anbei folgt.[76]

Daraus ergibt sich, dass die Rechte der Akademie sich höchstens bis zum Jahre 1904 erstrecken würden, da der Contract erst gegen Schluss dieses Jahres rechtskräftig werden wird, und dass sie in diesem Zeitraum sich all den Stipulationen unterwirft, welche in dem Contract enthalten sind.

Ich mache hierzu aber von vornherein die Anmerkung, von der ich Sie bitte vorläufig nur beschränkten Gebrauch machen zu wollen, dass mein stetes Bestreben darauf gerichtet sein wird, die Station zu einem Reichs-Institut zu machen, der Stadt Neapel ihre Rechte abzukaufen, und dem deutschen Reich resp. der Berliner Akademie für alle Zeiten die Verwaltung des Institutes zu übermachen. Davon darf ich aber vorläufig in Neapel nichts verlauten lassen, — desshalb also bitte ich um Discretion.

Fernerhin müsste sich die Akademie verpflichten, meinen natürlichen Erben, (— da es nicht grade unwahrscheinlich ist, dass ich mich über kurz oder lang verheirathe, also meiner Frau —) die Zinsen des von mir in die Station gesteckten Capitals jährlich mit 5% aus den Einnahmen der Station auszuzahlen. Das würden also 2 500 Th. sein. Alle weiteren Ueberschüsse der Einnahmen über die Ausgaben würden nur zu Gunsten der Station verwandt resp. angesammelt werden dürfen.

Während der ersten 4 Jahre hat die Station fremde Gelder abzuzahlen. Ich glaube, dafür gesorgt zu haben, dass die Ueberschüsse der Einnahmen über die Ausgaben hinreichen werden, diese Abtragung zu garantiren.

(Dieselben Ueberschüsse sollen nach der Abzahlung dieser Gelder zur Erweiterung der Station resp. zur Gründung kleinerer Stationen und zur Erhaltung derselben, eventuell zur Besoldung jüngerer Biologen verwandt werden.)

In dem Vertrage mit der Akademie könnte aber ausdrücklich bemerkt werden, dass mein Vater resp. meine Brüder sich verpflichten, für den Fall meines Ablebens vor der Abzahlung dieser fremden Gelder und falls die Einnahmen der Station diese Abzahlung nicht ermöglichen sollten, dieselbe auf sich zu nehmen und die Academie von dieser Pflicht zu befreien.

Dies wären diejenigen Verpflichtungen, auf welche in unserm geldseligen Zeitalter wohl zunächst Nachdruck zu legen wäre.

Ueber Leitung und Handhabung des ganzen Institut's würden sich wohl am besten nachträgliche Paragraphen feststellen lassen, wenn mal die Erfahrung mir selbst gelehrt haben wird, worauf es hauptsächlich ankommt. Im Uebrigen ist da möglichste Actionsfreiheit das sicherste Princip.

Ich kann Ihnen nun noch weiter mittheilen, dass bereits <u>neun</u> Arbeitstische vermiethet sind. Den neunten wird in nächster Zeit Holland erwerben. Der achte gehört Strassburg. Der hat die Besonderheit, dass er nur für drei Jahre die stipulirte Summe von je 500 Th. einbringt, darauf aber für 15 Jahre als Aequivalent für die 10,000 Th. Reichs-Subvention von der Station <u>gratis</u> an Strassburg überlassen wird. Diesen Vertrag habe ich im Juni mit Delbrück vereinbart.

Würden Sie mir gelegentlich Ihre Meinung über die Durchführbarkeit dieser Vorschlaege zu erkennen geben? Vielleicht halten Sie es für nützlich, wenn ich gleichzeitig bei Peters vorstellig würde, damit nicht von Neuem eine Empfindlichkeit rege wird, die nachher das Resultat beeinträchtigen könnte. Da mein Verhältniss zur Regierung (Falk, Delbrück) nach wie vor sehr gut ist, auch durch meine persönliche Bekanntschaft mit Keudell[77] eventuell direct Bismarck[78] in Anspruch genommen werden kann, so zweifle ich nicht, dass, wenn nur die Akademie nicht wieder einen Querstrich macht, allmälig Alles sich so fügt, wie es zwischen Ihnen und mir könnte vorläufig festgestellt werden.

Anfügen will ich noch, in welcher Weise ich mir zunächst den Ausbau der Station gedacht habe.

1) Ein kleines Dampfboot, das bei ruhiger See bis Messina gehen kann. (4 000 Th.)
2) Ein Eisenbahnwagen mit Aquarien, behufs Transportes mittelländischer Thiere an die continentalen Aquarien <u>und</u> die Universitäten. (3 000 Th.)
3) Ein kleines Gebäude auf Capri mit drei Arbeitstischen. — (2 000 Th.)
4) Eine zweite Station in Messina mit 5 Arbeitstischen. — (5–7 000 Th.)[79]

All diese Dinge können in gewisser Weise <u>selfsupporting</u> gemacht werden. Der Dampfer dadurch, dass ich ihn Reisenden auf 8–14 Tage überlasse, um eine Tour im Golf von Neapel resp. Salerno bis Paestum zu machen, der Eisenbahnwagen durch Erlös der Thiere, welche an die continentalen Aquarien verkauft werden, und die beiden Stationen auf Capri und Messina durch Vermiethung der Tische.

Es ist zweifellos, dass je weiter die Station sich entwickelt, um so grösser die Chancen werden, dass ihr auch gelegentlich beträchtlichere Geschenke zu theil werden, wenn freilich auch americanische Verhältnisse dabei ausser Vergleich bleiben müssen. Agassiz schreibt mir, dass er Geschenke im Werth von 300,000 Thaler erhalten hat innerhalb des letzten Halbjahres, — ja da kann er freilich was machen. [80]

An die Russische Regierung habe ich die Aufforderung gerichtet, zwei Tische zu miethen. Ich erwarte, dass der Vertrag hierüber noch vor dem Ende des Jahres abgeschlossen wird, da private Hilfe im Ministerium des Grafen Tolstoy [81] dafür thätig ist.

Steenstrup hat mir seine Vermittlung für einen scandinavischen Tisch angeboten; ob er reussirt hat, werde ich wohl bald hören. Jedenfalls hat auf seine Fürsprache die Kopenhagener Akademie alle ihre biologischen Publicationen geschenkt, — ein ganz beträchtliches Donum.

Dessgleichen hat die Akademie v. Neapel kürzlich alle Publicationen zugleich mit einem officiellen Beglückwünschungs-Schreiben mir übermacht. Von Holland kommt ebenfalls viel, und von America.

Ich bin im Begriff den Bibliotheks-Catalog der Station drucken zu lassen, und werde mir erlauben Ihnen einige Exemplare zur Mittheilung an die Akademiker, (— vielleicht besser direct an dieselben zu senden, —) zu übermachen. Ebenso Photographien des Gebäudes der Station.

Da ich noch bis Ende der nächsten Woche hierzubleiben beabsichtige, bitte ich Sie, mir mit zwei Worten zu sagen, ob ich Sie vielleicht Mitte August noch in Berlin antreffen würde? Wahrscheinlich werde ich dann dort durchpassiren. Vielleicht liesse sich dabei mancherlei rasch ordnen, — falls Sie überhaupt mit dieser ganzen Wendung einverstanden sind.

Jedenfalls bitte ich Sie Ihre Sympathie für das Unternehmen nicht erkalten zu lassen, denn ich glaube, dass sich noch so manches Resultat erreichen lässt, — freilich aber nur Viribus unitis.

Indem ich Sie bitte, mich Ihrer Frau Gemahlin bestens zu empfehlen und den Herrn Akademikern mich gleichfalls dankend ins Gedächtniss zu rufen, grüsse ich herzlich und hoffe auf zwei Zeilen Antwort.

Ihr aufrichtig ergebner

Anton Dohrn

St. Moritz. Villa Steffani.
Engadin. 24. 7. 73.

Wie steht es mit dem Aquarium in dem neu zu errichtenden physiologischen Palaste?

Herrn Geh. Rath Prof. Dr. E. du Bois-Reymond
17. Victoriastrasse
Berlin

XXXIV

Dohrn an du Bois-Reymond

[München, 13. 10. 1873]

Verehrter Herr Geh. Rath!

Leider habe ich Sie in Berlin nicht getroffen, um mündlich Rücksprache wegen der Zoolog. Stations's-Erbschaftssache zu nehmen.

Ich möchte Ihnen nun aber vorschlagen, die Verhandlung mit der
Akademie nicht vorzunehmen, da ich erst mit Delbrück darüber con-
feriren will, ob nicht das Deutsche Reich die Erbschaft für Strassburg acceptiren will. Mir kommt es vor Allem darauf an, dass der Er-
be auch im Stande sei, die Erbschaft ordentlich zu führen und da ist
ein kleiner Körper, wie etwa drei Professoren aus Strassburg besser
geeignet als Comité zu fungiren, als die Akademie, die ausserdem wie
Sie sagen, den commerciellen Character nicht verwinden kann. —
Von Neapel werde ich mir erlauben, ausführlicher zu schreiben,
für heute muss ich mit herzlichsten Grüssen mich empfehlen.

Ihr dankbar ergebner

Anton Dohrn

München. 13. October 1873.

Geh. Rath Professor E. du Bois-Reymond
17. Victoriastrasse
Berlin

XXXV

Dohrn an du Bois-Reymond

[Stettin, 10. 9. 1874]

Verehrter Herr Geh. Rath!

Umstehend die „Aufforderung" [82] von der ich so frei war, Ihnen bei meinem letzten Besuche zu sprechen. Prof. v. Siebold und Prof. Leuckart haben sie bereits unterzeichnet, Prof. Virchow hat so eben, und gleichzeitig mit diesem Brief ein Concept erhalten, und ich hoffe, er werde keinen Anstand nehmen, seine Unterschrift darunter zu setzen.

Darf ich von Ihrer Güte ein Gleiches erbitten? Für den Fall bitte ich, dass Sie so freundlich wären Ihren Namen unter das lithographirte Concept zu setzen, und mir dasselbe als Antwort auf diese wenigen Zeilen zurückzusenden.

Mit freundlichem Grusse

in aufrichtigster Hochachtung

Ihr ergebner
Anton Dohrn

Stettin. 10. Sept. 1874.

64

XXXVI

Dohrn an du Bois-Reymond

Napoli. Stazione Zoologica.
3. 11. 74.

Hochgeehrter Herr Geh. Rath!

Leider habe ich nicht das Glück gehabt bei meiner letzten Anwesenheit Sie und Ihre Frau Gemahlin zu Hause zu treffen, — was ich freilich nicht wunderbar fand bei der ausserordentlichen Herbstwärme, die Sie gewiss irgendwo ins Gebirge oder auf das Land gelockt hat. Ich wollte mir erlauben, meine junge Frau [83] Ihnen und Ihrer Frau Gemahlin vorzustellen, und zu hören, ob keine Aussicht ist, dass Sie Selbst demnächst einmal einen Besuch hier in Parthenope machen würden.

Heute hatte ich nun die angenehme Ueberraschung Herrn Professor Ewald [84] hier zu sehen, der liebenswürdig genug war sich von mir mein ganzes Opus operatum vom Scheitel bis zur Sohle vorstellen zu lassen. Herr Ewald hat mir versprochen, Ihnen darüber Bericht abzustatten, — vielleicht hilft das, Sie zu bewegen einmal eine Ocular-Inspection des hier Geleisteten vorzunehmen, und mir die Censur auszustellen, dass wo so viel Schwierigkeiten bereits überwunden sind, alle Wahrscheinlichkeit besteht, dass auch noch weitere Hindernisse aus dem Wege geschafft werden, um die Durchführung des Gesammtplanes zu vollenden. Da es vor Allem eine Frage der Geldmittel ist, so liegt mir um so mehr an competenter Beurtheilung des bereits Geleisteten, als ich wieder eine Bitte um Subvention nach Berlin durch Hrn. v. Keudell gerichtet habe, und voraussichtlich eine competente Stimme verlangt werden wird, um über die Gewähr derselben zu entscheiden.

Zugleich möchte ich Sie bitten, geehrter Herr Geh. Rath, mir zu sagen, ob Sie mit dem Tènor der „Aufforderung", wie sie von Proff. Siebold, Leuckart u. Virchow genehmigt ist, einverstanden sind, und ob ich mit Maassregeln vorgehen darf, die auf dieses Document sich stützen. Vorbereitet ist Mancherlei und es scheint mir der Zeitpunkt gekommen, nach vielen Seiten zugleich zu wirken. Geldmittel sind absolut nothwendig, soll ich nicht plötzlich den Stillstand des Unternehmens proclamiren, — eine Eventualität, die ich übrigens durchaus nicht für ein [sic!] absolut tödtliche halten würde, aber doch für sehr unangenehm. Ich habe in Breslau öffentlich aufgefordert zu einer Subscription [85], — ich hoffe, sie wird mir die Möglichkeit gewähren, mein unternommenes Werk ruhig fortzusetzen ohne Stockung und Beengung. —

Sie werden wahrscheinlich schon gehört haben, Herr Geh. Rath, dass Dr. Steiner [86] hier Experimente an Torpedo gemacht und bezüglich der Frage nach der Immunität des Thieres zu andern Ergebnissen gekommen ist, als angenommen wird und als auch Sie annehmen. Ich vermuthe wohl nicht mit Unrecht, dass diese Frage weitere Behandlung hier in der Zool. Station finden wird, und würde sehr wünschen, die dazu nöthigen Instrumente beschaffen zu können. Sind die sehr kostbar, und ist es nöthig, sonstige Einrichtungen zu treffen, wodurch die Untersuchung erleichtert wird? All solche Dinge verstehe ich nicht, muss mich daher an die competente Stelle wenden, um das Nöthige vorbereiten zu können.

Werden Sie die Güte haben, mir auf diese Anfragen eine kurze Auskunft zu ertheilen?

Hoffentlich haben Sie weniger Noth und Mühe mit den grandiosen Bauten in der Dorotheenstrasse, als ich hier in der Villa Reale gehabt habe, und zum Theil noch habe. Jedenfalls aber wünsche ich Ihnen, dass Sie bald damit fertig werden möchten, — einen Verkehr mit dem Hamburger und Berliner Aquarium bin ich eben im Begriff auf dem Seewege zu arrangiren, und da Torpedo ein ziemlich zähes Leben hat so hoffe ich, dass ich auch mit lebendem Material bis in Ihre Laboratorien reichen werde. Den Versuch, die Thiere zu schicken werde ich demnächst machen.

Eben bringt man mir die Nachricht, dass eine Torpedo-Mutter von sieben Sprösslingen leicht und glücklich entbunden ist. Mutter und Kinder befinden sich wohl, wie überhaupt die Gesammt-Bevölkerung der Aquarien.

In der Hoffnung, dass es Ihnen und Ihrer lieben Familie wohl gehe, verabschiede ich mich und verbleibe mit herzlichem Grusse

Ihr aufrichtig ergebner

Anton Dohrn

du Bois-Reymond an Dohrn

Berlin, W., 17 Victoriastr.
8. Nov. 1874.

Geehrtester Herr Doctor,

Ich muß bekennen daß ich in dem Drang der Geschäfte der täglich zunimmt es vergaß Ihnen beifolgendes Formular [87] unterzeichnet zurückzusenden. Ich hielt die Sache für abgemacht um so mehr als Sie in Breslau schon meinen Namen zusammen mit dem von v. Siebold, Leuckart u. s. w. genannt hatten. Möge der Aufruf von guter Wirkung sein. Der Zeitpunkt ist leider nicht günstig, denn Niemand hat Geld übrig. Auf der diesjährigen Kunstausstellung, welche gerade an gangbaren Salonstücken reich war, ist fast nichts gekauft worden, so daß die Künstler sehr niedergeschlagen sind. Freilich machen sie lächerliche Preise.

Dr. Steiner ist hier, etwas mehr als berechtigt war, von seinen Großthaten erfüllt, angelangt. Was mich an seinen Arbeiten am meisten interessirt hat, ist der Bericht über die ungeheuren Vortheile, welche Ihr Institut für das Studium der elektrischen Fische nun wirklich bietet; denn vorhergesehen hab' ich dies ja von Anfang. Dr. Steiner ist von falschen Voraussetzungen ausgegangen, als er glaubte, ich hätte absolute Immunität der elektrischen Fische gegen ihren eigenen Schlag oder fremde Schläge behauptet. Nur relative Immunität hab' ich ihnen zugeschrieben, und diese bleibt nach wie vor bestehen und gleich räthselhaft. Übrigens sind Bewegungen, welche den Schlag des Thieres begleiten, jederzeit bekannt gewesen, aber als Mitbewegungen gedeutet worden. Ich bin nicht im Stande zu beurtheilen, ob Hrn. Dr. Steiner's Deutung richtig ist, ob sie neben der vorigen besteht, ob er wirklich Neues gesehen hat, genug wie die Sache sich verhält.

Die nöthigen Apparate für diese Untersuchungen würden vor Allem sein: Eine Bussole nebst Zubehör, im Werth etwa von 200 Thlr.;

ein Schlitteninductorium, 22 ½ Th., ein Froschunterbrecher, Frosch-
wecker, Stromwender, Schlüssel, Klammern, Drähte, zusammen
noch 77 ½ Thl. Genug mit 300 Thl. ließe sich die Station zu diesem
Zwecke vorläufig ausrüsten. Vortheilhafter wäre freilich manche Sachen doppelt zu haben.

Sollten Sie die Marmorconsole mit einem Loch, welche ich Ihnen
machen zu lassen einst empfahl, noch nicht haben anfertigen lassen,
so können Sie jetzt das Loch fortlassen; bei der neueren Aufstellung
des Hauy'schen Stabes ist es unnöthig geworden.

Meine Frau und ich bedauern um so mehr, die Bekanntschaft Ihrer Frau Gemahlin nicht gemacht zu haben, als Ihr Besuch in Potsdam ja noch immer durch das schönste Wetter begünstigt gewesen
wäre, und es uns die größte Freude gemacht hätte, ihr etwas von den
bescheidenen Schönheiten des Havelparadieses zu zeigen.

Mit hochachtungsvollem Gruß

Ihr ergebenster
E du Bois-Reymond

Hrn. Dr. Dohrn, Neapel.

XXXVIII

Dohrn an du Bois-Reymond

Napoli. Pal. Torlonia.
20. Mai. 1875.

Hochgeehrter Herr Geh. Rath!

Mit den Zugvögeln, die eben hier durchpassirt sind, melde ich mich auch wieder bei Ihnen, und sage zunächst meinen Dank für „La Mettrie"[88]. Ihre Rede hat an mir einen aufrichtigen Bewunderer gefunden, und sehr habe ich mich gefreut über die gelegentliche Abfertigung des Jenenser Messias[89] und über den Saal krebskranker Frauen, denen Poesie u. Musik von Strauss[90] angeboten wird. Strauss hat vergessen, dass in höchst gebildeten Seelen die Canzona di ringraziamento di un guarito des A-moll Quartettes[91] bis zur religiösen Andacht stimmend wirkt, dass aber zunächst doch so Etwas wie religiöse Empfindung überhaupt existiren muss, ehe eine ihr aehnliche Wirkung hervorgerufen werden kann. Haben Sie daran gedacht, dass er selbst das Experiment mit der Krebskrankheit durchgemacht hat? Mir fiel das gleich auf, als ich die Stelle las.

Weiterhin komme ich wieder als Vertreter der Zoologischen Station mit einer sehr concreten Anfrage. Durch mehrjährige Schulung habe ich begriffen und gelernt, dass Wünschhütchen, Goldesel und Tischchendeckdich in der That nicht mehr Mode sind, und dass um einschlägige Wünsche und Bedürfnisse zu befriedigen vor Allem sorgfältige Vorbereitung von Nöthen ist.

Dieser Einsicht gemäss habe ich Jahr und Tag dazu benutzt, um Verbindungen zu gewinnen, die mir einen Erfolg versprächen, wenn die lang bedachte Subscription zu Gunsten der Zool. Station endlich vom Stapel laufen sollte.

Dazu halte ich jetzt, nach der feierlichen Einweihung[92], nach dem Besuche des Kronprinzen[93] und der mir von Victor Emanuel zugedachten Auszeichnung*[94], die ich nur als einen Act internationaler Courtoisie auffassen kann, den Augenblick gekommen. Die Presse hat sich mit der Station hinreichend befasst, das erste Arbeitsjahr hat ganz überraschende Erfolge gehabt, und das reisende Publicum ist

69

vom Aquarium begeistert. Wenn überhaupt, so muss jetzt der Angriff auf den deutschen Geldbeutel gemacht werden.

Ich habe Verbindungen mit Hamburg, Bremen, Lübeck, Danzig, Königsberg, Breslau, Dresden, Leipzig, Frankfurt, München angeknüpft und überall wird im gegebnen Augenblick auf dasselbe Ziel losgearbeitet werden. Es handelt sich nur um ein weithin sichtbares und entscheidendes Praecedens in Berlin selber.

Ein solches zu schaffen ist Gegenstand eines Briefwechsels zwischen Herrn v. Keudell's und mir gewesen, und Hr. v. Keudell schenkt meinem Plan Beifall, den Kronprinzen zu bitten, die Subscription zu eröffnen. Nur wünscht er und räth, dass die Aufforderung dazu womöglich von Geh. Rath Curtius[95] ausgehen möge.

Nun habe ich nicht die Ehre, Hrn. Curtius[95] zu kennen, weiss auch nicht, ob er sich für mein Unternehmen interessirt. Dasselbe Bedenken äussert auch Keudell, und fragt darum, ob Sie, Hr. Geh. Rath, vielleicht einmal darüber mit Geh. Rath Curtius sprechen würden, vielleicht auch Selber geneigt wären, bei Sr. Kaiserl. Hoheit zu Gunsten der Sache einzutreten?

Ich werde mir erlauben, Ihnen demnächst ein Exemplar der kurzen Rede zu übersenden, welche ich bei der Einweihungsfeierlichkeit gehalten habe;[96] darin stehen die Wünsche verzeichnet und motivirt, die ich für das Institut geltend zu machen habe, an der Spitze das unabweisbare Bedürfniss einen kleinen Dampfer zur Verfügung zu haben. Ich bin weder persönlich noch durch Vermittlung meiner Familie in der Lage, weitere Opfer für das Unternehmen zu bringen; in diesen Tagen erwarte ich die Entbindung meiner Frau, somit neue Pflichten die ich nicht leichtsinnig zu behandeln gedenke, und in den nächsten Jahren habe ich noch 15,000 Thaler abzutragen, die mir von Freunden im Anfange meines Unternehmens geliehen worden sind.

Andrerseits ist es nicht mehr als billig, dass von Seiten des Deutschen Publicums etwas für die Sache geschieht; von vielen Deutschen wird die Station als ein nationales Werk gepriesen, — Hr. Medizinal Rath Schulz aus der Linienstr. war sogar über mich empört, weil ich nicht da war, um ihm die Station von oben bis unten zu zeigen, da er „doch ein Preusse wäre, und Preussen so viel für das Institut gethan habe". Diese komische Meinung beweist nur, dass er sich was darauf zu gut that. Viele Andre haben mir direct ihre Unterstützung versprochen, und es ist sogar nicht unmöglich, dass der populärste Name auf die Subscriptionsliste geriethe. —

Was halten Sie, Hr. Geh. Rath, von dieser Sache? Darf ich Sie bitten, mir Ihr Urtheil resp. Ihre etwaige Unterstützung zu leihen?

Meine Frau wünscht Ihrer Frau Gemahlin bestens empfohlen zu
sein, ich selbst schliesse mich diesem Wunsche in schuldigem Respecte an und hoffe, dieser Brief trifft Sie und Ihre Familie in bestem
Wohlsein.

In herzlicher und dankbarer Ergebenheit

Ihr
Anton Dohrn

* Der König hat mir „motu proprio" mit Ueberspringung des Rit-
ter- und Offizierkreuzes gleich das Commandeurkreuz der Corona
d'Italia verliehen, was Keudell für „unerhört" erklärt in den
Annalen dieses Ordens. Ich bis zu profan, um das zu wissen.

XXXIX

Dohrn an du Bois-Reymond

Berlin.
19. October 1875.

Hochgeehrter Herr Geh. Rath!

Anbei erlaube ich mir meinen Antrag [97] an Sie einzureichen und bitte, demselben sobald als es der Geschäftsgang der Akademie erlaubt, den Weg vor die Klasse und dann vor das Plenum zu ebnen.

Nach der kurzen Unterredung in dem Laden von Herrn E. Cohn, begab ich mich noch zu Geh. Rath Virchow, um mit ihm noch über die Sache zu sprechen. Prof. Virchow theilt Ihre Auffassung meines Antrages und wird gewiss die Sache unterstützen. Auf sein Zureden begab ich mich dann noch zu Ministerial-Director Greiff [98], der für die Zool. Station immer sehr eingenommen war, und auch noch ist. Er lässt Sie bitten, zu beantragen, dass die Akademie, indem sie selbst 2 mal 3 000 Th. votirt für 1876 u. 1877 den dringenden Antrag bei dem Cultus-Ministerium stelle, die fehlenden 2 000 Th. aus eignen Mitteln hinzuzufügen resp. vom Finanz-Ministerium bewilligen zu lassen. —

Ich werde derweil die laufenden Einkünfte der Station auf die grösstmögliche Höhe zu steigern suchen, und unverdrossen an der Agitation für die Subscription weiterarbeiten, auch bei meiner Rückkehr im November schliesslich doch noch den Kronprinzen zu gewinnen suchen, wie mir jetzt bereits die Minister Delbrück, Friedenthal [99], Falk zugesagt haben, ihre Namen obenan zu stellen.

Ich freue mich sehr darauf, Ihnen im Frühjahr das Werk so vieler Mühen zeigen zu können, und hoffe auf Ihren Rath, wenn ich dann endlich die Einrichtung des Physiol. Laboratoriums in Angriff nehmen werde.

Mit herzlichem Grusse u. bestem Dank

Ihr treu ergebner
Anton Dohrn

72

P.S. Dr. Hugo Eisig, stellvertretender Dirigent der Zool. Station, wird Ihnen in den nächsten Tagen die Liste der Forscher senden, die in der Station gearbeitet haben, ebenso das Verzeichniss der bereits publicirten Arbeiten, — hoffentlich ist dadurch der signalisirte Widerstand der Semiten zu besiegen.

Meine Addresse in St. Petersburg wird sein:
Dr. A. D.
per Addr. Mr. Alexandre de Baranowski
    Fantanka. Dom Fedoroff.

Dohrn an du Bois-Reymond

Napoli. Palazzo Torlonia.
15. Decemb. 1875.

Geehrtester Herr Geh. Rath!

Durch Prof. Virchow erfuhr ich auf meine telegraphische Anfrage den günstigen Ausgang der Abstimmung. Ich musste rascher von Berlin fort, als ich voraussah, so dass ich nicht einmal meine Addresse hinterlassen konnte.

Ich bin natürlich sehr froh, dass die Abstimmung einstimmig ausgefallen ist. Ihren Rath an Huxley zu schreiben, befolgte ich sofort, indem ich ihm sogar telegrafirte. Da Hoffmann [sic!] mit der Copley-Medaille bedacht worden ist, und in London war, so bin ich, — verzeihen Sie diese Unbescheidenheit! — sicher, dass Huxley die Sache und den Menschen herzlich empfohlen haben wird, — sind wir doch seit vielen Jahren sehr intime Freunde. [100]

Ich habe jetzt noch einmal weitläufige Ermittlungen über den zu erwerbenden Dampfer angestellt, und hoffe mich jedenfalls vor einem unrichtigen Ankauf geschützt zu haben, da ich die Angelegenheit keinen Falls übereilen werde.

Endlich bin ich auch wieder im Stande, an das Microscop zu gehen, und den Herren, die mir vorwarfen, ich hätte seit Jahren nichts gearbeitet, zu beweisen, dass man auch viel arbeiten kann, ohne Querschnitte zu machen. Bei dem ochlokratischen Character, den die Wissenschaften mehr und mehr gewinnen, der es schwer macht, die Vertiefung der Probleme abzuwarten, und den eigentlichen Feldzug erst dann zu beginnen, wenn der Schlachtplan reif ist, muss man sich gefallen lassen „für einen todten Hund angesehen zu werden", wenn man auch vollgepfropft mit lebendiger Einsicht in Dinge ist, die eben in der Ochlocratie noch nicht zur Herrschaft gekommen sind. Mir thut es ordentlich leid, dass die grosse Anneliden-Angelegenheit [101], die ich während langer Jahre in voller wissenschaftlicher Vereinsa-

mung durchdachte und durchforschte, jetzt in die Haende und in die
Koepfe von Leuten gerathen ist, die nicht den Wunsch und das Bedürfniss haben, eine dem Problem und seiner weitreichenden Bedeutung angemessene Arbeit zu liefern, in der die materiellen Elemente,
die Thatsachen u. Beobachtungen, eigentlich nur die Schachfiguren
sind, denen jede Bewegung vorgedacht worden ist, sondern die sich
von den Ergebnissen der Untersuchung überraschen lassen, sie zu Ef-
fect-machenden Vorläufigen Mittheilungen ausnutzen, und so die
Grösse der Aufgabe, in der schöpferische Intuition und Kritik um die
Palme rangen, zu einer simplen Rivalitäts- und Prioritäts-Zänkerei
erniedrigen. Doch das geht dieser Sache ja nicht allein so, und das
Problem ist so gewaltig gross, glücklicherweise, dass auch trotz der
Ueberschwemmung mit Segmental-organ-Arbeiten, oder grade wegen derselben, ganz andre Abtheilungen und Bezirke von grösster
Ausdehnung nach Höhe, Breite und Tiefe übrig bleiben, in denen
man unbehelligt vordringen kann, und auf neue principielle Einsichten rechnen darf.

Doch das soll die Zukunft beweisen.

Indem ich Ihnen, Herr Geh. Rath, für all Ihre unermüdliche Geduld und Hilfleistung herzlichsten Dank sage und bitte, mich Ihrer
Frau Gemahlin ergebenst empfehlen zu wollen, grüsse ich und verbleibe

Ihr dankbarer

Anton Dohrn

du Bois-Reymond an Dohrn

‹p)›[102]

Berlin, Hôtel de Rome
Unter den Linden, N. W.
5. 1. 76

Geehrtester Herr Doctor,

die Lage der Dinge, was Ihren Dampfer betrifft, ist jetzt folgende: die
Akademie hat an den Hrn. Minister einen Bericht (aus meiner Feder)
geschickt, worin nach Auseinandersetzung der Gründe aus denen ein
Dampfer für den Bestand der zool. Station unentbehrlich ist, sie an
den Hrn. Minister folgende 3 Gesuche stellt: 1) Ihnen zu diesem
Zweck aus Staatsmitteln 6000 M. zum Frühjahr '77 zu verschaffen
(der Termin kann Ihnen gleichgültig sein, da die Bezahlung in Raten
geschehen würde, Sie bis dahin 18000 M. aus den Mitteln der Akademie bekommen würden, die letzte Rate doch erst dann fällig sein
würde, dagegen dieser Termin den Vortheil bot, daß bis dahin ein
neuer Etat berathen wird, also nicht objicirt werden kann, es sei kein
Geld da, auch Virchow Gelegenheit finden kann, in der Budget-
Commission die Sache durchzusetzen, endlich auch noch die Möglichkeit bleibt, daß der Minister uns sagt, er könne nicht, habe aber
nichts dagegen, daß wir aus unserem Etat pro '77 die 6000 M. zahlen). 2) Falls der Minister Ihnen die 6000 M. zu verschaffen gesonnen ist, bittet ihn die Akademie, ihr zu gestatten, Ihnen die 18000 M.
zu geben, und zwar 9000 aus Beständen pro 1875, 9000 aus dem Etat
pro 1876, welche letztere aber noch von dem Geld-Verwendungs-
Ausschuss pro '76 (einer wechselnd zusammengesetzten Commission) genehmigt werden müssen; — und ihr (der Akademie) zu gestatten, einen Vertrag mit Ihnen einzugehen, durch den Sie sich gegen die
18000 M. verpflichten, der Akademie auf 10 Jahre einen Arbeitstisch
zur Verfügung zu stellen. Der Vertrag wird noch der Sanction des
Ministeriums zu unterwerfen sein. 3) Falls das Ministerium der Akademie dies gestattet, soll der Hr. Minister uns ermächtigen, die vom
Geldverwendungsausschuss des Jahres '75 bereits genehmigten

9000 M. Ihnen zur Verfügung zu stellen. — Hr. Siemens[103] hat sich erboten, die Ratenzahlungen in England nach ordnungsmäßiger Abnahme der Arbeiten zu effectuiren. — Alle Beschlüsse sind einstimmig gefaßt.

Ich glaube, Sie können mit Ihren Freunden in der Akademie zufrieden sein. Sie sehen, die Sache hängt jetzt ganz und gar an der Bewilligung der 6000 M. seitens des Ministeriums. Dies ist das oberste: Falls. Wenn der Minister sich weigert und auch nicht, wie ich die Möglichkeit davon andeutete, der Akademie aus freien Stücken die Zahlung der 6000 M. überträgt, fallen die Anträge zu Ihren Gunsten vorläufig eo ipso zu Boden. An Ihnen ist es jetzt, allen Dampf zu geben, damit das Ministerium die 6000 M. hergebe. Ich habe es, im Laufe der Verhandlungen, manchmal bedauert, daß wir nicht die vollen 24000 M. bei der Akademie beantragt haben, deren Erlangung schließlich nicht viel schwerer gewesen wäre, als die der 18000 M., wenn die letzten 6000 auf '77 verschoben worden wären. Dann wäre die Sache jetzt, bis auf Genehmigung des Ministeriums, fertig. Inzwischen geht es hoffentlich auch so, und ich sehe mich schon im Geiste die blauen Wogen des Golfes auf Ihrem Dampfer theilen.

Verzeihen Sie, wenn ich so schlecht und flüchtig schreibe und kurz abbreche: ich bin aufgerieben. Glückliches neues Jahr!

In bekannter Gesinnung

Ihr E du Bois-Reymond

XLII

Dohrn an du Bois-Reymond

Napoli. Palazzo Torlonia.
20. 1. 76

Geehrtester Herr Geh. Rath!

Sofort nach Empfang Ihrer so erfreulichen Mittheilung schrieb ich
einige Zeilen an Minister Falk, wie an GehRath Goeppert, [104] um
beide Herren davon zu informiren, dass in einigen Wochen der Erste
Jahresbericht der Station erscheinen würde. Ich hielt das für die beste
Art, die Angelegenheit zu befördern, die ja nachgerade eine Cause
célèbre geworden ist. Von allen Seiten gehen mir Mittheilungen zu
über das, was man sagt, Gutes und Böses, — und ich hoffe also, die
authentische Darlegung der ganzen Sache, die Veröffentlichung des
finanziellen Standes, der aufgewandten und aufzuwendenden Mittel,
die Verbreitung von Plaenen, wie sie den Bericht begleiten, all das
wird dazu beitragen, die Theilnahme für das Institut zu stärken und
die Gegner etwas vorsichtiger zu machen.

Das Sujet Kossmann [105] ist mit dem Jagdhieb nicht zufrieden gewesen, den ich ihm applicirt hatte wegen seines unverschämten Bri-
gantaggio; er hat sich in den Mantel zusammen gelogner Tugend ge-
hüllt, und scheint zu glauben, dass ich zu viel Widerwillen habe, mich
weiter mit der Sache zu befassen. Aber ich habe eine andre Auffassung davon, und so wird der junge Mann finden, dass ihm das Tageslicht nicht förderlich ist. Uebrigens hat mich die Affaire belehrt, mich
wissenschaftlich abzuschliessen, und nur auf dem Boden Zoologischer Stations-Angelegenheiten mit den Herren zu verkehren, die
hier her kommen. Und da ich jetzt glücklicherweise wieder arbeiten
und untersuchen kann, so nimmt mich auch der Gang der Arbeit so
in Anspruch, dass ich selten oder nie den Trieb verspüre, academische Gespräche anzufangen, deren Verlauf man nicht controlliren
kann. Nur mit dem Englaender Balfour [106] habe ich erfolgreichen
wissenschaftlichen Verkehr, — er ist ein breit angelegter Intellect und

78

ein vornehmer Mensch, der das Mausen weder nöthig noch möglich findet. Er wird sehr bald der Leader der englischen Morphologie sein, und den Deutschen Querschneidern was zu rathen geben.

Ein Italiener, Todaro [107], hat kürzlich die Salpen-Embryologie bearbeitet, und taumelt nun auf dem glatten Parquet der phylogenetischen Vermuthungen umher. Es gelingt ihm das Unglaubliche. Die Salpen sind die mehr od. weniger directen Vorfahren aller Wirbelthier-Classen und der Ascidien, also die Urthiere; wie sie freilich zu ihrer bizarren Organisation gekommen sind, das macht Hrn. Todaro so wenig Kopfbrechen, wie es grössere Geister als ihn bekümmert. Hätte Joh. Müller die Descendenztheorie noch erlebt, so wäre es zu all diesen Tollheiten niemals gekommen. Noch heut steckt in den Myxinoiden mehr tiefe Einsicht in die physiolog. Nothwendigkeit jedes Organismus als in allen modernen Grundzügen und Handbüchern Vergl. Anatomie u. Morphologie zusammengenommen. Davon habe ich grade jetzt wieder die lebhaftesten und schlagendsten Beweise.

Ich hoffe immer noch, das Frühjahr werde Sie mit Ihrer Frau Gemahlin veranlassen, tras os montes zu gehen. Die Ultramontanen in Italien sind so sehr viel angenehmer, als die in Westpfalen [sic!] oder Posen, — und ihr Land bleibt doch das schönste auf der Erde.

Also lassen Sie mich Ihnen hier persönlich für Alles danken, das Sie in offner Feldschlacht zu Gunsten der Station gewirkt haben!

    Mit herzlichem Gruss

    Ihr ergebner
    Anton Dohrn

du Bois-Reymond an Dohrn

⟨q⟩[108]

Hôtel de Rome, 39 Unter den Linden,
N. W. Berlin 24. Jan. '76

Geehrtester Herr Doctor,

Auf ein Wort: der „junge Mann" ist Busenfreund des Sohnes eines
der einflußreichsten Mitglieder der gelehrten Gesellschaft, die ihn
auch zu seiner Reise in's rothe Meer unterstützt hat und sich an-
schickt, seine auf jene Reise bezüglichen Veröffentlichungen zu ermöglichen. Ich bin nicht im Stande, in Ihrem Streite selbständig Stellung zu nehmen, glaube aber Ihnen hinlänglich Beweise meiner Hin-
gabe an Ihre Sache gegeben zu haben um Sie bitten zu dürfen behut-
sam aufzutreten; und ich bin in der Wissenschaft alt genug, um schon
öfter erfahren zu haben, daß es in sehr besprochenen und von vielen
Seiten bearbeiteten Gebieten ganz außerordentlich schwer ist, zwischen wirklichem Plagiat und erlaubter erhaltener Anregung zu unterscheiden. Mir selber und Helmholtz ist es sogar begegnet, fast zur
selben Stunde, er in Königsberg, ich in Berlin, genau denselben hüb-
schen Gedanken drucken zu lassen, und Helmholtz bemerkte damals, daß wenn wir nicht so gut wüßten, wie die Sache zusammen-
hing und ein ausreichender Zeitunterschied dagewesen wäre, der erste kaum geglaubt haben würde, daß der zweite nicht aus des ersten
Bekanntmachung der Gedanken geschöpft hätte.[109] Ich will nicht
behaupten, daß Sie nicht Grund zur Beschwerde haben, aber komme
auf meinen Rath zurück, die Angelegenheit mindestens jetzt nicht
allzu laut werden zu lassen. Im Schooß der Körperschaft wurde sie
glücklich noch nicht erwähnt.

Vermuthlich kommen wir im Herbst nach Neapel.

Stets ganz Ihr EdBR

Humboldt[110] pflegte zu sagen, daß jede wissenschaftliche Persönlichkeit so ihren Floh habe (mettre la puce à l'oreille), und neckte
mich mit meiner puce Matteucci[111]. Jetzt hab' ich die puce Hermann[112]. Consolez-vous avec la vôtre. Je les ai eues depuis de toutes
les grosseurs: Budge, Meissner, Grünhagen[113], je me suis gratté, et
me voilà. Grattez-vous donc, et ne criez pas, dumoins pas trop haut.

XLIV

Dohrn an du Bois-Reymond

Napoli. Pal. Torlonia.
28. Jan. 76.

Geehrter Herr Geh. Rath!

Nur weil mir von befreundeter Seite <u>sehr</u> gerathen ward, die Erwiderung des Herrn K. nicht ohne Antwort zu lassen, habe ich mich entschlossen, die beifolgende Erklärung zu machen, die ich Ihnen zu übersenden mir erlaube, damit Sie daraus den Fall klarer übersehen können.

Wenn Sie nach der Lectüre des Correcturbogens, um die ich unbescheidener Weise doch bitte, dabei bleiben, mir von der Publication abzurathen, so soll dieselbe nicht geschehen. Dann werde ich die wissenschaftliche Frage von Neuem bearbeiten, weiter ausführen und etwa nach geraumer Zeit die Erklärung als Anhang publiciren, mit der Motivation, dass andre Interessen mich bewogen hätten, die Sache so lange ruhen zu lassen. Vielleicht verraucht dann auch der Zorn, der mich wirklich gegen das schäbige Individuum erfasst hat. Nur daran allerdings liegt mir, dass einige Wenige, welche die Antwort von K. zugesandt erhielten, auch meine Erklärung läsen, denn es ist platterdings unerfindlich, wie die Sache stand, wenn man nur die durchaus verlogene Erklärung K's liest. Ich kann nur sagen, dass es sich in dieser Angelegenheit um die crasseste Illoyalität handelt, die mir bis dato passirt ist, — die durch verschiedene Neben-Ereignisse nur noch verstärkt wird.

Aber ich stehe keinen Augenblick an, zuzugeben, dass andre Rücksichten mir ein Schweigen auferlegen, — unter diesen Rücksichten würde Ihr Wunsch obenan stehen; davon bitte ich Sie, Sich überzeugt zu halten.

Dass mir Ihr Brief die Aussicht eröffnet, Sie im Herbste hier begrüssen zu dürfen, erfreut mich sehr. Ich hoffe, es durchsetzen zu können, den Sommer hier zu bleiben, — obschon ich jetzt, nach

6jähriger Anwesenheit, doch die aeusserst abspannende Natur des
hiesigen Clima's nur allzu lebhaft empfinde. Sobald mir die Situation
der Zool. Station es erlauben wird, gedenke ich auch meine Wohnung zu veraendern und mit einer zugleich kostspieligeren aber auch
gesünderen zu verwechseln.

Mit herzlichstem Dank für den neuen Beweis Ihrer Theilnahme an
meinen Bestrebungen, und mit der Bitte, den einliegenden Bogen per
Kreuzband freundlichst wieder an mich gelangen lassen zu wollen

Ihr aufrichtigst ergebener

Anton Dohrn

du Bois-Reymond an Dohrn [114]

Berlin, N.W., Unter den Linden 39,
Hôtel de Rome
Freitag, 4. Febr. '76

Geehrtester Herr Doctor,

Ich habe Ihre Correcturbogen gelesen und mit Ausnahme von zwei
Stellen, welche ich mir roth anzustreichen erlaubt habe, ist ja nichts
dawider einzuwenden. An Ihrer Stelle würde ich unzweifelhaft den
Pfeil abdrücken, meines Alters und meiner Stellung ist es, Sie zu war-
nen. Ich erinnere mich wie mich ältere Freunde zu beschwichtigen
suchten, als ich gegen Matteucci focht; ich hörte nicht und jetzt
möchte ich, ich wäre weniger kampfbegierig gewesen. Kein Mensch
liest solche Streitschriften, die welche die Sache kennen brauchen sie
nicht, und die welche die Schrift brauchten kennen die Sache nicht.
In Ihrem Falle besonders kommt noch dazu daß die Leute geneigt
sind zu sagen: wenn der Dr. Dohrn das Aperçu besaß, warum arbeitete er es nicht selber aus? Er war durch seine Geschäfte verhindert,
kann aber doch nicht erwarten, daß deshalb andere die Probleme
nicht fördern, mit denen er sich zu beschäftigen anfing; und was
mündliche Mittheilungen und deren Mißbrauch betrifft, so gilt die
Arago'sche Doctrin [115], nur gedruckte Bekanntmachungen unter of-
ficiellem Datum begründen Prioritäts-Ansprüche. Wenn Sie glauben
in einiger Zeit eine Arbeit fertig zu haben und hängen der eine Antwort an, thun Sie gewiß besser. However — dies sind Dinge, in welchen schließlich Jeder sich selbst am besten beräth. Ich hatte daran
nur das Interesse — Rathgeben und mich Einmischen ist überhaupt
nicht meine Sache — daß ich wünschte, einen Conflict in der Akademie zu vermeiden.

Mit freundschaftlicher Hochachtung
Ihr ergebener
E du Bois-R.

XLVI

du Bois-Reymond an Dohrn

‹s)›[116]   Potsdam, 2 Capellenbergstr.
                                     Charfreitag, ‹1876›[117]
                                     [14. 4. 1876]

Geehrtester Herr Doctor,

Meinen herzlichsten Glückwunsch zum Dampfer. Also meine lange
Denkschrift ist nicht in's Wasser gefallen, und die Philister sind auf's
Haupt geschlagen, und Sie haben die 6000 M. vom Ministerium, was
Ihnen, bei Gott! als Geschäftsmann Ehre macht, und die Akademie
ist ermächtigt Ihnen die übrigen 18000 M. zu zahlen, und mit Ihnen
den Vertrag des Arbeitstisches abzuschließen, und ich bin natürlich
wieder, als Geschäftspackesel der Akademie, beauftragt, den Ver-
tragsentwurf zu concipiren, womit ich beschäftigt bin, um ihn zum
8. Mai der Klasse (alsdann ist Klassensitzung) vorlegen zu können.
Siemens hat es auf sich genommen, die Ratenzahlungen in London
zu leiten, und ich möchte jetzt wohl Ihre Wünsche in Bezug auf diese
Zahlungen kennen lernen. Schreiben Sie mir darüber, wenn ich bitten darf, sobald Sie selber etwas positives angeben können.

Ich freue mich jetzt sehr daß Sie es über sich vermocht haben, die
Sache mit Kossmann vorläufig wenigstens auf sich beruhen zu lassen, so daß kein Mißklang die Freude Ihrer Freunde in der Akademie trübte.

Von welchem Zeitpunkt an kann man, ohne sich zu großen Beschwerden auszusetzen oder gar seine Gesundheit zu gefährden,
nach Neapel, d. h. Capri und Sorrent kommen? Meine Frau als Chi-
lena[118] verträgt natürlich die Hitze gut, und ich befinde mich dabei
auch stets vortrefflich. Kann man Ende August schon aushalten?

Mit besten Grüßen und Wünschen

Ihr hochachtungsvoll ergebener
E du Bois-Reymond

84

Dohrn an du Bois-Reymond

[Napoli, 23. April 1876]

Verehrter Herr Geh. Rath!

Zunächst erlaube ich mir Ihnen Ihre letzte Frage zu beantworten. August u. September ja oefters auch noch Anfang October sind recht heiss und den gewöhnlichen Sterblichen möchte ich kaum rathen, sich hierherzumachen. Capri, Sorrent, Ischia sind freilich besser, besonders wenn Seebäder genommen werden und möglichst wenig gewollt und gethan wird.

Gesünder ist Neapel Alles in Allem im Sommer als im Winter. Die stark wechselnden Temperaturen, die heftigen Regen ecc. begünstigen nur allzu sehr eine, — ich kann nicht anders es nennen, — giftige Atmosphaere, die den Menschen, er mag wollen oder nicht, langsam bezwingt und ihm die paradiesische Natur recht vergällen kann.

Für einen Besuch, selbst von 2–3 Monaten, weiss ich freilich kaum einen Winkel der europaeischen Erde, der voller steckte von alledem was einen Deutschen, der noch auf der Bildung des Anfangs des Jahrhunderts beruht, in innere Bewegung versetzen kann. Wer sich Zeit lässt, um die Eindrücke zu vertiefen, wer verschiedene Stimmungen mit der Gesammtheit wie mit den einzelnen Elementen des Landes in Berührung bringt, wer es über sich gewinnt, Schmutz, Bettelei und andre Nachtseiten des hiesigen Lebens als unvermeidliche Nachtheile ruhig bei Seite zu legen, der wird auch in heissester Sommerhitze seine Rechnung finden und sogar über die schlimmste aller Plagen, die nächtlichen Mosquito-Besuche, sich wegsetzen können.

Eine nervöse Natur, wie Prof. Roth[119] oder wie leider auch Schreiber dieser Zeilen, ist dagegen schlimm daran; die im Winter durch angreifende Thätigkeit, Scirocco, zu viel Menschen-Verkehr angegriffenen Nerven können weder der Hitze noch den Mosquitoes Widerstand leisten, und ihnen kann nur in oder jenseits der Alpen ge-

holfen werden. Prof. Roth wird Ihnen wahrscheinlich starke Anklagen gegen Neapel vorbringen, er war mehrere Tage hier mehr todt
als lebendig und behauptete, wenn er in Neapel leben müsste, würde
er gar nichts mehr leisten, was nun freilich wohl etwas weit gegangen
ist. Wer ein ruhiges aeusseres Leben führt, kann auch hier sehr wohl
geistige Thätigkeit entwickeln, — zum Handeln verbraucht man freilich die doppelt starken Impulse wie im Norden.

Diess meine Antwort auf Ihre Anfrage wegen des Sommers in
Neapel. Sie müssen das Risiko selbst auf Sich nehmen, ich kann weder zu- noch abrathen.

Und nun bedanke ich mich sehr für die viele Arbeit und ausdau-
ernde Theilnahme, die Sie der Zool. Station in der Dampfer-Angelegenheit gewidmet haben. Ich freue mich, dass Prof. Roth Ihnen aus
eigner Anschauung über das Ding berichten kann, und dass er hier
mit Maennern zusammengetroffen ist, die wie Hensen, His [120] und
Andre leidenschaftslos und objectiv über das ganze Unternehmen
sich ausgesprochen haben. Grade im vorigen Jahre wucherte das
missgünstige Geklätsch persönlich gekränkter oder neidischer Individuen, und drohte alle meine Anstrengungen zum guten Theil zu
nichte zu machen. Der ethische Gehalt vieler Priester der Wissenschaft würde wohl kaum zu entdecken sein, auch wenn es eine Art
Lacmus-Papier gäbe, durch das man auch die geringsten Quantitäten
feststellen könnte. Ich habe all die überlegten und unüberlegten
Aeusserungen und Urtheile vor die Herren gebracht, die in diesem
Winter hier gearbeitet haben, und habe das Versprechen empfangen,
dass diesem schleichenden Gezücht öffentlich der Garaus gemacht
werden soll. Und das ist um so mehr nöthig, als bereits die erste der
kleinen Deutschen Regierungen, Mecklenburg den Tisch-Vertrag
nicht erneuert hat, mich also zwingt, die Uebernahme der Tische Seitens des Deutschen Reiches in directe Verhandlung zu bringen. Der
Dampfer sollte grade vornehmlich die Fischerei so entwickeln, dass
24 Tische versorgt werden koennten und der Station eine feste Einnahme von 12 000 Thalern garantirten. Auch Oestreich hat, trotz der
Geneigtheit des Ministers Stremayr [121], den Vertrag nicht erneuert,
Dank verschiedenen rivalisirenden Einflüssen bei den betr. Herren
Referenten. Ich hoffe freilich die Sache wieder herzustellen, — aber
der böse Wille verschiedener Herren Fachgenossen stellt mir an mehr
als einer Stelle ein Bein. Schliesslich wird die Zool. Station aus einem
technisch-wissenschaftlichen Problem ein geschäftlich-diplomati-
sches. In Karlsruhe hat die Kammer darüber debattirt; in einem Be-

richt an eine mir noch nicht näher bezeichnete kleinere Deutsche Regierung soll ein dreister Angriff gegen das ganze Institut sich finden, freilich auf absolut unwahre Behauptungen gestützt, so dass ich dem Ding nachforschen lasse und den Berichterstatter veranlassen werde, öffentlich zu wiederholen, was er gesagt hat;[122] und was das Schlimmste ist, momentan und für die nächsten Jahre kann ich persönlich nicht nur keine weiteren pecuniären Opfer bringen, sondern muss die Zinsen des von mir in die Station gesteckten Capitals, — 3 000 Th. — beanspruchen, die ich bisher ebensowenig bezog, wie ich für meine Thätigkeit irgend einen Gehalt beanspruchte (der nur nominell figurirte.)

Dennoch glaube ich, dass Erfolg den Erfolg gebiert, und dass die Bewilligung des Dampfers mir mehr Autorität zum weitern Vordringen gewährt als ich vorher besass.

Auch ist es ja bei den heimischen Zustaenden nicht ohne Bedeutung, dass im vorigen Jahre der Kronprinz, in diesem Prinz u. Prinzessin Karl[123] die Station in Augenschein genommen haben, und sehr erfüllt davon sind. Das soll mir nun schliesslich doch noch bei der Subscription von Nutzen sein, und die Uebernahme der deutschen Tische auf das Reich erleichtern. Eine Reihe kleiner deutscher Souveräne waren auch hier, mit Allen habe ich gesprochen, so dass die Popularität des Institutes immer weitere Kreise erfasst. Da ausserdem in den nächsten Wochen anlässlich des nun erscheinenden Ersten JahresBerichts[124] viel in der Presse über die Station verhandelt werden wird, so hoffe ich das glühende Eisen in diesem Jahre schmieden zu können.

Ueber die Ratenzahlungen in London kann ich schwerlich eher etwas Bestimmtes sagen, als bis ich von Neuem mit dem Londoner Siemens[125] und der Firma Thornycroft & Cp. verhandelt habe. Das soll aber nun sogleich vor sich gehen. Uebrigens wird sich die Sache dadurch wesentlich leichter machen, dass die Bezahlung des Dampfer's nicht von hier sondern durch Siemens bewirkt werden soll; der Name steht überall in solchem Klange, dass jede Firma den Dampfer bauen und abliefern würde, ehe der volle Preis eingezahlt werden kann. Vor nächstem Winter koennte freilich nicht darauf gerechnet werden.

Ein carbunkelartiges Geschwür hat mich gehindert den Brief zu vollenden und gleich abzuschicken. Derweil sind Dr. Krüger[126], BundesRaths-Bevollmächtigter, Graf Moltke[127] u. A. die Station anzusehen gekommen, eine zweite Einladung zum Diner bei Prinz

Carl ist mir avisirt, — kurz „vogue la galère" — es soll doch gelingen, die Zool. Station zu einem Monumentum wenn nicht aere, so doch dieses Jahrhunderts perennius zu machen. Mir graust aber förmlich vor der Sinfluth [sic!] neuer Namen, die jedes Zeitschrift-Heft bringt, — es ist zwar für die Zool. Station gut, dass solche Ueberproduction neuer Kraefte stattfindet, — aber es erinnert mich an die Scenen zu Neujahr hier auf den Strassen, wo Schritt für Schritt Petarden, Frösche, Raketen bengalische Flammen aufsteigen od. abbrennen.

Proff. His und Hensen sind wieder auf dem Heimweg, letzterer noch auf dem Touristenzuge über Amalfi ecc. Prof. Reinke[128], Göttinger Botaniker, hatte mir versprochen, eine kurze Angabe seiner hier erarbeiteten Resultate der Akademie vorzulegen: ich hielt das für politisch, da er sehr erfüllt von der Anstalt ist, und behauptet werthvolle Ergebnisse wesentlich durch ihre Einrichtungen erzielt zu haben.

Doch nun fürchte ich schon eine übermässige Länge erreicht zu haben, noch dazu beeinflusst von den widerwärtigen Sensationen meines noch nicht beendigten Gesichtsübels und fünftägigen Sciroccos. Wäre Freiligrath[129] nicht gestorben, so müsste er ein Gedicht in Alexandrinern auf den Scirocco machen, mit Winter- und Meeres-Stimmung. Das könnte annähernd so wirken wie der Scirocco selber.

In der Hoffnung Ablass bei Ihnen für meine Sünden zu erhalten und

in aufrichtiger Ergebenheit

Ihr
Anton Dohrn

Napoli. Palazzo Torlonia. 23. April 1876.

XLVIII

Dohrn an du Bois-Reymond

[Napoli, 28. 5. 1876]

Geehrtester Herr GehRath!

Von Tag zu Tage habe ich darauf gewartet, aus England Antwort auf meine beiden Briefe an Mr. W. Siemens (28. April) und an die Schiffsbauer Thornycroft & Cp. Chiswick (9. Mai) zu erhalten. Auf diese erwartete Antwort allein kann ich fussen, um die Frage nach der Zahlung für den Dampfer zu begleichen, — aber entweder sind meine Briefe verloren, — was ich nicht glaube, — oder verlegt, — so wäre eine Empfangs-Anzeige gekommen, — oder die Antwort verzögert sich wegen andrer Hindernisse.

Ich habe bereits am 22 ten d. M. einen recommandirten Mahnbrief an die Schiffswerft abgesandt, und hoffe auf diesem Wege auch sichern Bescheid, — dann werde ich sogleich Ihnen davon Mittheilung machen.

Die Versendung der Jahres-Berichte hat mich enorme Zeit gekostet, weil ich so sehr viel Respects-Exemplare mit langen Begleitschreiben zu verfassen und zu expediren hatte. Hoffentlich bleibt aber auch der Lohn für diese Arbeit nicht aus, und die Station kräftigt sich immer mehr. Wie ich sehe und lese, wuchern die Feuilleton-Artikel über die Sache, so dass ich die eignen Trommelstöcke nicht hervorzusuchen brauche, um irgend welche Interessen anzuregen.

Im Laboratorium der Station geht es sehr idyllisch zu, die meisten Forscher sind abgereist; wir dauernden Insassen fördern unsre eignen wissenschaftlichen Arbeiten.

Wenn Ihnen ein Dr. Paul Mayer [130] irgend wie oder irgend wann empfohlen wird, sei es zur Unterstützung der Habilitation oder von Seiten der Akademie, so möchte ich ein gutes Wort eingelegt haben. Bei mannigfachen Baccalaureus-Symptomen ist er doch ein durchaus tüchtiger, sehr fleissiger und zuverlässiger Mensch, der Allen

89

hilfreich war, ohne je für sich etwas zu verlangen. Ich schreibe diess hinter seinem Rücken, und werde es ihm auch weiterhin verschweigen, damit er sich nicht darauf beruft. —

Diesen Brief lasse ich einen Tag offen liegen, weil ich fatalistisch genug bin, um vorauszusetzen, dass morgen ein Brief aus England wegen des Dampfers kommt. —

— — —

Nein, wieder nichts. Verzeihen Sie es, aber wenn man gezwungen ist, die freundlichen Dienste zu beanspruchen, wenn sie auch noch so liebenswürdig angeboten worden sind, so kann man eben schwer drängen, — und so geht es mir diessmal mit William Siemens. Ich habe ihn mit Uebersendung des Jahres-Berichts in passender Weise etwas gemahnt.

Uebrigens hat soeben das italienische Parlament genehmigt, dass statt 2, 4 Tische für Italien gemiethet werden. Das hat lange gewährt, diesen Erfolg zu erringen. Wenn sie nur arbeitende Kraefte hätten, die guten Italiener!

Mit herzlichsten Empfehlungen

Ihr treu ergebner
Anton Dohrn

Napoli. 28. Mai 76.

Dohrn an du Bois-Reymond

[Napoli, 30. 5. 1876]

Verehrter Herr Geh. Rath!

Da ist der Brief!
J. Thornycroft & Cp. (Church Wharf, Chiswick, London W.) haben
mir Plan u. Beschreibung des Dampfers gesandt; folgendes sind die
Zahlungsbedingungen.

¼ der Summe wird gezahlt bei Bestellung d. h. also sofort
¼ wenn das Boot mit Eisenplatten versehen ist (when the hull is
plated [)]
¼ wenn die Maschine fertig ist und ins Boot gesetzt wird
¼ wenn ein befriedigender Fahrversuch auf der Themse gemacht
ist

Fertig soll das Boot sechs Monate nach formeller Ordre sein.

Da Dr. William Siemens sich auch diesmal freundlich der Sache
angenommen hat, so setze ich voraus, dass es leicht sein wird, die Firma Thornycroft zu den Abmachungen zu bringen, die etwa durch die
Umstände für die Zahlung herbeigeführt werden.

Ueber die innere Einrichtung des Bootes haben die Erbauer und
ich noch Einzelheiten abzumachen, die aber die Angriffnahme der
Construction nicht weiter behindern. Je eher also die erste Rate eingezahlt werden kann, desto rascher wird das Boot hier abgeliefert
werden. —

Hiemit, hoffe ich, ist meinerseits die Auskunft geliefert, die Ihnen
noch erforderlich war, um den Vertrag ecc. perfect zu machen.

Mit herzlichem Grusse

Ihr ergebner
Anton Dohrn

Napoli. Stazione Zoologica.
30. Mai 1876

L

du Bois-Reymond an Dohrn

‹t)›[131]

Berlin, N. W.
In den Zelten 18ᵃ,
2. Juni 1876

Geehrtester Herr Doctor,

Ich habe Ihre Briefe, Ihren Bericht und Ihre Pläne empfangen und sage Ihnen für Alles besten Dank. Ich muß bekennen, daß ich mich durch Ihr vorletztes Schreiben etwas enttäuscht fand, denn ich erwartete, Sie würden, meiner Aufforderung gemäß, in Ihrem eigenen Interesse mir die Grundzüge des Vertrages mittheilen, wie Sie ihn sich denken. Allein aus Ihrem gestern mir zugekommenen letzten Briefe glaube ich zu ersehen daß Sie selber, um diese meine Bitte zu erfüllen, auf Nachricht aus England vergebens warteten. Jetzt haben wir (die Akademie) einem Ministerial-Erlaß gegenüber, nicht länger zögern können, uns an den Entwurf des Vertrages zu machen. Es wird Ihnen unsrerseits binnen 2 Jahren von Unterzeichnung des Vertrages ab die Zahlung von 18000 M. versprochen; sie erfolgt ratenweise durch die Generalcasse des Cultusministeriums an die Ordre des englischen Hauses auf Bescheinigung von Siemens & Halske über das Gelieferte, die letzte Rate von 6000 M. nach gelungener Probefahrt. Weitere Verpflichtungen (für Transport, Betrieb, Versicherung u. d. m.) weist Akademie ausdrücklich zurück. Nun folgt Ihre Gegenleistung, 1 Tisch auf 10 Jahre vom 1. Jan. '77 bis 1. Jan. '87 zur Verfügung der Akademie auf 4 Wochen vorher erfolgte Anmeldung. So weit ist alles glatt, und Sie werden ja wohl auch nichts dawider zu bemerken haben. Aber nun entsteht die Schwierigkeit daß die Akademie einer Sicherheit bedarf in 3 Fällen, 1. wenn der Dampfer verloren geht, und die volle Versicherung ausgezahlt wird, 2. wenn die Station so schlechte Geschäfte machen sollte, daß der Dampfer unter den Hammer käme. Wir müssen für diese beiden Fälle ein sogenanntes Pfandrecht an dem Dampfer haben — ist mir nicht ganz klar. 3. Für den Fall Ihres Todes (!) muß das Municip sei-

92

ne Bereitwilligkeit erklären, uns den Tisch zu erhalten. Dies sind die Haken, an welche die Juristen in der Akademie ihre Perücken hängen. Das Ende vom Liede ist, daß der Contract nach italiänischem Recht gemacht werden muß; daß sich dazu Niemand für competent hält; und daß jetzt die Akademie den Minister Falk gebeten hat durch Vermittlung des auswärtigen Amtes den Vertrag durch unsere Gesandtschaft entwerfen zu lassen. Ich würde Ihnen, da Sie doch vermuthlich mit der Gesandtschaft in Verbindung stehen, zu rathen mir erlauben, diese Sachlage dort frühzeitig zu melden, damit die Leute orientirt sind, und möglichst wenig Zeit verloren geht. Da die Mittel der Akademie für dies Jahr schon sehr in Anspruch genommen sind, würde es uns angenehm sein, mit Bestimmtheit zu wissen, was ja wahrscheinlich der Fall sein wird, daß wir nämlich die 2ten 3000 Thaler nicht vor dem Anfang des Jahres '77 zu zahlen haben werden. Ich würde Ihnen verbunden sein, wenn Sie mir hierüber eine Antwort ertheilen wollten.

Ich habe eben die 4. Auflage der Grenzen des Naturerkennens beendigt. Welch ein lächerliches Ende hat der Bathybius Haeckelii [132] genommen!

Freundschaftlichst

der Ihrige
E du Bois Reymond

Dohrn an du Bois-Reymond

Napoli. Palazzo Torlonia.
7. Juni 1876.

Hochgeehrter Herr Geh. Rath!

Wenn ich wirklich versäumt habe, einer irgendwie gearteten Verpflichtung gegen Sie zu entsprechen, so nehmen Sie, bitte, ein reuiges „pater peccavi" zunächst an. Dass es unbewusst geschehen, werden Sie mir ohne das glauben, und bei dem Labyrinth von persönlichen Beziehungen, in die mich die Sorge für die Zool. Station verwickelt hat, kann es sogar geschehen, dass ich auch die werthvollsten einmal aus den Augen verliere. Sie werden mich darum aber nicht auf den Index setzen.

Mir scheint, wenn ich die Dampfer-Angelegenheit überdenke folgendes die beste Lösung. Die Akademie <u>behält</u> das Eigenthum, tritt <u>mir</u> nur die Nutzniessung des Dampfers ab. Ich verpflichte mich, Bau, Transport, Versicherung, Betrieb zu leisten ohne irgend welche Entschädigung Seitens der Akademie, gebe zugleich den 10-jährigen Tisch bis 1887. Als Repraesentant der Akademie tritt der hiesige Deutsche General Consul ein, der zugleich auch die Versicherung besorgt, und mich die betr. Praemie zahlen lässt. Was dann auch mit mir resp. mit der Station passirt, — der Dampfer bleibt Eigenthum der Akademie.

Damit wären, dächte ich, alle Schwierigkeiten besiegt, und besonders auch mancherlei unsaubere Geister wieder gebannt, die schon jetzt drauf los argumentirten, dass der schlaue Dohrn sich einen Dampfer pour la bonne bouche anschaffen wollte.

Mir ist das sehr genehm, weil ich grosses Vertrauen auf den hiesigen Consul setze, und der auf mich. Wir stehen sehr freundschaftlich zusammen, er ist mein Banquier und Geschäftsberater, und hat viele Sympathie für die Station. Er ist zugleich einer der reichsten Leute Neapels, — und eine durchweg respectirte Persönlichkeit. Seine Name Otto Beer[133], in Firma: Vonwiller & Cp.

Dass ich weiter nichts will, als die <u>Kraefte</u> des Dampfers, — werden Sie ja glauben. Mutatis mutandis heisst's da

Wenn ich sechs Pferdekraefte zahlen kann

Sind ihre Kraefte nicht die meine?

Und wie ich die ganze Station hingegeben habe, vorausgesetzt dass ich ihr dynamisches Element leiten und entwickeln kann, so will ich von vornherein auch das Besitzrecht, u. den Besitztitel des Dampfers mit voller Freude abrogiren, — vorausgesetzt, dass ich unbehelligt, nach eignem Ermessen und auf eigne Verantwortlichkeit die Benutzung des Dampfers habe.

Ich werde in dieser Weise auch an Hrn. v. Keudell mich richten.

Nur freilich habe ich dringendere Wünsche in Bezug auf die Ratenzahlung. Wenn nicht Dr. Siemens persönlich Bürgschaft übernimmt, so würde sich der Bau des Dampfers wieder so empfindlich verzögern, dass er mir während des nächsten Frühjahr's nicht zur Verfügung wäre. Das hielte ich für sehr bedenklich. Hätte ich mit lauter Maennern wie Hensen, His, oder mit Englaendern zu thun, die mit klarem common sense das Unfertige von dem Unfähigen unterscheiden, so würde ich mich nicht fürchten; aber meine „customers" sind zumeist Leute andren Schlages. Und gebranntes Kind scheut das Feuer. Ich habe wieder eine so ausgesuchte Niedrigkeit erfahren, die mich hemmt, erbittert, und, da ich ihr keinen Ausweg unter vier Augen auf gut Pommersch geben kann, fortgesetzt wurmt, dass ich sehr darauf aus bin, meine Position zu stärken, und mich dann hinter das „Odi profanum" zu verschanzen.

Sollte sich aber die Zahlung der ganzen Summe nicht bis zum Schluss des Jahres bewirken lassen, so ist vielleicht Dr. Siemens so liebenswürdig durch seinen Bruder William in London die Firma Thornycroft & Cp. Church Wharf Chiswick zu verständigen, dass die Zahlung durchaus sicher ist, und sich nur durch aeussere Gründe verzögert. Das würde die angenehmste Wendung sein.

Ich habe mit grösstem Vergnügen gelesen, dass die 4 te Auflage der Grenzen des Naturerkennens erscheint. Dass Bathybius kläglich begraben ist, scheint Haeckel nicht sehr zu tangiren, denn in seinem letzten Schriftstück [134], welches die alte und gewiss von den Meisten gehegte Ueberzeugung der Vererbung der Bewegung und Bewegungsrichtung innerhalb der Organismen, als Perigenesis mit lautem Lärm Darwin's Pangenesis gegenüberstellt, erwähnt er von neuem den Bathybius mit ungeschwächter Dreistigkeit. Habeat!

Hier ist es recht heiss, wir fangen mit 25° Réaum. Morgens an.

Mit herzlichem Danke u. besten Wünschen

Ihr

Anton Dohrn

Dohrn an du Bois-Reymond

Palazzo Torlonia.
6. Juli 1876.

Bitte um 2 Zeilen Antwort pr. Addr:
Director Wendt[135]. Gymnasium. Karlsruhe i. B.

Hochgeehrter Herr GehRath!

Derjenige der Herren Akademiker, der den Dampfer-Vertrag mit der Municip-Clausel[136] ausgestattet hat, ist nicht mein Freund gewesen. Hätte er vorausgesehen, welchen Lawinen-Sturz von Mühseligkeiten er verursachte, — vielleicht hätte er sein Einfluss-Steinchen für sich behalten.

Zunächst also wurden Sie belastet mit dem Schreiben an das Unterrichts-Ministerium, wahrscheinlich mit Rück-Antwort ecc. Dann kam das Auswärtige Amt daran. Von hier erhielt Hr. von Keudell einen Haufen Actenstücke. Der citirte mich per Telegramm nach Rom, was nebenbei recht überflüssig u. kostspielig war. Darauf hatte ich Conferenzen mit meinem General Consul, und schliesslich bin ich fünfmal auf dem Municip gewesen, ohne die Sache im Geringsten gefördert zu haben. Das Municip ist nur zwischen 11 u. 3 Uhr für diese Dinge zugaenglich, von mir ¾ Stunde entfernt, Juli-Sonne in Neapel, — also mit jedem solchen Wege, dem nöthigen Warten, Debattiren ecc. geht der beste Theil der Energie u. Zeit verloren. Da mal wieder das alte Municip aufgelöst war durch Hrn. Baron Nicotera[137], so hatte ich mit dem Kgl. Commissar zu thun, der sich für incompetent erklärte. Jetzt sind die Wahlen gewesen, den Leuten stecken die grössten Einfluss-Rosinen im Kopf, — was ist ihnen die Hekuba der Zool. Station!?

Ich habe also noch immer keine Antwort, und kann nicht laenger warten. Der Kronprinz hat mit sehr liebenswürdiger Anerkennung der Station eingewilligt, sich an die Spitze einer National-Subscription zu stellen, — ferner habe ich die Action begonnen, welche die Vertraege der Station mit den Deutschen Einzelstaaten in einen General-Vertrag mit dem Deutschen Reich verwandeln soll, — Beides Angelegenheiten von vitalster Natur, welche meine ungehinderte freie Disposition auf Reisen erfordern. Ich muss also übermorgen Neapel verlassen, um mit kurzem Aufenthalt in Rom nach München zu gehen.

Ich bitte also noch einmal und ganz ernstlich um Abaenderung des Vertrages in folgendem Sinne:

Die Akademie u. Regierung geben das Geld zum Bau des pp. Dampfers. Die Zool. Station lässt ihn bauen nach meinen Angaben. Die Nutzniessung des Dampfers gehört der Zool. Station, die sich verpflichtet

1, einen Arbeitstisch vom 1. Januar 1877 bis 1. Januar 1887 zu den bekannten Bedingungen (siehe Jahresbericht pg. 20 ff.) zu stellen

2, den Dampfer zu versichern durch Intervention des General-Consuls,

3, die Versicherungssumme auf den Namen der Akademie eintragen zu lassen.

4, falls die Zool. Station vor Ablauf der 10 Jahre eingeht, bleibt das absolute Verfügungsrecht über den Dampfer der Akademie.

5, falls der Dampfer innerhalb der 10 Jahre zu Grunde geht, die Akademie aber die Versicherungssumme einzieht, ohne sie zum Bau eines neuen Dampfers zur Disposition zu stellen, erlischt ihr Anspruch auf den Arbeitstisch.

Die Municipal-Clausel hat meiner festen Ueberzeugung nach um so weniger Bedeutung, als die Wahrscheinlichkeit fortdauernd wächst, dass in einigen Jahren das Deutsche Reich die Station in einer oder der andern Form übernimmt. Ich hoffe schon im nächsten Jahre die Finanzen nicht nur in's Gleichgewicht sondern drüber hinaus gefördert zu haben, — ist das einmal geschehen, so werden sich schon die übrigen Bedingungen finden. Der letzte Winter, der uns Hensen u. His zugeführt, hat damit auch den scheelsüchtigen und noch übler disponirten Herren Fachgenossen allen Einfluss benommen, den ihr böser Wille gar zu gern zum Detriment der Station ausgeübt hätte. Jedes weitere Arbeitsjahr wird die Anstalt stärken u. vervollkommnen, und wenn ich mich später genöthigt sehen werde, Neapel wieder zu verlassen und nach Norden zurückzukehren, wird es nicht schwer sein, für das in sicherer Routine eingefahrene Institut einen gewissenhaften Dirigenten zu bestellen.

97

Alles Das hoffe ich wird hinreichen, meine Vorschlaege, die ja ohnedies unzweifelhaften Vortheil für die Akademie enthalten, zu empfehlen, und das „bis dat qui cito dat" in Erinnerung zu bringen; denn 6 Monate dauert der Bau des Dampfer's, einen Monat der Transport, dann müssen wir das Ding erst richtig handhaben und im Innern passend einrichten, so dass vor Ostern 1877 nicht dran zu denken ist, davon zu profitiren. Und Neapel ist kein Kraft-conservirendes Clima, — man nutzt sich ab, wird mit jedem Jahre weniger spannkräftig. —

Hr. Geh. Rath, — wenn Sie nach Italien kommen, verschieben Sie es bis zum nächsten Jahre, da hoffe ich den ganzen Sommer hier bleiben zu koennen. Und dann bitt' ich mir den Vorzug aus, die Honneurs zu machen und Italien auf den Nebenwegen der Eisenbahn vorzuführen. Es ist ein Jammer, wie wenig Menschen Italien wirklich zu sehen kriegen, und seine Schönheit ist grade im Sommer superlativisch. Das Bisschen Hitze ist bei vernünftiger Kleidung, Lebensführung, Diät ecc. sehr wohl zu ertragen, man läuft Morgens und Abends zu Fuss, ruht oder fährt auf 2 rädrigem hohen Carro am Tage unter breitem Sonnenschirm, badet im Meere und schläft unter einfachen Laken, — kurz man macht einen Compromiss mit dem Clima. Italien im Winter kommt mir vor wie eine deutsche Uebersetzung der Divina Commedia oder Ariost'scher Bilderpracht, — es ist's und es ist's auch nicht. Nur die Juli-Sonne lässt Italien zur vollen Schönheit erwachsen und erwachen, im Winter hat es Gallerien u. Museen, hat herrliche Veduten u. Alterthümer, — aber das Alles potenziert sich und verschmilzt zum wirklichen Italien im Sommer.

Doch ich will meinem Dithyrambus ein Ziel setzen und mich herzlich empfehlen.

Ihr treu ergebner

Anton Dohrn

Dohrn an du Bois-Reymond

Berlin, Hôtel d'Angleterre,
20. 9. 76.

Hochgeehrter Herr Geh. Rath!

Gestern bin ich wieder hier eingetroffen zu einem wahrscheinlich laengeren Aufenthalte und erhielt sowohl Ihren freundlichen und sehr willkommenen Brief, wie auch die Erklärung der englischen Werft, sie wolle den Bau sehr gern beginnen, auch ehe ich die erste Rate zu zahlen im Stande wäre. Danach wären ja dann alle übrigen Data bestimmt, d. h. Anfang und Endpunkt der Zahlung liegen zwischen jetzt und der Ablieferung des Dampfers in Neapel. Leider ist Geh. Rath Goeppert gegenwärtig nicht hier anwesend, — auch im August war er fort, — so dass meine Thätigkeit dadurch behindert ist, — sonst würde ich darüber direct mit ihm verhandelt haben. Ich hoffe die Ablieferung des Dampfers werde sonach Anfang April erfolgen, — was mir sehr angenehm ist, da wir dann den ganzen Sommer zur Ausbildung dieses neuen und wichtigen Zweiges unsrer Gesammtthätigkeit ungestört haben werden.

Einen amüsanten Umstand sehe ich wieder voraus. Viele der tischbesetzenden Zoologen werden oft verführt sein, die Fischerei-Expeditionen mitzumachen. Solch kleiner Dampfer schaukelt aber gehörig, — und die Seekrankheit wird sich rasch einstellen. Dann bitten die Herren um möglichst baldige Umkehr, die wir aber im Hinblick auf Kohlenverbrauch und Zweck der Fahrt unerbittlich verweigern; bis die Herren sich das neue Vergnügen entweder versagen oder seefest werden. Was daraus aber wieder für neue Gründe gegen die Zool. Station gewonnen werden koennten, ist gar nicht abzusehen!

Mit diesen Zeilen geht auch ein lithographirtes Schreiben [138] ab, dessen Inhalt Ihnen, glaube ich, schon bekannt ist. Wegen seiner, sowie wegen der Dampfer-Contract-Unterzeichnung möchte ich so frei sein, Sie um freundliche Bezeichnung eines Rendez-Vous Ortes und Stunde zu ersuchen.

Für die Dove-Rede und die Abhandlung über die negative Schwankung des Muskelstromes [139], die mir beide als für die Bibliothek der Station eingegangen angezeigt worden sind, sage ich meinen herzlichsten Dank.

In der Hoffnung Ihnen bald persönlich zu begegnen

Ihr treu ergebner

Anton Dohrn

PS. Hat Hr. Dr. Gabriel [140] ein Reise-Stipendium nach Neapel von der Akademie bewilligt erhalten?

Dohrn an du Bois-Reymond

Berlin, Hôtel d'Angleterre,
24. 9. 76.

Geehrtester Herr Geh. Rath!

Ein kurzer Besuch im Neuen Palais bei Herrn von Normann [141] hat mir die Gewissheit verschafft, dass der Kronprinz sich sehr ernstlich für die Zool. Station interessirt, und auch bei den Operationen behufs Uebernahme der Tische auf das Reich energisch mitwirken will. Hr. v. Normann hat mich aufgefordert, ihn genau und bei Zeiten davon in Kenntniss zu setzen, wo ein Druck Seitens des Kronprinzen erforderlich sein möchte, — — Sie kennen ja am besten diejenige Stelle in Preussen die nicht nur die Mittel versagt sondern auch Eingriffe in die Dinge selbst vornimmt.

Da auch von Seiten des Dr. Löwe-Calbe und Lasker's [142] entschiedener Beistand mir zugesagt ist, und Praesident Hofmann [143] mich aufgefordert hat, eine schriftliche Eingabe an das Reichskanzler-Amt einzureichen, so hoffe ich noch in diesem Jahre an das lang erstrebte Ziel einer finanziellen Sicherstellung der Zool. Station zu gelangen und dann intensiv u. concentrirt ihre wissenschaftlichen Kraefte zu entwickeln.

Hr. v. Normann fragte mich, an wen der Subscriptionsbetrag des Kronprinzen gezahlt werden sollte. Ich theilte ihm mit, dass ich die Absicht hätte Hrn. Delbrück [144] darum zu ersuchen, die Gelder in Empfang zu nehmen; will Letzterer dann auch nicht Weiteres dafür thun, so wird er ja doch diese Summe empfangen und zur Disposition des Subscriptions-Comités halten können.

Meine Frau bedauert sehr, dass ihr Zustand es ihr nicht erlaubt Ihrer Frau Gemahlin einen Besuch in Potsdam zu machen, von dessen landschaftlichen Reizen sie noch keine Kenntniss besitzt. Sie hätte es um so lieber gethan, als sie die ernstliche Hoffnung hegt, Ihnen im Laufe des nächsten Sommers die Honneurs des Golfes, „unsres"

Golfes zu machen, den wir mittelst des „Johannes Müller" mehr besitzen u. geniessen werden, als er bisher von irgend einem Sterblichen
genossen worden ist, denn selbst Tiberius verstand sich auf dies Geschäft nur schlecht, sonst wäre er mariner Zoolog geworden.

Mancherlei mündliche Mittheilungen mir aufsparend, grüsse ich
wie immer

in herzlicher Ergebenheit

Anton Dohrn

du Bois-Reymond an Dohrn

⟨u)⟩[145]   Potsdam, 2 Capellenbergstr.
                                                            9. Oct. '76.

Hochgeehrter Herr Doctor,

1) Hr. Delbrück (Mauerstr. 61.62) ist Ihres Besuches gewärtig, und durch seinen Vetter, den Hrn. Minister a. d., schon für die Sache eingenommen.

2) Ich vergaß Ihnen bemerklich zu machen, daß die General-Kasse nicht zahlen werde, ohne von dem vors. Secretar d. Akad. (p. t. mir) einen ordnungsmäßigen Zahlungsvermerk zu besitzen. Ich glaube wenigstens, daß sie es nicht darf. Sollte es Eile haben, so lassen Sie durch den Archivar der Akademie, Hrn. Rechnungsrath Kunstmann, den Sie jeden Morgen in der Kgl. Bibliothek treffen, das Schriftstück nach Potsdam schicken. Ich komme aber im Laufe der Woche noch einmal hinüber, und von Montag dem 16. an bin ich in Berlin, In den Zelten 18ª, wohnhaft.

Verzeihen Sie, daß ich mich heut auf diese kurze Notiz beschränke, ich bin sehr eilig.

Mit bekannter Gesinnung

Ihr ergebenster
E du Bois-Reymond

Dohrn an du Bois-Reymond

Berlin, Hôtel d'Angleterre
14. Octob. 1876

Hochgeehrter Herr Geh. Rath!

Mit dem Auszahlen der ersten Rate habe ich geglaubt warten zu sollen, bis Sie nach Berlin übergesiedelt sein werden; da der Bau des Schiffchens begonnen hat, so ist es nicht so dringend, ob der Mann sein [sic!] £. 300 ein Paar Tage früher od. später erhält.

Ich würde aber recht erfreut sein, falls Sie mir ein Rendez-Vous in nächster Woche im neuen Institut, Dorotheenstrasse festsetzten. Nicht nur, weil ich neu- und wissbegierig bin, und vielleicht etwas sehe u. lerne, was ich selbst in Neapel verwenden koennte, sondern auch um Ihnen Mittheilungen zu machen, die für den Gang meines ganzen Unternehmens von Bedeutung sind, und in sachlicher wie persönlicher Beziehung interessiren.

Ich habe bedauert, Ihrer Frau Gemahlin meine Aufwartung nur durch meine Karte machen zu koennen; leider konnte ich nicht auf ihre Rückkunft vom Wasser warten, sondern musste pünktlich im Reichskanzler-Amte sein, um meinen Antrag einzureichen.

In der Hoffnung, Ihnen auch über meine Visite bei Herrn Leo, — leider ist Herr Delbrück wieder auf laengere Zeit verreist, — einige Mittheilungen machen zu dürfen, verbleibe ich in Erwartung der freundl. Bezeichnung eines Rendez-Vous Ort u. Stunde

Ihr treu ergebner

Anton Dohrn

Dohrn an du Bois-Reymond

Berlin, Hôtel d'Angleterre
18. October 1876.

Geehrtester Herr Geh. Rath!

Ich habe mich übereilt, als ich sagte, ich würde morgen Vormittag im Hôtel sein. Ich muss im Gegentheil zwischen 10 u. 11 Uhr in das Reichskanzler-Amt zu Minister Hofmann.

Ich nehme aber an, dass Sie nachher auf Ihrem Laboratorium in der Universität zu treffen sein werden und mir dort ein Paar Minuten schenken. Ich habe eine Copie des Vertrages zwischen dem Schiffbauer u. mir zur Hinterlegung in dem Akademie-Archiv bestimmt, wodurch das zum Schiff gehörende Inventar, soweit es Eigenthum der Akademie bleibt, vollkommen bestimmt ist.

Mein Wunsch würde nun dahin gehen, dass Vertrag und erste Rate des bedungenen Geldes zusammen an Mr. William Siemens in London gesandt würden mit dem Ersuchen, sich gefälligst über ersteren auszusprechen, ob ihm als Sachverstaendigen irgend ein Mangel im Bedungenen erscheint. Wenn nicht, so wäre er gebeten, den von mir unterschriebenen Vertrag gleichzeitig mit den ersten £. 300 an die Werft von John J. Thornycroft gelangen zu lassen, und gelegentlich durch seine Agenten den weiteren Bau zu controlliren, auch der Probefahrt beizuwohnen, damit alle billige Sicherheit gewonnen wird, dass der Dampfer tüchtig abgeliefert wird. Findet er dagegen Anlass, gegen den Vertrag sich auszusprechen, — was ich im Hinblick auf die renommirte Firma kaum glaube, — so hätte er ihn zu beanstanden und die £. 300 vorderhand zurückzuhalten.

Darüber möchte ich mir morgen Vormittag Ihre Auffassung, Hr. Geh. Rath, erbitten, so wie auch über den Weg, auf welchem Beides in Dr. Siemens' Haende zu gelangen hat. —

Sie haben zwar diese Quäl-Geister nicht gerufen, aber wie figura zeigt, werden Sie sie doch nicht los. Mich tröstet nur, dass Sie von der Bedeutung der ganzen Sache überzeugt sind sonst würde ich nicht den Muth finden, bis zu Ende Ihr Interesse und Ihre Zeit in Anspruch zu nehmen. —

In voller Ergebenheit

Ihr
Anton Dohrn

Anbei der Vertrag.
Ich füge auch meine Eingabe an das Reichskanzler-Amt bei. [146]

du Bois-Reymond an Dohrn

[Berlin 18. 10. 1876]

Geehrtester Herr Doctor,

Sie treffen mich morgen Vormittag von 11 Uhr an auf dem Laboratorium, wie jederzeit mit größtem Vergnügen zu Ihrer Verfügung. Bis dahin auf Wiedersehen oder dunque a rivederla.

In Eile

EdBR

Dohrn an du Bois-Reymond

Zoologische Station.
27. Februar 1877

Verehrter Herr GehRath!

Wenn ich heut nach laengerem Schweigen wieder von mir hören lasse, so hoffe ich zunächst, dass Sie meinen guten Willen anerkennen,
Sie so wenig als möglich mit meinen, resp. Zoolog. Stations-Angelegenheiten zu incommodiren. Die verflossenen Monate haben mich
redlich in Bewegung gesetzt, aber ich war froh darüber, dass ich im
Stande war ohne Sie zu belästigen, Alles zu besorgen.

Heut aber muss ich mein Schweigen doch wieder brechen.

Der Dr. Chun [147] aus Frankfurt a. M. hat von October bis April
einen der beiden Preussischen Regierungstische besetzt, und hat eine,
wie mir scheint, ganz werthvolle Untersuchung über die Rippenqual-
len des Golfes begonnen. Nun lässt sich ja leider nicht vorausbestim-
men, wann eine solche Arbeit fertig wird, — und andrerseits ist es
sehr schade, das Unfertige mit nach Hause zu nehmen. Dr. Chun
wandte sich also an das Ministerium um Verlaengerung seines Man-
dates, und ich unterstützte diese Eingabe insofern, als mir daran
liegt, kleinere u. möglichst vollstaendige Monographien über die
Fauna des Golfes angefertigt zu sehen. Das blosse Publiciren von
faunistischen Verzeichnissen halte ich nur für eine nothdürftige Aus-
hilfe, dagegen die Ausarbeitung eines grossen Werkes über Fauna u.
Flora, das auf Jahrzehnte hinaus fortgesetzt werden kann, recht eigentlich für die Aufgabe eines so massiv und umfassend angelegten
Institutes, wie die Station.

Das Ministerium hat aber den betr. Tisch vom April ab Hrn. Dr.
Gabriel überwiesen, und mir ist das auch sehr angenehm, weil wir
dann etwas über Rhizopoden erfahren werden, die bisher noch Niemand hier bearbeitet hat.

Preussen sollte nun freilich, — da auch der zweite Tisch besetzt ist durch einen Botaniker, — einen dritten Tisch miethen. Hat doch Italien vier! Dies scheint indess nicht nach dem Geschmack Camphausens, und beweist mir nur, wie recht ich habe, den ersten Misserfolg beim Reich nicht als definitiven anzusehen, sondern mit verstärkten Kraeften einen zweiten Angriff zu machen, — der denn auch schon begonnen ist.

Einstweilen aber möchte ich doch Hrn. Dr. Chun den Aufenthalt in der Station bis zum nächsten September sichern, und da alle übrigen Tische besetzt sind, und ein Preussischer Forscher doch nicht bettelnde Umfrage bei Sachsen, Bayern, Baden ecc. halten soll, — was schon im vorigen Jahr geschehen musste, — so bleibt nur der der Akademie gehörige Tisch übrig.

Ich möchte mir also die vertrauliche Anfrage erlauben, ob Aussicht dafür ist, dass, falls Dr. Chun eine ordnungsmässige, motivirte Anfrage u. Eingabe macht, der Tisch ihm auf 5–6 Monate überwiesen werden kann, und ob er etwa auch auf eine, wenn auch nur kleine Unterstützung Seitens der Akademie zur Bestreitung seiner Aufenthaltskosten rechnen könnte, z. B. 3–400 Mark. Da es die erste Monographie sein wird, die wir als Beginn der „Fauna u. Flora des Golfes von Neapel"[148] zu publiciren gedenken, so möchte ich auch, dass Ehre mit der Arbeit eingelegt wird, und dass die möglichen Chancen dabei benutzt werden. Ich würde aus Stations-Mitteln nachhelfen, wenn meine Eingabe am Reich nicht an dem Contract mit Neapel vorderhand gescheitert wäre. Ich bin mitten in der Arbeit, diesen Contract zu meinen Gunsten umstossen zu lassen,[149] — aber das „Afflavit Deus et dissipati sunt" ist nicht zu jedermanns Verfügung. Ci vuol del tiempo!

Mir persönlich liegt an Dr. Chun nicht so sehr viel; er ist ein ganz fleissiger und auch leidlicher junger Mann, aber das wäre mir nicht genug, um besonders aus der Bahn zu treten. Aber die Arbeit, die er begonnen hat, interessirt mich, als der erste Versuch auf der Bahn, die der Zool. Station naturgemäss zufällt. Und im Stations-Interesse ist dieser Brief geschrieben.

Wenn Sie glauben, Hr GehRath, dass die Sache geht, so vermuthe ich, dass Sie Selbst mir rathen werden, Dr. Chun solle sich zunächst an Sie, als geschäftsführenden Secretär, sowie an Prof. Peters, als Fachmann wenden. Ich würde dann gleichfalls befürwortend an Peters schreiben. —

Heute habe ich wieder Diner bei Prinz Karl; ich hoffe davon noch andre Früchte als bloss die Ehre.

Mit aufrichtigstem Bedauern, dass die Stimmfähigkeit im Ordre pour le mérite erst jetzt Ihnen zuerkannt worden, aber mit dem Glückwunsch mieux tard que jamais empfehle ich mich heute und hoffe dass es Ihnen und den werthen Ihrigen auch 1877 gut gehen möge.

Ihr treu ergebner

Anton Dohrn

Vom Dampferbau hatte ich befriedigende Nachricht. Ich werde demnächst weitere provociren.

LXI

du Bois-Reymond an Dohrn

⟨v)⟩[150]   Berlin, N. W.,
                                      15 Neue Wilhelmstr.
                                      2. März '77.

Geehrtester Herr Doctor,

Ihren soeben empfangenen Brief beantworte ich sogleich ganz kurz,
weil vollständig zeitbankerott, dahin, daß meines Wissens kein Bewerber für den akademischen Tisch da ist, daher ich nicht zweifle,
daß, wenn Sie sich eilen, der akademische Tisch für Ihren Schützling,
dessen Namen ich nicht lesen kann, zu erlangen sein wird. Heißt er
Dr. Chur, oder Chun, oder Cheen? Auch eine Unterstützung von so
geringem Betrage, wie der von Ihnen genante [sic!], wird unschwer
loszueisen sein. Der von Ihnen bezeichnete Weg, an Peters und mich
zu wenden, ist gewiß der richtige, nur tritt störend in den Weg, daß
ich am 20. d. Berlin auf mehrere Wochen, vielleicht bis Anfang Mai
verlasse. Es würde daher wohl rathsam sein, das Schreiben an
Mommsen[151], als an den bis zum 1. Mai vorsitzenden Secretar der
Gesammtakademie zu richten. Vielleicht thäten Sie wohl, da auch
Pringsheim nicht da sein wird, sich auch noch Virchow's Mitwirkung
durch eine kleine Note zu versichern.

Mit bestem Gruß eiligst

Ihr E du Bois-Reymond

LXII

Dohrn an du Bois-Reymond

Stazione Zoologica di Napoli
3. Juli 1877.

Geehrtester Herr GehRath!

Es hat Sie vielleicht Wunder genommen, dass ich so lange gezögert habe, ehe ich über den Dampfer etwas mittheilte. Aber ich hatte leider nur zu oft Abstand davon zu nehmen, weil immer wenn etwas Entscheidendes probirt werden sollte, irgend etwas Wesentliches fehlte.

Zunächst und vor allen Dingen war der Dampfer abgesandt, ohne die stipulirte Probefahrt in Gegenwart des Herren Siemens in London ausgeführt zu haben. Dann war er hier abgeliefert worden ohne Beschreibung der Maschine, so dass Niemand damit umzugehen verstand. Ich habe alle hier aufzufindenden Sachverstaendigen in Anspruch genommen, liess dann brieflich Instruction aus London kommen, — immerhin blieb der Gebrauch des Oberflächen-Condensators dunkel, bis es uns vor wenigen Tagen gelang, hinter das letzte Geheimniss zu kommen. Nun hat sich denn gezeigt, dass Alles in vorzüglichem Stande ist, und dass der Dampfer durchaus den gehegten Hoffnungen entspricht.

Ich habe derweil Schritte gethan, um mir Seitens der italienischen Regierung alle Vortheile zu verschaffen, die nöthig und wünschenswerth waren. Ich habe das Recht erworben, den Dampfer in den Arsenalen repariren zu lassen, alle Häfen ecc. ohne Abgaben zu besuchen; ich werde nicht von Küstenwächtern molestirt und darf die verborgensten Bezirke der Kriegshäfen durchstöbern. Auch für meinen Kohlenbedarf habe ich Erleichterungen, und bei der eben abgelaufenen Maschinisten-Crisis habe ich mit Hilfe der Admiralitätsbehörden Arrangements treffen können, welche trotz des neuen Postens auf dem Dampfer die Ausgaben für mein gesammtes Maschinen-Personal von 8148 frs. auf 7000 frs. herabsetzt. Dadurch habe ich also so viel erspart, dass sogar noch der Dampfer versichert wird, ohne meine bisherigen Ausgaben zu vergrössern.

Diese Maassregeln zu ergreifen kostete mich freilich geraume Zeit und viel Umsicht, — aber ihr Gelingen sichert mir auch viele schwerwiegende Vortheile für die Zukunft, denn durch ausgedehnte Sparsamkeits-Maassregeln erringt die Station mehr Sympathie bei den „practischen" Leuten, als wenn sie die schoensten Arbeiten ausführt oder Ihre Ausführung möglich macht.

Unser wissenschaftliches Personal ist jetzt sehr gewachsen: ein Botaniker, Dr. Falkenberg[152] ist in die Assistenz eingetreten, und für den Bibliothekar-Posten habe ich Dr. Spengel[153] engagirt, der seiner Zeit bei der Akademie um ein Reise-Stipendium nach Australien einkam.

Ich kann versichern, dass die Station jetzt aeusserst thätig schafft. Würde mir noch das Gut bescheert, dass ein Mann von Ihrer oder Prof. Virchow's Stellung einmal an Ort u. Stelle tiefer in das Ding blickte, und daraus die Veranlassung nähme, ein oeffentliches Wort zu sprechen, so würde auch die letzte Schwierigkeit verschwinden, die sich immer irgendwohin verkriecht. Jetzt steckt sie wieder im Reichstag. Glücklicherweise war Hr. v. Bennigsen[154] hier und hat einen sehr günstigen Eindruck empfangen, — immerhin aber werde ich wohl doch nach Berlin müssen im Herbst od. Anfang des Winters, um das Eis zu brechen.

Sarà o non sarà guerra? Ecco la questione per tant'altre cose.

Wir leiden stark von der Hitze: verzeihen Sie also, dass der Brief auch daran leidet. Ich denke bald einen offiziellen an die Akademie zu richten, — einstweilen möchte ich gebeten haben, zwei Zeilen an den hiesigen GeneralConsul ⟨Otto Beer⟩[155] vorzubereiten, damit er offiziell beauftragt wird, die Eigenthums-Vertretung der Akademie zu übernehmen.

Mit den Wünschen für Ihr und Ihrer geschätzten Familie bestes Wohlergehen verbinde ich die traurige Mittheilung, dass wir leider unser jüngstes Kind im Alter von 8 Monaten verloren haben.[156] Der beste Trost ist unsre Jugend und das kräftigste Gedeihen des Erstgebornen, der ein starker Mann zu werden verspricht.

In treuer Ergebenheit

Ihr
Anton Dohrn

LXIII

du Bois-Reymond an Dohrn

〈w)〉[157]

Berlin, N. W.,
15 Neue Wilhelmstr.
3. Juli '77.

Geehrtester Herr Doctor,

Ich bin wieder soweit an eine Neapolitanische Reise zu denken. Meine ärztlichen Freunde bestehen darauf, daß ich um meine Hüfte zu curiren, eine Therme besuche. Ist Ischia zu empfehlen? Ich schrieb Ihnen schon früher daß weder meine Frau noch ich uns vor Hitze fürchten. Ich würde gegen Ende Juli hier abreisen, und die Absicht verfolgen in Lacco oder Casamicciola mich mit dem vulcanischen Feuer des Epomeo täglich drei Wochen lang zu verbrühen. Oder ist dies ein zu abentheuerliches Project?

Ich habe lange nichts von Ihrem Dampfer gehört. Ich rechnete eigentlich immer darauf, daß ich, wenn ich einmal in Neapel wäre, das Vergnügen haben würde, darauf seekrank zu werden. Vielleicht seh' ich ihn ankommen, das wäre noch besser.

Freitag erwarte ich Sachs[158] aus Venezuela mit 5 lebendigen Gymnoten. Er hat an derselben Stelle, wo Humboldt beobachtete, eine sehr schöne und vollständige histologische und physiologische Untersuchung des Königs unter den elektrischen Fischen zu Stande gebracht, wodurch unsere Kenntnisse zum Theil in sehr überraschender Art erweitert sind.

Im November werde ich endlich mein neues Institut beziehen. Schon hab' ich meinen Generalstab von Assistenten organisirt — es sind ihrer fünf — und täglich geht alle Zeit auf organisatorische Thätigkeit hin. Zum Arbeiten komm' ich dabei natürlich nur noch wenig. Ich denke indeß, auch diese Art von Thätigkeit muß die Physiologie Einem zu Gute halten.

Es thut mir leid, daß dem Dr. Chun das Geld für seinen Aufenthalt bei Ihnen von der Akademie versagt wurde. Allein sobald nicht in der Akademie Einer ist, der eine Forderung der Art persönlich ver-

115

tritt, steht es mißlich um den Erfolg. Was macht Dr. Gabriel? Dem das Geld zu schaffen hat auch Noth gekostet, denn er hatte Gegner in der Akademie.

Wenn Sie mir ein Wort über die Bäder von Ischia schreiben, geben Sie bitte, falls Sie sie wissen, auch die Temperatur an.

Mit der Bitte, mich Ihrer Frau Gemahlin zu empfehlen, in bekannter Gesinnung,

Ihr ergebener

E du Bois-Reymond

du Bois-Reymond an Dohrn

⟨x)⟩[159]   Berlin, N. W.,
                                              15 Neue Wilhelmstr.
                                              4. Juli. '77.

Geehrtester Herr Doctor,

Haben Sie die große Güte, aus der Fülle Ihrer Erfahrung mir folgende zwei Fragen zu beantworten:

1) Halten Sie auch das Einblasen von Luft mit dem aus dem Hochbassin zurückfließenden Seewasser für unnütz und für in allen Fällen ersetzbar durch bloßes Überfließen des Wassers aus einem Becken in das andere

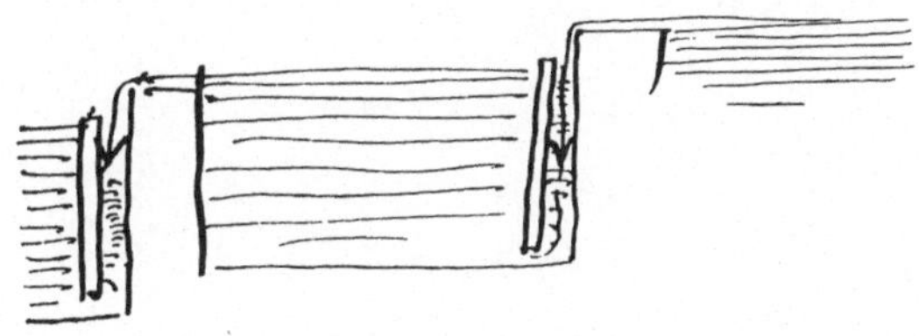

Etwa so.

wie dies hier von dem Director Hermes[160] des Aquariums behauptet wird. Früher hatten Dr. Brehm[161] und Hr. Hermes uns das Lüften mittels des Mundstückes aus schwarzer Masse als das durchaus Nothwendige empfohlen, und nun, wo mit großen Kosten und unter erheblichen Schwierigkeiten ein Hochbassin (in fast 20 m Höhe zwischen zwei Ventilationsschachten aufgehängt) gebaut ist, erklärt Hr. Hermes, dies sei ganz zu entbehren. Es ist das, mit Rücksicht auf die ganze Geschichte des Baues, uns in hohem Grade fatal, abgesehen davon, daß man doch nicht einsieht, daß die 2. Methode quantitativ der ersten gleichstehen könne.

2) Können wir, ohne Schaden, die Röhren vom Tiefbassin zum Hochbassin, und den Stiefel der Seewasserpumpe, aus emaillirtem Eisen machen? Es ist zu bedenken, daß der Weg ein langer ist. Ich

glaube mich zu erinnern, daß Sie jedes andere Material als schwarze Masse verwerfen, daß Sie aber für letztere einen sehr bedeutenden Preis für laufende Längeneinheit nannten. Wenn Sie nur zur schwarzen Masse rathen können, sagen Sie mir, bitte, zugleich Bezugsquelle und Preis.

Sie würden mich sehr verbinden, wenn Sie mir die Antwort auf diese beiden Fragen in ostensibler Form auf einem besonderen Blatte, von Privatnachrichten getrennt, mittheilen wollten.

Seit meinem Brief von heute Mittag hab' ich in Murray's South-Italy eine Beschreibung von Ischia und insbesondere Casamicciola gelesen, welche mich fast entschlossen gemacht hat, sobald meine Vorlesungen zu Ende sind, dorthin zu fliegen.

Mit hochachtungsvollem Gruß

Ihr ergebenster
E du Bois-Reymond

LXV

Dohrn an du Bois-Reymond

[Napoli] 9. Juli 1877.

Die halb sichere Aussicht, Sie hier begrüssen zu dürfen, Herr Geh-Rath, ist mir eine grosse Freude gewesen, um so mehr, als ich, wenn Unvorhergesehenes mich nicht wegtreibt, den Sommer hier zubringe.

Ich eile zur Benachrichtigung Ihrer Selbst u. Ihrer Frau Gemahlin, den beifolgenden kleinen Aufsatz eines hiesigen Mediziners, der zugleich einer der eifrigsten Arbeiter in der Zool. Station ist, zu senden, und füge bei, dass der Akademie-Dampfer sich eine Ehre daraus machen wird, Sie ohne Seekrankheit umherzufahren. —

Was ich über die Frage vom Hoch-Reservoir ecc zu sagen habe folgt hiebei; verzichten Sie anfänglich nicht auf die Luft-Einpressung, da Ihnen sonst vielleicht mühsam beschafftes lebendes Material stirbt. Ich, hier am Seestrande, könnte vielleicht Experimente machen, — stirbt eine Bestie, so fische ich eine andre, — aber Berlin mit Yklei [sic! = Uklei, Alburnus alb.] u. Stint, resp. den gesammten Schätzen des dortigen Aquariums würde einen schlechten Ersatz bieten, wenn mühsam nach Berlin lebendig gebrachte Torpedo in Folge Luftmangels eines Tages sämmtlich gestorben wären.

Sachverständige in Aquarium-Angelegenheiten kenne ich nicht. Parteigaenger für dies oder jenes System eine Menge, — objectiv angestellte Experimente, durch die Essentielles u. Accidentelles, Bedingtes u. Unbedingtes festgestellt wäre, gibt es nicht. Um so unbedingter predigen aber die Einzelnen. Das Hoch-Reservoir scheint mir aber überflüssig, da Sie doch wohl Nachts-Maschinen-Dienst haben. —

Dr. Chun hat schliesslich doch 500 M. von Falk bekommen. Seine Arbeiten haben durch die Verlaengerung seines Aufenthaltes wenigstens 50% gewonnen, — ein klarer Beweis, wie wichtig langer Aufenthalt ist.

Dr. Gabriel war aeusserst thätig; ein übrigens unglücklicher Kerl, aeusserlich u. innerlich verbogen. Was dabei herausgekommen ist, vermag ich nicht zu sagen, — ich halte mich fern von den meisten Arbeitern, wo ich nicht, wie bei Chun directes Interesse als publicirende Instanz habe.

Dal resto, — vedra Lei meglio di me, come vanno le cose.

Lacaze-Duthiers[162] spricht in einer in der Sorbonne gehaltenen Rede voll Geifer nur von „les Prussiens à Naples". Wir sind ihm aeusserst störend.

28° Wärme, Nachts nicht viel weniger! Frau u. Kind krank, noch fortdauernde Maschinisten-Krisis, Geldmangel, — Figaro su, Figaro giù, — verzeihen Sie also auch dies Geschreibsel, verfügen Sie aber völlig über den

Ihnen treulichst ergebenen

Anton Dohrn

du Bois-Reymond an Dohrn

⟨y)⟩[163]   [Berlin, 20. 10. 1877][164]

Dr. Roth und seine Frau haben sich, geehrtester Herr und Freund,
zu heute Sonnabend Abend bei uns zum Thee angemeldet. Wenn Sie
nicht etwa in den Egmont gehen, oder sonst Besseres vorhaben, kommen Sie vielleicht auch zu uns. Sie wissen, daß Sie uns die größte
Freude machen.

Ihr ergebenster

EdBR

Hen. Dr. Anton Dohrn
    (aus Neapel)
Hôtel d'Angleterre
    [Berlin]

Dohrn an du Bois-Reymond

Portici. Palazzo Reale.
25. Dec. 77.

Verehrter Herr GehRath!

Den ersten Weinachtstag [sic!] kann ich schwerlich besser feiern, als
dass ich den endlich fertig gestellten Bericht über den Dampfer absende und dazu, ausser dem offiziellen Schreiben an Hrn. Kummer[165], dies nicht offizielle an Ihre Addresse absende.

Zuvörderst habe ich Ihnen u. Ihrer werthen Familie mit der Anzeige unsrer glücklichen Rückkehr in das Bivouac von Portici nochmals
unsern herzlichsten Dank auszudrücken für die überaus liebenswürdige Aufnahme und die genussreichen Stunden, die wir in den Räumen des herrlichen Amts-Palastes gefunden haben. Danach ist mein
Wunsch, Ihnen auch noch einst in der berühmten Posilip-Villa[166]
Willkommen zurufen zu dürfen, nur noch lebhafter geworden, damit
meine Frau ihr Gewissen befreien kann von der Last des misslunge-
nen Abends in Portici und Dr. Eisig durch consequente Nachtwa-
chen den Schatten vertilgen, der unauslöschlich auf ihm liegen bleibt,
so lange Sie u. Ihre Frau Gemahlin nicht von Neuem den Dampfer
besteigen werden.

Mich empfing hier ein Gewirr von Aufgaben. Durch die neue
Strasse[167] war die Verbindung der Stations-Pumpen mit dem Meer
erst gestört und dann völlig unterbrochen worden und unser zu spä-
tes Gewahrwerden dieses Umstandes liess uns die Aquarienbassins
langsam mit verdorbenem, brakischem Wasser füllen zu solcher Ausdehnung, dass eines guten Tages die meisten Geschöpfe starben. Nun
erst kam die Ursache an den Tag, — und damit zugleich die dringende Aufgabe, eine neue Verbindung über der Erde mit dem Meere zu
stabiliren, das gesammte Wasserquantum zu erneuern, — (keine geringe Leistung!) und die Thiere zu ersetzen, welche bei diesem Process um's Leben kamen.

Damit aber nicht genug. Gleich bei meiner Ankunft ward ich berichtet, dass ein Concurrent um den Besitz der „Villa" in Gestalt eines Englaender's aufgetreten sei, ich also zu unmittelbarster Action schreiten müsste, wollte ich nicht depossedirt werden noch ehe der Possess begonnen. Da es sich dabei um bedeutende Geldoperationen handelt, so werden Sie ermessen, welche Correspondenz-Last daraus erwuchs, und wie die Besorgniss schliesslich doch vielleicht eine Niederlage zu erleiden meinen guten Muth nicht wesentlich stärken konnte.

Nun ist glücklicher Weise alle Arbeit gethan, und die Ereignisse werden selbst entscheiden koennen, ob wir die lang ersehnte Ruhe finden werden, ob nicht. Das Jahrzehnt zwischen Dreissig u. Vierzig Lebensjahren gestaltet sich als fortgesetzte Kampfbereitschaft, und ich will froh sein, wenn das Vierzigste Lebensjahr zum Friedensabschluss führt, denn die drei Jahre, die bis dahin noch zu durchleben sind, werden wohl noch genug practischer Sorgen und Aufgaben enthalten. —

In den Bericht an die Akademie habe ich aus diplomatischen Rücksichten nichts von den allerlei Unfällen gesetzt, die das Schiffchen betroffen haben, dahingegen Auseinandersetzungen über das faunistische Unternehmen. Ich dachte damit den besten Grund zu legen zu späterer Erbittung einer laufenden Subvention betreffs der Herausgabe der „Fauna ecc", von der in diesem Bericht aber keine Andeutung enthalten ist.

Wichtig wird es sein, dass die Akademie mir erlaubt, den Bericht sofort im Reichs-Anzeiger zum Abdruck zu bringen. Ich habe eine, das beantragende Bitte in dem Brief an Kummer ausgesprochen. Der Bericht ist in dieser Absicht verfasst, und soll durch den Reichs-Anzeiger urbi et orbi mittheilen, womit sich die Station zu befassen gedenkt. Dadurch vermeide ich die Privat-Artikel, die immer reclamenmässig aussehen; ich erfülle den dringenden Wunsch der Reichs-Behörden, und ich wirke in glücklichster Art u. Weise auf den kommenden Reichstag.

Ich darf mich wohl versichert halten, dass Sie Ihren ganzen Einfluss zur Verhinderung etwaiger Bedenken der Akademie geltend machen werden. Die Publication würde so sehr à propos kommen, dass ich fast Besorgniss habe, irgend ein gelehrtes Zöpfchen koennte Anstoss daran nehmen.

Es wird Sie interessiren, zu hören, dass Marey[168] gleichfalls auf die Gymnotus-Jagd gegangen ist. Er hat zunächst lebendige Exem-

plare kommen lassen, aber dasselbe Schicksal gehabt, das Dr. Sachs
betraf. Bis Bordeaux kamen sie gesund, — dann aber starben sie auf
dem Transport zwischen Bordeaux u. Paris. Jetzt hat er einen jungen
Arzt hingeschickt, um Experimente zu machen und lebende Stücke
in grösserer Zahl nach Bordeaux zu expediren, an denen er dann
gleich dort experimentiren will, — also Mahomets Maxime befolgen
wird. Er wusste übrigens nichts von Dr. Sachs' Reise, wie mir schien.
Wir sind seine Anwesenheit in Napoli gewohnt; er kommt fast jeden
Winter des Torpedo halber. —

Meine Frau sendet einstweilen die freundlichsten Empfehlungen
und will selbst über die weiteren Schicksale ihres Thronfolgers erzählen. So bleibt mir nur übrig Ihnen die gewohnte Versicherung herzlichster Ergebenheit auszusprechen und auf freundliche Antwort zu
hoffen.

Ihr

Anton Dohrn

LXVIII

Dohrn an du Bois-Reymond

Napoli. 27. Januar 1878.

Hochgeehrter Herr GehRath!

Ich bin Ihnen sehr dankbar für die Mittheilung dass mein Bericht
über den Dampfer in dem Reichs-Anzeiger abgedruckt werden kann.
Ich habe demzufolge schon gestern eine Abschrift an die Chef-Red-
action des Reichs Anzeiger's gesandt, und gebeten, dieselbe abzu-
drucken, <u>sobald</u> die definitive Autorisation dazu Seitens der Akademie gegeben wäre.

Ich bin nun so unbescheiden, Sie zu bitten, diese Ermächtigung
statt erst an mich, direct an die Redaction des Blattes zu senden, damit keine Zeit verloren wird. Der Reichstag tritt 6 Februar zusammen, wahrscheinlich kommt meine Angelegenheit sehr früh zur
Sprache, und da der Löwe des Tags, Bennigsen, sie vertritt, so hoffe
ich auf Genehmigung. Ich habe Bennigsen bereits in Kenntniss gesetzt von dem Abdruck, und erwarte davon die günstigste Wirkung,
— umsomehr, als ich bisher mit studirter Enthaltsamkeit keine Zeile
über den Dampfer, wie überhaupt über die neuere Gestaltung der
Station in die Presse gelangen liess. Ich hoffe, dass der Friedens-
schluss ebenso wie eine etwaige Ordnung der Deutschen Regierungs-
Verhältnisse mir die öffentliche Tasche etwas frei machen wird, —
und dafür reservire ich mir all die schoenen Reclamen, die dann
nöthig werden.

Dr. Chun ist durchaus willkommen.

Was den Namen des Dampfer's anlangt, so will ich ganz offenher-
zig sein. Bestünde die Akademie aus E du BoisReymond, HHelm-
holtz u. RVirchow, so hätte ich trotz der Laenge den Namen auf das
Dampferchen gemalt; aber y compris tout d'autres, — kühlte meine
Begeisterung ab. Wenn Sie aber ernstlich der Meinung sind, dass
statt Johannes Müller, wie ich früher wollte, — als doppelte Bezeich-

125

nung des Ursprungs und der Function des Vaporetto — die Akademie einen Werth auf ihren Namen legt, so bin ich mit grösster Bereitwilligkeit dabei, ihn auf den Rumpf zu malen.

Eine schoenere Photographie soll bald folgen, und dann auch für die Akademie eine. Petersen [169] bedankt sich für das ihm gespendete Lob; ich bin glücklicherweise in der Lage, auch in andern Dingen ihn lobenswerth zu finden, und finde, dass wir einen glücklichen Griff machten, als wir ihn engagirten. Die Hoerner hat er abgelaufen und ist den zahlreichen Aufgaben an Erfindung, manueller Geschicklichkeit und Unermüdlichkeit durchaus gewachsen. Wir richten jetzt Alles ein, um pr. Dampfer 6 Dredgen auf einmal zu ziehen, 2 vom Dampfer, 4 von im Schlepptau befindlichen Booten. Auch haben wir sehr gute Harpunen construirt, — d. h. Petersen, — und sind aeusserst erpicht auf die Delphin-Jagd. Ich versichere Sie, dass Sie gar nichts Schoeneres thun koennen, als noch einmal hierher zu kommen, um das reinste Vergnügen zu athmen. Das Schiff geht brillant, und wir haben es jetzt völlig in der Hand.

Einstweilen freuen wir uns auf die Aussicht, den Torpedo-Apparat zu besitzen, und hoffen Sie ihn Selbst einrichten möchten.

Frau u. Kind sind wohl und tragen mir herzlichste Grüsse auf, — und ich habe nichts zu versichern nöthig.

Sempra [sic!] lo stesso

Anton Dohrn

Sollte die Gesammt-Akademie-Sitzung nach dem 6 Februar sein, würden Sie es wohl verantworten, die Ermächtigung zum Druck eher zu geben? Es wäre <u>sehr</u> wichtig.

LXIX

Dohrn an du Bois-Reymond

Stazione Zoologica di Napoli.
20. April 1878.

Geehrtester Herr GehRath!

Gestatten Sie mir, heute nicht in eigner Angelegenheit zu kommen,
sondern in derjenigen Dr. Spengels.

Derselbe hat früher bei der Akademie um einen Zuschuss zu einer
australischen Reise gebeten, ist aber abschläglich beschieden worden. Er hatte zu jener Zeit noch durch keine Arbeit seine Tauglich-
keit bewiesen. Als er später hierher kam, war bereits seine Arbeit
über das Urogenitalsystem der Amphibien [170] erschienen und hatte
ihm den Ruf eines vortrefflichen Arbeiters eingetragen. Ich habe ihn
nun seit 1 ¼ Jahren Tag für Tag gesehen, und kann ihm nur ein vor-
treffliches Zeugniss ausstellen. Er gehört zu den Menschen, welche
früh den richtigen Weg einschlagen, ungehindert von falschen Tendenzen. Auch verliert er wenig Zeit zur Befriedigung feinerer In-
stincte, — die eben, wie es scheint, auch nicht im Ueberfluss vorhanden sind. Er ist kerngesund und arbeitet mit gleicher Rüstigkeit von
früh bis spät in die Nacht.

Gegenwärtig ist er an einer Monographie über die Gephyreen [171]
thätig, die in der Reihe der durch Dr. Chun zu eröffnenden Reihe der
faunistischen Monographien erscheinen wird, welche die Zool. Station zu publiciren gedenkt, hat aber ausserdem eine Arbeit über Balanoglossus [172] und eine Reihe andrer interessanter Geschöpfe gemacht und kann mit Recht als einer der bestbewanderten Zoologen
der jüngeren Schicht betrachtet werden.

Mich hat sein Plan, nach Australien zu gehen, sehr erfreut, weil er
mir the right man for the right place zu sein schien. Auch hatte ich
durch persönliche Bekanntschaft mit dem leitenden Englischen Naturforscher in Sydney, Professor Liversidge [173], schon alle vorbereitenden Maassregeln getroffen, es war sogar Aussicht gewonnen,

Spengel in Sydney eine gute, auskömmliche Anstellung zu gewähren, — als Spengel den Plan aus Familien-Rücksichten aufgeben musste.

Mir thut das, wie gesagt, leid. Spengel wäre durchaus der Mann gewesen zur Bearbeitung der Embryologie der Marsupialien, des Ornithorhynchus, Echidna, Ceratodus ecc. — Alles Probleme von solcher Natur, dass nur ein ganz Durchgebildeter sie lösen kann. Ich hatte ihm versprochen, meinerseits keine Anstrengung zu scheuen, ihm zur Durchführung zu verhelfen, — da schnappt die „Familie" ab, und will ihn nicht drei Jahre fortlassen.

Statt dessen will er nun eine kleinere Reise zur Vervollständigung seiner Studien über die Gephyreen machen und wünscht den Dr. Graff[174] zu begleiten, welcher Seitens der Akademie für seine Turbellarien-Studien-Reise mit 4000 Mark ausgestattet ist. Graff u. Spengel sind befreundet, und hoffen sich gegenseitig fördern zu koennen.

Ich habe es übernommen, bei Ihnen anzufragen, ob Mittel für das nächste Jahr verfügbar sind, um einer solchen Reise die feste Unterlage zu gewähren; ich habe abgesehen vom Interesse der zu lösenden wissenschaftlichen Probleme, dabei noch die Interessen der Zool. Station im Auge, deren zeitiger Beamter Spengel ist, für dessen event. Nachfolge als Bibliothekar bei Zeiten zu sorgen wäre. Ich hoffe darum, Sie würden mir mit wenigen Worten andeuten, <u>ob</u> die Absicht Spengels und <u>wie</u> sie am besten erreichbar wäre. —

Meine Frau hat die Entbindung trotz mancherlei Hemmniss doch gut überstanden und befindet sich wohl. Boguslaw ist sehr böse auf seinen kleinen Bruder[175] und will ihn prügeln, weil er Mama beisst! Beide lassen herzlich grüssen, Bux phantasirt sehr oft von Girly.

Mit herzlichsten Wünschen

Ihr
Anton Dohrn

Pringsheim's befinden sich wohl. Dass die Fresken in der Bibliothek der Station den peleponnesischen Krieg vorstellen möchten, wie Frau Pr. vermuthet, ist ein Beweis grosser Conceptionskraft, den ich Ihnen nicht vorenthalten darf.

Il Vaporetto rüstet sich immer mehr aus, Sie würden ihn ausserordentlich entwickelt finden. Er dredscht jetzt pr. Dampf.

LXX

Dohrn an du Bois-Reymond

Napoli. 9. Mai 1878.

Verehrtester Herr GehRath!

Ihr und Ihrer Frau Gemahlin Doppelbrief traf nicht mich sondern
nur meine Frau zu Hause; ich war auf der „Akademie" abwesend,
um neue Jagdgründe auf u. um die Ponza-Inseln aufzusuchen. Es ist
kaum glaublich, aber doch befinden wir uns nach Jahresfrist noch
immer in Vorbereitungen u. Experimenten mit dem Schiffchen; freilich leistet es jetzt schon erheblich mehr als anfaenglich; aber doch
noch immer nicht, was es leisten wird, wenn das ganze Programm
durchgeführt sein wird, das ich ausgeheckt habe. Kaemen Sie jetzt
wieder zu uns, so würden Sie immerhin überrascht sein, so viel
zweckmässiges Ineinanderwirken auf dem kleinen Fahrzeug ange-
bracht zu sehen; in der That bedingt jeder Cubikfuss Raum Nach-
denken, wie es „Architecten" selten an grosse Bauplätze verschwen-
den. Wir dredgen jetzt mit der Dampfmaschine, haben ein voll aus-
gerüstetes Buffet an Bord, grosse Conservirungs-Anstalten für unsre
Beute, und mirabile dictu trotz alledem mehr Raum als früher. Ich
würde Ihnen eine neue Photographie schicken, wenn nicht eben noch
mancherlei auch an der aeusseren Erscheinung sich veraendern wird;
das warte ich noch ab, um ein kleines Album anfertigen zu lassen, das
den Dampfer zum Thema und seine Thätigkeit zu den Variationen
haben soll.

Der grosse Moment, einen andern der fünfzig Souverains an Bord
zu führen, ist misslungen: Pringsheim ist weg, ohne das Schiff betre-
ten zu haben. Wer daran Schuld ob Mas, foemina oder pullax, — chi
lo sà? Mas schien sehr gut zu sprechen auf die Station, — aber die
an sich schon blühende Fantasie von Foemina erhitzte sich offenbar
unter Scirocco-Luft zu den erstaunlichsten Sprüngen, als z. B. zu der
Frage, ob die Fresken im Bibliotheks-Saal der Station „Scenen aus

dem Peleponnesischen Kriege vorstellen sollten?" Ob vielleicht irgend eine verborgene Familien-Aehnlichkeit zwischen der kneipenden Gesellschaft auf dem Portraitbild [176] mit Nikias oder Lamachos ob die rudernden Bootsleute an die Expedition nach Sicilien, oder die zweifelhaft gelungenen Weiber im Orangenhain an Aspasia erinnern sollten, — ja wer vermag in solche Tiefen zu dringen? Am Ende befiel dieselbe dichtende Fantasie beim Anblick des Akademie-Dampfers schreckhafte Erinnerung an die Argonauten? Sie sah sich als Medea in den Gebeinen der hoffnungsvollsten Jugend herumwühlen, und nahm am Ende Dr. Eisig für Jason?

Doch es ist aus, und alle meine Speculationen überflüssig. Das „hohe ernste Rom" mit dem Zeus von Belvedere Jenenser Angedenkens [177] haben gesiegt.

Uebrigens hat der Brenner in dieser Saison wieder erbarmungslos gegen uns gewüthet; er speit ununterbrochen Courierzüge voll indifferenten Volkes über uns aus, die mit Grüssen Empfehlungen, Anfragen u. sonstigen Lästigkeiten pr Visitenkarte sich zu Bulgarischen Gräueln entwickeln würden, erlaubte nicht der tausendmal gebenedeite Dampfer ein höchst anstaendiges Ausreissen u. aus dem Wege Gehen. Eine schlimmste Sorte bilden Hochzeitsreisende, denen der eigentliche Grund der HochzeitsReisen aus dem Sinn u. Gefühl entwichen ist, und die ihre Flitterwochen dreist Jedermann Preis geben. So versicherte mich gestern eine seit 7 Tagen Verheirathete, sie faende die Reise doch viel ermüdender, als man ihr gesagt; aber immerhin sei es doch viel „netter", als mit Grossvater u. Grossmutter eine Bade-Reise zu machen. „Nu seh' er Zieten, mit solchem Gesindel muss ich mich herumschlagen!" —

Doch es wird Alles er- u. getragen, bis zur Freiheit durchgekaempft werden. Ich stehe in fortdauernden Verhandlungen mit den Reichs-Autoritäten, und wanke nicht in meinen Ansprüchen. Neulich war — Camphausen [178] hier! Höchst befriedigt u. sichtlich überrascht, viel Mehr und Solideres zu finden, als er sich vorgestellt. Was thue ich aber mit Camphausen a. D.?! Keudell war mit ihm, und jedenfalls ward ein weiterer Schachzug verabredet. In Rom erfuhr ich, Mommsen [179] habe geäussert: „Sie koennen wohl glauben, <u>was</u> ich empfand, als so viel Geld auf ein Dampfschiff wegvotirt wurde." Mir thut es sehr leid, dass ich seiner hier nicht habhaft geworden, ich würde mit exquisitester Höflichkeit mich dafür bedankt (haben), und ihn zu einer Fahrt nach Ventotene, scil. Pandataria eingeladen haben, um nach Spuren von Cesarenfrauen zu suchen. —

Dr. Spengel habe ich Ihren Anweisungen gemäss auf den richtigen
Weg gebracht. Wenn es gelingt, so glaube ich, dass er tüchtig arbeiten wird; wenn es misslingt, so habe ich auch Spass dran, weil der Petent ein unsympathisches Individuum ist, der nur durch Misslingen
zu bescheidenerer Schätzung seiner Werthigkeit gelangen wird, und
schwerlich Andern zu Gefallen auch nur einen Finger rühren würde.
Aber, wie gesagt, er arbeitet gut.

A propos! Anfang des Jahres schickte ich, als Beweis meiner Er-
kenntlichkeit an Peters u. Reichert je eine Centurie brillant conservir-
ter Seebestien, Ersterem Grösseres, Letzterem Minuta. [180] Peters be-
dankte sich in freundlichem Briefe und sprach unverhohlen seine Bewunderung über unsre Conservirkunst aus. Reichert hat das Geschenk nicht einmal einer Antwort od. Empfangsanzeige gewürdigt.
Ob er es etwa nicht erhalten hat?

Ich habe mich enthalten Pringsheim von der „vorgehabten" Petition um Subvention unsrer Publicationen zu sprechen, — es liegt
noch in zu weitem Feld, um heut von Nutzen zu sein. Uebrigens wird
demnächst die erste Monographie gedruckt werden, — wenn es fertig
ist, werde ich der Akademie ein Exemplar mit Petition schicken.
Auch sonst sind wir aeusserst thätig, und wären es noch viel mehr,
fehlte es nicht an Geld.

Von der Familie ist nur Gutes zu melden; Frau u. Kinder wettei-
fern in Wohlsein. Boguslaw bedankt sich für Ihr freundliches Angedenken und würde jetzt wohl noch ungenirter und ganz chez lui sich
benehmen, wäre er wieder bei Girlie, die ihm dauernden Eindruck
gemacht hat. Was Wolfgang, sein Bruder, treiben wird, mögen die
Götter wissen, — er thut nichts als schlafen.

Doch sat prata biberunt, — nur nehmen Sie noch mein volles Bedauern über die Fortdauer des Ischias, und die drückenden Admini-
strativ-Sorgen. Ich kann Beides voll würdigen, denn auch mein peri-
pherisches System laborirt unter Wochen langen Störungen und oef-
terem völligen Gleichgewichtsverluste, — und was Administration
anlangt, so werde ich die Geister, wenn es solche sind, überhaupt
nicht wieder los. Doch genügt, wenn man an Quälerei gewöhnt ist,
oft eine mässige Erleichterung zu voller Befriedigung, und so lange
die grossen Quellen der Lebensfreude nicht versiegen, soll man nicht
Pessimist werden, — es sei denn höchstens im Grenzgebiet specula-
tiver Phantastik. O Weisheit, Du redst wie eine Taube!

In Hoffnung, dass Sie wirklich wieder ein Paar Monate hier zubringen möchten, verabschiedet sich bei den Ihrigen und Ihnen
Selbst

Ihr herzlich ergebner

Anton Dohrn

Meine Frau reservirt sich ihre Antwort und grüsst bestens.

P.S. Der ReichsAnzeiger hat <u>mit Auswahl</u> den Bericht gebracht. [181]
Es fehlt uns eben eine anstaendige Presse, die gentlemanlike zu
sein verstünde. Es sind Bildungsschlucker der schlimmsten
Sorte.

LXXI

Dohrn an du Bois-Reymond

Napoli. 19. Juni 1878.

Hochgeehrter Herr GehRath!

Wie immer haben Sie mir auch diesmal eine grosse Freude verschafft, durch die Zwanzig Seiten Geburtstagsrede [182]. Mir schwant dunkel, als sei von diesem Thema in der schoenen Zeit der Kreuz- u. Querfahrten über Golf und Golfe die Rede gewesen, — jedenfalls war und ist jede Zelle meines Bewusstseins mit dem Stoff erfüllt, und darum freut es mich so ganz und gar, diese Fahne aufgehisst zu sehen am Tage da

die Dummen, Eingeengten immerfort am stärksten pochten
und die Halben die Beschränkten gar zu gern uns unterjochten.

Möge Ihnen selbst Hödel u. Nobiling [183] für diese Entnationalisirung — nicht internationale Vorwürfe zuziehen! Denn was der jetzt losgelassene Patriotismus ausrichten wird, mögen die Himmlischen wissen, — mir wird Angst u. bange. Ich schösse die Attentäter einfach nieder, — oder noch besser, liesse sie, nach neuestem Englischen Parlaments-edikt durchprügeln coram publico, und das alle halbe Jahre wo möglich, wie man dumme Jungens behandelt. Wenn jetzt ein lange schon eintrittfähiges Ereigniss wirklich einträte, und dadurch ein jüngerer Geist an die Spitze käme, — es wäre wohl die grösste Wohlthat für die ganze Gesellschaft. Doch stille, sonst werde ich auf zwei Jahre als Majestätsverbrecher festgesetzt.

Der am Schluss geprügelte ist doch Tait [184]? Was sagt denn Ihr Nachbar [185] dazu? Meinen Wahrnehmungen zufolge, wird der Nationalstolz-Krieg zwischen Great Britain und Deutschland noch ganz andre Flammen schlagen als die bisherigen, denn allen privaten Aeusserungen der Englaender zufolge geht durch sie ein Instinct, Deutschland aus der wissenschaftlichen Führerrolle zu verdraengen. Dabei kommt ihnen unstreitig ihre grössere Anstands-Entwicklung

zu gute, und trotz Tait u. Tyndall [186] haben sie doch viel weniger zu
besorgen von den Rüpelhaftigkeiten, von denen es bei uns wimmelt.
Wie wäre es, wenn Sie über's Jahr am 22 sten März dies heikle Thema
behandelten? Es wäre wohl noch schwieriger, als das eben berührte,
— aber mir scheint es zum Gesundungsprocess durchaus erforderlich, dass die Krankheit genannt u. stigmatisirt wird. —

Hier geht es ohne besondre Aufregungen weiter. Mir ist mein Programm schliesslich so in Fleisch u. Blut gegangen, dass ich auch in
der richtigen Bahn fortschreite, wenn Abspannung und Wartenmüs-
sen eine Art moralischen Jammer hervorbringt und die Ueberzeugung beibringen will, man kaeme nicht vorwärts. Das sind die
schlechtesten, die todten Punkte, aber die Schwungräder ersetzen
den Druck des mangelnden Dampfes.

Hat Ihnen Dr. Siemens von uns gesprochen, und von der Initiative [187], die er ergreifen wollte? Es wäre ein glücklicher Gedanke, falls
er sich realisiren liesse, und wohl geeignet, die moralischen Appui's
zu gewähren, die erforderlich sind. Hoffentlich stimmen Sie ihm zu;
— wessen ich aber weniger versichert bin, ist, ob Schellingstrasse
10 [188] so ohne Weiteres an die Sache herangeht. Wie Pringsheim von
der Station denkt, habe ich nicht erfahren koennen, da durch die
Entbindung meiner Frau u. ihre Erkrankung meine Zeit sehr be-
schnitten ward, und er ausserhalb sich erging.

Vor 14 Tagen habe ich eine ebenso lange Fahrt nach Norden gemacht mit der „Akademie", habe meine Familie bis auf das jüngste
Wurm herab an Bord genommen und in Gaëta resp. Terracina abge-
setzt, um Luft zu schnappen, und selber mit zwei meiner Assistenten
die Ponza-Inseln explorirt, — zu grossem Profit unsrer faunistischen
Arbeiten. Dabei gedachte ich Ihres Versprechens mit weiteren Glie-
dern Ihrer Familie wieder einen Sommer hier zuzubringen, und ver-
heisse Ihnen reine Freude von diesen Fahrten nach Norden. Das
Schiff ist kaum wieder zu kennen durch die Umgestaltungen die wir
vorgenommen haben, — es ist, als wäre es noch mal so gross geworden, infolge weiser Ausnutzung der kleinsten Ecken. Eben steckt es
im Arsenal zur letzten Einrichtung neuer Dinge, — dann wird es
ganz fertig sein. Zum nächsten Sommer sind Sie also schon heut ge-
laden, und dann sind wir fähig Expeditionen im Norden bis Elba, im
Süden bis Ustica zu machen, d. h. das tyrrhenische Meer zu befahren.
Auch haben wir starke See zu beherrschen gelernt, und mein Zutrau-
en zur „Akademie" hat sich nach jeder Probe gesteigert, ohne mich
dadurch unvorsichtig zu machen. Wir dredgen jetzt mit der Maschi-

ne aus grösseren Tiefen und schaffen allerhand Meerwunder an's Tageslicht. Ja, hätten wir schon, was wir und ich speciell wünsche, die Villa am Posilip, mit Strand u. Grotten, und einem Bassin, zum Dock des Dampfers, — es würde ein herrliches Ding sein und unsre nautische Entwicklung mächtig fördern. —

Meine Frau geniesst vollsten Wohlseins und der Seelenruhe, welche das Gedeihen beider Jungen verschafft. Boguslaw lässt nichts vermissen und Wolfgang schwillt sichtlich an. Sonach koennen wir uns des Lebens freuen und thun es auch. Dabei wünschen wir um so mehr alles Gute und Herzliche in die Ferne und hoffen, dass Ihnen die Havel auch einige der Freuden bringen möge, die uns durch Ihre helfende Protection in so reichem Maasse zu Gebot stehen.

Mich des Auftrages freundlichster Grüsse an Ihre Frau Gemahlin und Frln. Töchter entledigend, bringe ich Ihrer Ischias ein wohlgemeintes Pereat und Ihnen Selbst den Wunsch ungeschwächter Thatkraft aus vollem Herzen dar.

Ihr treu ergebner

Anton Dohrn

LXXII

Dohrn an du Bois-Reymond

Napoli. 16. October 1878.

Geehrtester Herr GehRath!

Gestatten Sie mir, erst jetzt die Antwort zu schreiben auf Ihren Brief vom vergangnen Sommer[189], nach dem ich Sie freilich in Berlin u. Potsdam persönlich zu sehen die Freude hatte, der aber doch zu manchen Aeusserungen mir nachträglich Anlass gibt, die mündlich unterblieben sind.

Dass ich die „Wirbelstürme", wie den grade jetzt blasenden, immer zu so unbequemer Zeit arrangiren muss, ist mit selbst leid genug, — lässt sich aber, und liess sich in diesem speciellen Fall gar nicht vermeiden, weil die Wirksamkeit der gesammten Action von dem richtigen Ineinandergreifen der bestimmenden u. treibenden Factoren bedingt war. Ich war sehr froh, dass ich in Berlin war, als die Rakete in die Luft flog — sie war dicht daran im entscheidenden Momente zu versagen! und meinen Beziehungen zum Neuen Palais allein gelang es, sie doch abzubrennen. Man war nicht übel geneigt, dem Papierkorb, od. mit höflicherer Wendung, dem Actenschrank zu überantworten, was einen lebhaften Kreislauf durch diverse Haupt- u. Staatsbehörden vollziehen sollte!

Jetzt ist dieser Lauf im Gange, und ich lasse mich von demselben, so weit möglich, au fait halten; jede Stockung suche ich sanft zu hintertreiben, und bin bis jetzt mit dem Erfolge zufrieden. Wahrscheinlich ist auch die hilfreiche Hand von Siemens dabei, — von Nutzen wird sie jedenfalls sein. Was draus wird, — nun die Götter mögen es vielleicht schon wissen, — die Sterblichen aber nicht. Man munkelt von einer völligen Parallelstellung mit archaeologischem Institut, — ob mit Peters in Mommsen's Platz dabei, wird nicht gesagt, — keinesfalls wird die Sache resultatlos verlaufen, da ich auch der erneuten Intervention des Kronprinzen und der sehr kräftigen Unterstützung Bennigsen's versichert wäre.

Mir wird von Neuem zugesetzt, in einer od. der andern Form die Vorstellung der Herren von der Akademie an den Bundesrath in die

Presse zu schmuggeln, wörtlich das zu besorgen, wäre unmöglich, —
schon aus Gründen des italienischen Nationalgefühles. Ich denke,
ich werde mich mit einem verkleideten Feuilleton in der National
Zeitung aus der Affaire ziehen, und warte nur auf einen Siemens-
'schen Brief, um mich dazu in Positur zu setzen. —

Ihr Brief vom 9 August erinnert an die schoene Zeit der Kreuz- u.
Querzüge auf dem Golf, und wie die kleine Dampf-Nussschale aus
dem blauen Element Ihren spähenden Augen sichtbar wurde, und so
manche durchgekaempfte Akademie-Schlacht einen harmonischen
Schluss fand. Ich habe auch oft Ihren erneuten Besuch herbeige-
wünscht, — ist doch noch so Vieles ungesehen u. ungenossen geblieben, das Ihnen das grösste Entzücken bereiten würde, und Sie bis in
das Innerste ergreifen würde, ohne Sie zu mahnen, dass zum Geniessen volle u. ganze Gesundheit fast das erste Erforderniss bleibt.

>„Ach und in demselben Flusse
>„Schwimmst Du nicht zum zweiten Male —

aber wenn es jetzt bei Ihnen regnet oder gar hagelt u. schneit, — da
ist doch die Hoffnung nochmals auf der kleinen „Akademie" die Berge von Mondragone, von Gaeta u. Terracina, — das Cap der Circe
zu umfahren, und die Verbannungsinseln des Alten u. Neuen Rom
im Sonnenschein glaenzen zu sehen, ein frohes Phantasiefest; und
sollten die Olympier es auch weiterhin mit mir gut im Sinne haben,
so fügen sie es, dass wir Sie und Ihre Frau Gemahlin doch noch einmal würdig in dem Schloss am Meere empfangen dürfen, das noch
immer auf die Bewohner wartet, welche so viel Schönheit Tag für
Tag zu würdigen und aus ihr Lebenskraft zu saugen wissen, und auch
Raum genug bietet, um Gastfreundschaft in geziemender Form ausüben zu koennen.

Meine Frau u. ich bitten, Sie und Ihre verehrte Frau Gemahlin
möchten den Gaesten im Bilde dieselbe Freundlichkeit erzeigen, die
sie in leibhaftiger Gestalt erfahren haben und die einen so werthvollen
Besitz inmitten der vielen unruhigen Beziehungen bildet die für uns
aus den vergangenen Jahren des Sturm's u. Drangs resultirten.

Mit herzlichsten Wünschen für Ihre Gesundheit u. das Wohlergehen Ihrer ganzen Familie

Ihr treu ergebner

Anton Dohrn

Dohrn an du Bois-Reymond

Stazione Zoologica di Napoli
9. November 1878.

Verehrter Herr GehRath!

Verzeihen Sie, dass ich heut mal wieder den Secretar der Akademie anrufen muss in Angelegenheiten eines stipendiumbedürftigen Zoologen, welcher in Neapel Studien über Nemertinen machen will.

Der Petent ist ein Dr. J. von Kennel[190], welcher drei Semester in Kiel und darauf in Würzburg studirt und an letzterem Orte seine Laurea genommen hat. Seine Arbeit über zwei Nemertinen[191] ist gut, und verspricht für die Erforschung dieser etwas dunklen Familie Gutes, wenn sie an reicherem Materiale erweitert werden kann. Sie wissen, dass grade die Herstellung grösserer, sorgfältig aus- u. durchgearbeiteter Monographien, — deren erste im Druck befindlich ist — von der Zoologischen Station erstrebt und darum begünstigt wird, und Sie werden mit mir darin einen grösseren Gewinn für die Wissenschaft erblicken, als in den üblichen Beitraegen zu irgend welcher Fauna irgend einer Wüste oder Insel, bei der gewöhnlich die Hälfte des bedruckten Papiers mit Collationirung aelterer Literatur bedruckt ist. Ich habe so eben einem Schweizer Zoologen[192] die Rückkehr nach Neapel auf ein Jahr ermöglicht, damit er die begonnene Monographie über die Planarien des Golfes durchführen koenne, und kann nur sagen, dass alle bisher von der Station in Angriff genommenen Arbeiten der Art mit einer solchen Gründlichkeit betrieben werden, dass hierin sicherlich ein grosser Vortheil zu erkennen ist gegenüber den hastiger gearbeiteten und, wegen Mangels an Zeit, unvollstaendig gelassenen Arbeiten, wie sie früher am Meere getrieben wurden.

Ist es also möglich für den pp. v. Kennel, der absolut mittellos ist, etwa 1 000 Mark zu bekommen, so möchte ich dafür mich verwandt haben; erlaube mir aber noch weiterhin als erleichternden Umstand vertraulich mitzutheilen, dass die in Aussicht genommene Bewilligung der weiteren 3000 Mark für Dr. Spengel infolge seiner Annahme des ihm angetragenen Assistentenpostens in Göttingen wahrscheinlich wieder rückgängig gemacht resp. gar nicht weiter in Anspruch genommen werden wird. Darüber, ob Dr. Spengel nach Göttingen oder nach Dorpat geht, wo er auch in Vorschlag für eine Prosectur sein soll, müssen die nächsten Wochen entscheiden. Ich möchte aber durch diese vertrauliche Mittheilung den Evolutionen der Spengelschen Sache nicht vorgegriffen haben; habe sie nur gemacht, um die Chancen für v. Kennel zu verbessern, falls überhaupt sich welche ergeben.

Und damit schliesse ich, um Sie nicht noch laenger zu incommodiren. Eben bekomme ich eine Depesche „domani avrà una visità che le farà piacere" Keudell. Dieser liebenswürdigste aller Botschafter hat sich das Schicksal der Zoolog. Station in seiner Sphaere ebenso angelegen sein lassen, wie sie von Ihnen in der Akademie vertreten wird. Wer die visità machen wird, ist mir noch Problem, — ich vermuthe aber Niemand Geringeres als Sella.

Wie immer in treuer Ergebenheit und mit herzlichsten Grüssen meiner Frau an Alle die Ihrigen

Ihr

Ant. Dohrn

Wenn Sie die Sache gutheissen, so werde ich an Peters schreiben resp. v. Kennel schreiben lassen.

139

Dohrn an du Bois-Reymond

Stazione Zoologica di Napoli
28. December 1878.

Verehrter Herr Geh. Rath!

Verzeihen Sie, wenn ich mit herzlichen Wünschen zum neuen Jahre zugleich auch in aller Bescheidenheit bitte, mich wissen zu lassen, ob meine beiden letzten Briefe, der eine vom 16 ten October, der andre vom 9 ten November in Ihre Haende gelangt sind. Der erste war recommandirt, und enthielt die Photographien meiner Frau u. meiner selbst, italienische Postbeamten machen derlei Versicherung leider nöthig. Der zweite fragte an, ob ein Würzburger Zoologe Dr. v. Kennel wohl auf eine Reise-Unterstützung zu Studien in Neapel rechnen koennte, und ob seine eigne Bewerbung viâ Peters geschäftlichen Erfolg verspraeche. Da ich Hrn. v. Kennel versprochen hatte, ihn zu benachrichtigen, ob er überhaupt ein Gesuch einreichen sollte, so stehe ich in der unangenehmen Situation, ihn fort u. fort ohne Bescheid zu lassen, und die Beschlussfassung über seine nächsten Plaene zu hemmen.

Da ich nun nicht weiss, ob mein Brief Sie erreicht hat, — was ja wohl mitunter nicht zutrifft, — so bin ich so frei diese Zeilen abzusenden und zu recommandiren, in der Hoffnung von Ihnen aus der fatalen Unsicherheit befreit zu werden.

Ich verschiebe alle übrigen Mittheilungen auf den Augenblick wo ich durch Ihre erbetenen Zeilen in's Klare gebracht sein werde und füge nur meiner Frau und meine eignen freundlichsten Wünsche für Ihr und Ihrer verehrten Frau Gemahlin und der ganzen Familie Wohlergehen bei.

Mit der Versicherung der alten Ergebenheit

Ihr

Anton Dohrn

LXXV

du Bois-Reymond an Dohrn

15 Neue WilhelmStrasse
Berlin, N. W.
8. Jan. 1879.

Geehrtester Herr und Freund,

zürnen Sie mir, tadeln Sie mich wie ich es zu verdienen scheine, aber
bedauern Sie mich. Ich bin so völlig erdrückt von Geschäften, daß
ich dafür nur den Ausdruck abruti weiß. Ich bin wie das Römische
Weibsbild, welches von den Feinden zum Lohn ihrer Dienste den
Goldschmuck an ihrem linken Arm verlangte, und mit den Schilden
zu Tode gedrückt ward. Nicht nur habe ich seit einem Jahr keinen
wissenschaftlichen Gedanken gedacht, sondern ich bin auch durch
die übermenschliche mir aufgebürdete Last aus einem pünktlichen
Geschäftsmann zu einem ganz unzuverlässigen geworden, wie Sie
das jetzt erfahren haben. Seit Monaten steht auf meinem trotz allem
Fleiße nicht abschwellenden Agenda-Zettel Ihr Name und daneben
Torpedo und v. Kennel, und obschon es mir jeden Tag einen Stich
in's Herz gab, kam ich nicht dazu, Ihnen zu schreiben. Ich habe Ihnen noch nicht einmal für Ihr und Ihrer Gattin vorzügliche Photographien gedankt, die uns soviel Freude gemacht haben, und Ihnen
nicht gesagt, mit welcher freudigen Theilnahme ich der günstigen
Wendung zugeschaut habe, welche die Geschicke der Station neuerlich genommen haben. Sie wissen, daß wo ich glaube nachhelfen zu
können, es an meinem Worte dabei nie gefehlt hat. Göppert und seine Frau waren ja wohl der Ihnen von Keudell angemeldete angenehme Besuch, und ich berichte Ihnen gern, daß sie beide gänzlich gewonnen sind, die liebenswürdige kleine Frau scheint ja den Steamerino mehr genossen zu haben, als bisher, unsere beiden Gattinnen
ausgenommen, irgend eine Dame von der ich hörte.

Aber nun zu der v. Kennel'schen Angelegenheit zu kommen, wenn
es dazu noch nicht zu spät ist: Geld ist natürlich da, und sollte es bis
zum 1. April auch knapp werden, so fließt alsdann doch der frische

141

Quell. Es kommt lediglich darauf an, daß Peters sich dafür interessire, oder wenn Jemand anders, Reichert, Virchow oder Pringsheim den Vorschlag macht, sich nicht dagegen auflehne. Wenn Hr. von Kennell [sic!] gleichzeitig an die Akademie — Prof. Auwers, 103 Lindenstr., ist jetzt vors. Secretar bis Ende April — und an Peters schriebe, wäre es glaube ich das beste. Das nimmt Peters die Möglichkeit, ihn im Stillen abschläglich zu bescheiden. Dazu ein Brief von Ihnen an Virchow wäre vielleicht nicht unzweckmäßig. Sie sagen nicht in Ihrem Schreiben, ob Hr. v. Kennel auch um den akademischen Tisch zu petitioniren beabsichtige, welcher ja leer steht, oder ob Sie ihm einen andern Arbeitsplatz einzuräumen gedenken. Ich glaube daß es gut wäre, diesen Punkt im Schreiben an die Akademie in's Klare zu setzen. Dr. v. Kennell [sic!] muß seine Specimina eruditionis beilegen — das wirkt immer gut.

In meinen Versprechungen eines Apparates um den Zitterrochenschlag vortheilhafter abzuleiten, bin ich etwas unüberlegt gewesen. Es geht doch vielleicht, aber gut nur unter der Bedingung, daß das Thier es leide, daß ihm eine metallische, oder mit Stanniol beklebte Guttaperchaplatte unter den Leib geschoben werde, und daß es darauf einige Zeit ruhig liegen bleibe. Dann würde man, indem man ihm einen zweiten leitenden Deckel aufsetzte, den Schlag in ungemeiner Stärke von beiden Deckeln ableiten können, ganz wie ich es am Zitterwels mit meinen „Mumiensargdeckeln"[193] erreichte. Lassen Sie also einmal den Versuch machen, was Torpedo zu jener Procedur sagt. Natürlich wird sie schlagen, während man ihr die Schüssel unterschiebt, darauf kommt aber nichts an, wenn sie nur nachher still darauf liegen bleibt, und das Unterschieben sich reinlich bewirken läßt, ohne daß zuviel des groben Kieses, mit welchem der Boden des Troges bedeckt war, zwischen den Bauch des Fisches und das Blech geräth. Dies würde zwar dem Erfolg des Versuches nicht schaden, aber das Thier würde beim Aufsetzen des Deckels mehr als nöthig gequetscht und gereizt.

Nachdem ich mich Ihnen gegenüber so schnöde benommen, wage ich kaum, Sie um eine Gefälligkeit zu bitten, um so weniger, als ich mir ein Gewissen daraus mache, Sie mit Aufträgen nicht wissenschaftlicher Art zu behelligen. Ich bin aber von Ihrer wohlwollenden Großmuth überzeugt, und unterfange mich daher, Sie zu quälen. Ich möchte Moritz Meyer, der mich mit dem constanten Strom wieder in einen verhältnißmäßig erträglichen Zustand versetzt hat, und dem ich kein Geld anbieten kann, gern ein Kunstwerk als Zeichen meiner

Dankbarkeit verehren. Nun sahen wir in Neapel in einem der Bronzeläden so schöne Sachen, daß ich meine ich könne nichts Besseres thun, als eine Statuette, oder ein Paar davon, kommen lassen. Haben die Leute wohl einen Preiscourant mit Angabe der Größe? Meine nächste Bitte wäre, daß Sie mir solchen Preiscourant schickten oder schicken ließen. Wenn kein Preiscourant existirt, wird meine Bitte freilich viel lästiger, denn dann müßte ich Sie schon damit plagen, mir vorzuschlagen, was sich im Bereiche von 225–250 M. wohl dort erwerben ließe.

Ich staune über meine Unverschämtheit; allein auch sie ist ein Werk meines heruntergekommenen Zustandes und ein Symptom meines Abrutissement.

Ich wünsche Ihnen und Ihrer liebenswürdigen Frau Gemahlin in diesem Jahre die Erfüllung aller Wünsche die Sie beglücken können, und ich möchte meine Frau und ich könnten Sie am Posilipp besuchen. Leben Sie wohl, und häufen Sie glühende Coaks auf mein Haupt!

Ihr trotz aller Untreue im Schreiben

getreuer

E du Bois-Reymond

Dohrn an du Bois-Reymond

Stazione Zoologica di Napoli
14. Januar 1879.

Verehrtester Herr GehRath!

Weder zürnen, noch tadeln, nicht einmal bedauern darf ich Sie, sondern mich nur bedanken, dass Sie mir in einem so liebenswürdigen u. ausführlichen Brief auf meine mehrfachen Scripta geantwortet haben. Wahr ist es freilich, dass ich mir Ihr Schweigen nicht anders erklären konnte, als durch endlich zum Ausdruck gekommenen Unmuth über meine nie enden wollenden Anliegen u. Angelegenheiten, — und wenn Sie mir gestatten auch von meinen Uebelstaenden zu sprechen, so möchte ich sagen, dass von allen Quaelereien, die mir mein selbst gewählter Beruf auferlegt, keine grösser ist, als das stete Bewusstsein, durch mich selbst eigentlich nichts zu vermögen, sondern nur als Kreuzungspunkt so vieler fremder Willen und Dispositionen dazustehen, für deren Convergenz und bereitwillige Activirung ich verantwortlich bin. Solches Bewusstsein schlägt bei der geringsten Annäherung nervöser Abspannung in thätiges Misstrauen über und verdirbt alsdann alle normale Auffassung der Verhältnisse; setzen Sie dazu noch das Unerhörte von elfwöchentlichen fast ununterbrochenen Scirocco-stürmen, — so werden Sie mir verzeihen, wenn ich Ihr Schweigen eher zu Lasten meiner allzu häufigen Zumuthungen an Ihren Beistand, als auf eine, noch nie von mir erprobte oder erfahrene Verzögerung Ihrer Correspondenz schob. Dass ich mich getäuscht, ist mir natürlich doppelt erfreulich, und dass ich aus Ihrem eignen Briefe und noch mehr aus dem von Ihrer Frau Gemahlin an meine Frau gerichteten höre, wie Ihre Gesundheit sich so wesentlich gekräftigt hat, lässt mich auch hoffen, dass Sie in Bälde mit der erdrückenden Geschäftslast den unvermeidlichen struggle for existence kaempfen und als Sieger daraus hervorgehen werden.

Bezüglich Ihrer Statuetten-Wünsche erlaube ich mir folgenden Vorschlag: der tanzende Faun, der Silen, und der Narciss kosten zusammen ca. 250 M., resp. 140 lire, 100 lire, 100 lire. Dann bliebe noch

Verpackung u. Transport. Wünschen Sie nun letztere in die mir bezeichnete Summe von 225–250 M. eingeschlossen zu sehen, so würde der Silen oder der Narciss wegfallen müssen. Bitte um Instruction. Mühe macht mir die ganze Sache nicht im Geringsten, so dass ich nicht einmal davon die Belohnung habe, einmal irgend etwas Ihnen zu Gefallen thun zu koennen, das mich etwas kostet. Und damit meine Schulden Ihnen gegenüber ja nicht abnehmen, versehen Sie mich sofort mit ausführlichen Angaben über die Behandlung der Torpedo. Die Sache wird von uns ausgeführt werden, sobald die sehnsüchtig erwartete Entscheidung in Berlin gefallen ist, die uns entweder einen ganz neuen und glaenzenden Weg eröffnet, oder aber zu Reductionen zwingen wird, deren Ende nicht abzusehen waere.

Und einmal bei diesem Capitel angekommen, erlauben Sie mir wohl die Bitte auszusprechen, Sie möchten Ihrer definitiven Statuetten Order in zwei Worten eine Andeutung beifügen, ob die günstige Wendung, von welcher Sie in Ihrem Briefe sprechen, auf die Intervention Keudell's oder ob sie sich auf eine neuerdings geschehene Consequenz der letzteren bezieht. Ich bin nämlich so völlig im Dunkeln darüber geblieben, dass ich bereits die Koffer gepackt habe, um more solito in Berlin einzutreffen und dafür zu sorgen, dass meiner Sache weder die erforderlichen Beine noch die ausgleichende Beredtsamkeit fehle, von deren Nothwendigkeit ich auch jetzt noch sehr durchdrungen bin. Dr. Siemens' letzte Nachricht ging dahin, dass Minister Hofmann immer noch der Sache den Rücken kehrt, und mit Argumenten zu behandeln war wie „Interessen der Fischzucht" „wissenschaftl. Vorarbeiten ersparen viel Subvention der Fischzüchter"[194], — was erstens sehr zweifelhaft ist, und zweitens von uns so gut wie gar nicht berücksichtigt werden kann. Auch in Reichstagskreisen sind so mancherlei Drücker zu üben, — der stets allweise Lasker bedarf sehr energischer Versicherung, dass die Koryphaeen der Deutschen Wissenschaft auf die Station mit Neigung u. Hoffnung blicken, und wenn auch Bennigsen <u>sehr energisch</u> für mich einzutreten gesonnen ist, so halte ich an alten Erfahrungen fest, dass ein Besuch von fünf Minuten oft mehr zur Entzündung der Energie thut, als ein, — vielleicht unachtsam — bei Seite gelegter noch so langer und pressirter Brief. Sollten Sie mir also, — und darum bitte ich bescheidentlichst, — nicht mit klaren Worten sagen koennen: ihre Forderung ist vom Bundesrath gebilligt, — so muss ich nach Norden, will ich mir nicht selbst Schuld geben, wenn ich noch einmal zurückgedraengt werden [sic!]. Meine Reise würde zunächst nach Rom gehen, wo ich zum ersten Mal auch in alle Kreise der Wissenschaft u. Politik die Station hineindraengen will. In der That ist nicht Ihre, in Ihrem Briefe geäusserte Vermuthung, der von Keudell mir telegraphisch angemeldete Besuch sei Goeppert gewesen, die richtige, sondern die meinige, dass Sella kommen wollte. Das erbärmliche Wetter am bezeichneten Tage und darauf die Attentatsgeschichte und folgende Ministerkrise haben mich um den Besuch gebracht. Keudell schreibt mir aber, dass Sella sein langes Mémoire über die Station gelesen und davon so berührt war, dass er sofort die Sache in die Hand nehmen wollte. Nun muss ich in Rom diese guten Dispositionen, so wie manche andre, zu Gelde machen, — sogar buchstäblich.

Fernerhin würde ich anfragen, ob es genehm waere, wenn ich einige gedruckte Bogen u. Tafeln der ersten der grossen Monographien der Akademie einsenden würde (die erste betr. Ctenophoren (Venusgürtel etc.) von Dr. C. Chun in Leipzig gearbeitet) und daran die Bitte anknüpfte zur Herstellung dieser und aller weiteren, ziemlich rasch sich vermehrenden Monographien, aus denen das grosse Stationswerk: Fauna & Flora des Golfes v. Neapel u. d. angrenzenden Meeresbezirke, mit einem laufenden Beitrage von 3 000 Mk bedacht zu werden? Komme ich nach Berlin, so ist dann die beste Gelegenheit, auch diese Sache so weit zu fördern, wie sie sich Diis faventibus bringen liesse, — brauche ich aber nicht die 29 ste Wanderung über die Alpen anzutreten, so waere ich mit einer gelegentlichen Anweisung über Thunlichkeit oder Unthunlichkeit solcher Beisteuer sehr befriedigt. Von Preussen, i. e. Falk bekomme ich 3 000 M., ein Betrag, der wohl sogar erhöht werden kann, wenn dringende Bedürfnisse vorliegen. Aber da unsre Publicationen theuer sind, auch Honorare, d. h. Aufenthaltsverlaengerungen im Interesse der erschöpfenden Bearbeitung der einzelnen Gruppen unvermeidlich werden, so werden „dringende Bedürfnisse“ schwerlich so leicht ausbleiben. Dass andrerseits in diesen langathmigen Monographien ein besonders vortheilhafter Zuwachs zu der zoologischen Literatur der Gegenwart zu sehen ist, glaube ich dreist versichern zu dürfen, — der Gegenstand wird eben nicht blos auf brennende Fragen hin gekitzelt, — sondern er wird in gutem Sinne zu Tode gehetzt. Ueber ein Dutzend solcher gründlicher Arbeiten sind im Gange, und ich hoffe Ehre damit einzulegen, — wenn uns nicht noch vorher durch die Dinge oder die Menschen das Lebenslicht ausgeblasen wird. Indess so leicht soll das Niemand werden. Mir ist durch Siemens auch hinterbracht worden, dass Minister Hofmann mich meine Hoffnung auf Unsern Fritz hat gründen geheissen, — in hoc signo vinces, — aber damit hat es ja wohl noch gute Wege. —

Hr. v. Kennel ist instruirt, und da ich auch ein Interesse an seinem Kommen habe, werde ich sowohl bei Peters wie bei Virchow fürsprechen. Für den Akademie-Tisch wird ein andrer Bewerber, Professor Hertwig[195] aus Jena, auftreten; ich hoffe er wird keine Schwierigkeiten haben, da er zweifellos einer unserer brillantesten Arbeiter ist, und noch dazu ein Renegat, der anfaenglich, von Haeckel influenzirt, der Station den Rücken kehrte. Ueberhaupt haben in diesem Jahre drei reuige S—— (soll heissen Sünder) Umkehr geleistet und singen jetzt statt krittelnder Moquerieen begeisterte Hymnen über die unerwartete arbeitserleichternde Kraft des Instituts.

Und nun sage ich nur noch, dass ich über die Maassen erfreut sein würde, koennten die Träume vom Erwerb des Posilipp-Schlosses Wahrheit werden, und Ihre gehorsamen Diener Marie u. Anton Dohrn noch einmal in die Lage kommen, Ihnen u. Ihrer verehrten Frau eine würdige Gastfreundschaft zu erweisen. Warum auch nicht? Sie werden hierher kommen ohne Sciatica und dann erst ganz des Golfes inne werden, — von dessen Schönheiten wir Jahr für Jahr neue Einsicht und damit neue Motive zum immer wiederholten Dank für den herrlichen Vaporetto gewinnen. Und dass die erfolgreichsten Dredgezüge immer diejenigen sind, auf denen irgend eine einflussreiche Berliner od. sonstige Persönlichkeit gefangen wird, — dies vorausgewusst zu haben, rechne ich mir zu einem meiner besten Aperçu's im ganzen Verlaufe dieser wissenschaftlichen Abenteurerei, und erprobte ich wieder beim Goeppert'schen Besuche. Ich glaube, auch Helmholtz' kühles Gemüth hält den Dampfer in freundlicher Erinnerung.[196] Bleibt nur noch übrig, dass er mit Mommsen an Bord eine neue Inschrift auffindet, oder für einen neuen Delphin oder neue Oligocaene Formationen zu verwerthen ist, um auch seine letzten Neider zu tilgen.

Zum Schluss grüsst die ganze Familie, zu der jetzt auch Master Wolfgang zu rechnen ist; Bogus bedauert, dass er sein Korallenfischen des scheusslichen Wetters halber unterbrechen musste, verfolgt aber umso lebhafter die Spuren Girly'schen Andenkens, — und Mas foemina verbleiben, was sie seit langem sind

Ihre treu ergebensten

M. & A. Dohrn

Dohrn[197]

[Februar 1879]

1. Während früher 4–5 Naturforscher resp. Zoologen am Mittelmeer arbeiteten hat die Zool. Station die Durchschnittszahl auf 25 im Jahr erhöht. Und dies Jahr 1879 wird wenigstens 30–35 dort vereinigen.
2. Hiedurch ist die Production um das Sechsfache gesteigert. Aber da zugleich die Arbeitskraft jedes Einzelnen durch die Hilfe, Bequemlichkeit, Einrichtung ecc. die er in der Zool. Station findet <u>mehr</u> als verdoppelt wird kann man die Steigerung der Production dreist auf das 12 fache veranschlagen. Und das geht mit jedem Jahre crescendo.
3. Durch die Versendung kunstgerecht conservirten Arbeitsmateriales steigert die Anstalt noch weiter die wissenschaftl. Production in beträchtlicher Proportion.

––––––––

4. Die eignen Leistungen beziehen sich auf Untersuchungen, welche jahrelange Ausdehnung erfordern, das Zusammenwirken vieler Einzelner, unter gemeinsamer Leitung, das Vorhandensein einer grossen Operationsbasis, die wie eine Art Arsenal fungirt. Grosse Bibliothek, umfassendes Personal. Localkenntniss. Taucher-Experimente. Untersuchungen über Lebensvorgaenge, Wachsthum ecc.
5. Drei Publicationsreihen 1, Mittheil. a. d. Zool. Station zugleich Repertorium f. Mittelmeerkunde. 2, Fauna & Flora des Golfs v. Neapel u. d. angrenzenden Meeresabschnitte. 3, Zoologischer Jahresbericht (40 Mitarbeiter) — Von der Fauna werden 2 Monographien gedruckt, 12 sind in Arbeit.

––––––––

6. Indirecter Nutzen. Verkehr der arbeitenden Forscher, Abschleifung der Einseitigkeit der Schulen, Daempfung der Polemik, Vortheile für die Ausbreitung der Methoden, gegenseitige Hilfeleistung beim Arbeiten, anspornendes Beispiel für die zurückgebliebenen Nationen.

———

7. An vorliegenden Arbeiten die in der Station gemacht kann man an 100 nennen, zerstreut durch alle Zeitschriften Deutschlands, Englands, Italiens, Hollands, Russlands, Schweiz u. Oestreich's. Bei weitem die Majorität haben die Deutschen, welche mehr als $^2/_3$ der Arbeiter gestellt haben.

———

8. Der ganze wissenschaftl. Stab der Station sind Deutsche. Vortheil für die Deutschen Universitäten, dass ihre späteren Professoren dort 1–2 Jahre lang durchaus vertraut mit der Marinen Zoologie werden.

LXXVIII

Dohrn an du Bois-Reymond

[Napoli] 9. April 79.

Geehrtester Herr Geh. Rath!

Heut muss ich in sehr kurzen Sätzen schreiben, da mir im Hause ein schweres Schicksal sich vollzieht. Der Zwillingsbruder meiner Frau[198] ist mit so schwerer Lungen-Erkrankung gekommen, dass mein Arzt ihm nur noch wenige Monate gibt. Was das heisst, für meine arme Frau und ihren alten einsamen Vater, der in den letzten Jahren schon Frau u. Tochter verlor, brauche ich Ihnen nicht zu sagen.

Im Raum beschränkt bei solchen Ansprüchen an Haushalt, an Kraft einigermaassen erschöpft durch die Berliner Campagne, und mit erneut aufgezwungener Resignation, wiederum nicht wissenschaftlich arbeiten zu koennen, sondern die ganze Energie auf die Gemüths- und menschliche Seite zu wenden, um die Meinigen zu stützen, habe ich einige Tage verstreichen lassen müssen, ehe ich selbst versuchte, ein Preisverzeichniss der Bronzen zu finden, wie es meine Frau in meinem Auftrage nicht hatte finden koennen. In der That gibt es keines, sondern der Preis wird viva voce vereinbart auf gut Neapolitanisch. Ich muss also Ihre Autorisation erbitten, zu fest umschriebenem Preise zwei oder wenn Sie wollen drei Stücke auszuwählen, die sich auf einem Berliner Camin oder Spiegel-Console gut ausnehmen. Das wird sich, wenn Sie sonst Vertrauen zu meinem Tact in solcherlei Sachen haben, leicht machen lassen. —

Ich eile, dies zu schreiben, und bitte um Entschuldigung Vieles Andre heut nicht zu sagen, das mir sehr nahe liegt und mir ein grosses Bedürfniss waere, wenn nicht das schwarze Verhaengniss mich nach andrer Richtung draengte. Nur so viel sage ich: dass ich in Berlin triumfirte, danke ich Ihnen in erster Stelle, und dass ich jetzt nicht in heilloser Situation mich befinde bei der erneuten Zerstörung der innern Ruhe danke ich dem gewonnenen Resultate. Sapienti sat.

Mit allen herzlichsten Wünschen u. Grüssen

Ihr dankbar ergebner

Ant Dohrn

150

Dohrn an du Bois-Reymond

Ischia. 9. Juni 1879.

Geehrter Herr GehRath!

Das Interim fit aliquid hat mal wieder seine ganze Macht gegen mich u. die Meinen ausgespielt.

Kaum waren meine Frau u. ich zwei Tage in Rom und rüsteten uns zu einer langsamen Fuss- u. Wagen-Wanderung nach Napoli, als uns eine Depesche meines Schwiegervater's nach Napoli rief mit der Mittheilung meiner Frau Zwillingsbruder werde, schwer erkrankt an Bronchitis in Neapel seine Heilung suchen. Sehr besorgnisserregende Briefe gingen der Ankunft des jungen Mannes voraus, der dann schliesslich selber kam und von seinem Vater auf dem Bahnhof nicht erkannt wurde, — so hatte ihn die Krankheit schon verwüstet. Die Diagnose unsres Arztes lautete denn auch völlig hoffnungslos: Peribronchitis, Alveolitis caseona, rechterseits, Lungenspitzencatarrh links, Cavernenbildung u. Analfistel, — Prognose: in 2 Monaten ist es zu Ende.

Es hat nicht 2 volle Monate gedauert. Am 25sten Mai haben wir ihn beerdigt.

So hat nun jedes Jahr unsrer Ehe einen Trauerfall für meine arme Frau gebracht: Mutter, Schwester, Kind u. Bruder. Ihr Vater ist jetzt mit uns hier in Ischia, wohin ich die ganze Familie für den Sommer translocirt habe.

Der Todesfall und seine vorhergehenden traurigen Zustaende, die darauffolgende Erschlaffung aller Lebensenergien und die plötzlich eingetretene Sommerhitze sind denn auch dafür verantwortlich zu machen, dass ich so lange nichts von mir habe hören lassen.

Ich habe vergeblich auf den Auftrag gewartet, Bronzefiguren zu kaufen, und erneuere umso mehr mein Erbieten, als ich noch die Apfelsinen-Affaire gut zu machen, d. h. von Ihnen die Fracht-Rechnung

zu erbitten habe, welche der Hamburger Spediteur die Ungeschick-
lichkeit hatte, Ihnen zuzuschicken. Zugleich gehen nächster Tage per
Hamburger Dampfer zwei Colli an Ihre Addresse ab, welche diesmal
hoffentlich ohne weitere Impicci an Sie gelangen werden und Ihnen
die Erinnerung an die schoenen Wochen erneuern, womöglich zur
Wiederholung derselben auffordern sollen, die bei meiner Frau u.
mir so lebhaftes und freudiges Andenken hinterlassen haben. Sie
werden mir die Lebhaftigkeit meines Wunsches, wieder mit Ihnen einige Wochen hier umher, — ja ich möchte sagen umherleben zu
koennen doppelt glauben, wenn ich Ihnen erzähle, — natürlich sub
rosa, sub rosissima, — dass das jetzt in Italien anwesende Akademie-
Mitglied [199] neulich nach Ischia bei herrlichstem Wetter auf dem Vaporetto fuhr, und dass seine Ehehälfte während der prachtvollsten
Fahrt, wo alles in Sommerglanz strahlte und der Golf wie eine
einzige blaue Grotte erschien, — die NationalZeitung las, sogar vor-
las!! Ich werde nächstens auf den Dampfer die Inschrift setzen:
Μη δεὶσ ἀγωσϑητὸσ ε'ισίτω! [200]

Und um die Gemahlin nicht allein zu lassen in dieser Sinnesweise,
wünschte ♂ sich einen Leierkasten nach Berlin mitzunehmen! Sie
erinnern Sich gewiss der nervenzertrommelnden Strassenklaviere,
die Einem beim Arbeiten die Kerne aus den Ganglienzellen quet-
schen koennen. ♀ fügte dem Wunsche erklärend bei: ja, denn man
will doch bei Bällen nicht seinen Bechstein solchem gewöhnlichen
Tanzmusiker geben, *καὶ τὰ λοιπὰ*. [201]

Dies schreibe ich hier Angesichts des Meeres-Armes, der Ischia
von Vivara u. Procida trennt. Mein Fenster ist zwanzig Schritt von
den kleinen, vom Seewind herangespülten Wellen entfernt, die ihr
frisches Rauschen erquickend durch die schon ziemlich hoch gestie-
gene Juni Sonnenwärme herüberschicken. In einer Stunde werde ich
mich hineinwerfen und Boguslaw Schwimmstunde geben, — der
Kerl lässt mir keine Ruhe, bis er mit mir zusammen schwimmen
kann. Dass er ein kleiner Seeteufel würde, war vorauszusehen, — der
Vaporetto ist sein Paradies, er geräth in Freudenkraempfe wenn er
ihn hinter Procida hervorleuchten sieht, und da er doch über kurz
oder lang mal in's Meer purzeln wird, so ist es gut, wenn er früh
schwimmen lernt, was noch dazu seiner aussergewöhnlichen Körper-
kraft sehr angemessen ist. Ich komme jetzt ziemlich oft hierher, nicht
blos der Familie halber, sondern weil wir in [sic!] Sommer Ischia's
Umgebung genauer studiren wollen, um zu erforschen, was hier Alles für unsre Zwecke zu erarbeiten ist. Jetzt ist die Forio-Seite speciell

in Untersuchung, und oft fahre ich an Ihren Aussichtspunkten von
Hôtel Bellevue vorbei und gedenke des Tages, als zum ersten Male
wir von da oben den kleinen Punkt im Meere sahen, wie er die Flut
theilend näher kam, und Hr. Dr. Eisig seine Unpünktlichkeit mit seinen Schlafbedürfnissen entschuldigte.

Neulich machte ich mit dem Grafen Solms (Botaniker)[202] einen
langen Spaziergang von hier nach Casamicciola und über die Berge
zurück, wobei wir beide lernten, was eine Vulcan-Insel ist. Zwei
Stunden zu spät kamen wir an, weil wir immer unberechnet liessen,
dass schmale, aber tiefe und weit einschneidende Schluchten unsern
Weg unterbrachen. Aber schön war es über alles Sagen, und der
Blick vom Monte Rotaio eine wahre Farben-Symphonie.

Koennt' ich Ihnen nur schon sagen: die Villa ist unser, kommen
Sie und seien Sie mit Ihrer Frau Gemahlin unsre Gäste! Näher ist es
ja gerückt, aber ich bin doppelt vorsichtig, mich nicht von Neuem in
die Klemme zu operiren, — und dem immer auf der Lauer liegenden
Geist des Neides und der Schmähsucht Gelegenheit zur Uebung seiner störsüchtigen Kraefte zu geben. Vielleicht gelingt es mir aber das
Ding ganz u gar aus Privat-Mitteln zu erwerben, — und dann weiss
ich sicher, dass Sie Sich aufsetzen werden um ohne Schwefelbäder
hier wohler zu sein, als mit ihnen.

Meine Frau will Ihrer Frau Gemahlin selbst schreiben, so habe ich
nur noch die herzlichsten Wünsche für Ihre Gesundheit und die besten Grüsse Ihrem ganzen Hause zu senden.

Ihr unveraenderlich ergebner

Anton Dohrn

LXXX

du Bois-Reymond an Dohrn

‹1879 (10)›[203]   15 Neue Wilhelm Str.
                                    Berlin, N. W.
                                    25. Juni 1879.

Geehrtester Herr und Freund,

Ich war Ihnen schon wieder einen Brief schuldig geblieben, als Sie durch Ihren letzten, vom 9. d., feurige Kohlen auf mein Haupt häuften. Nehmen Sie zunächst die Versicherung meiner herzlichen Theilnahme an dem häuslichen Ungemach, welches Sie traf, als Sie nach der aufreibenden Zeit in Berlin so sehr der Ruhe und Behaglichkeit bedurft hätten. Es ist aber immer besser, wenn zum Guten etwas Schlimmes sich gesellt, als wenn das Schlimme zum Schlimmen kommt, was auch ein bekanntes Spiel des Schicksals ist, wie schon Hamlet's Onkel und Stiefvater wußte. Nun, ich bin schließlich wohl fast so froh gewesen wie Sie, daß die Petition im Reichstag guten Erfolg hatte, und es war doch eigentlich eine großartige Action, wie sie in keinem anderen Parlamente gut möglich gewesen wäre, als in dem deutschen, trotz allen seinen Fehlern, die augenblicklich recht ernstlich hervortreten. In der Akademie habe ich seitdem die Geldbewilligung für den Dr. von Kennel zu gutem Ende geführt, auch bekomen [sic!] Sie im Herbste den Dr. phil. Brandt[204] aus meinem Institut an den akademischen Tisch, der ein sehr tüchtiger Kenner „kleinsten Lebens" ist. Nichts ist überzeugender beim Pöbel als der Erfolg, und ich bemerke mit Vergnügen, daß seit Ihrem Sieg im Reichstage die Station allgemein als eine famose Schöpfung des deutschen Genius acceptirt wird, während man vorher nicht selten auf Naserümpfen stieß.

Ich habe neulich einmal, zufällig, den Mandarinen-Frachtbrief unter meinen Papieren entdeckt, nach welchem ich, als Sie in Berlin waren, vergeblich suchte. Ich schicke ihn Ihnen nachträglich, da er Ihnen immer noch helfen kann, dem Hamburger Spediteur auf's Dach zu steigen, der Ihnen und Ihren Freunden den Spaß verdorben hat:

154

aber mit der Bitte, die Frage der Auslagen auf sich beruhen zu lassen. Es kann ja auf solche Kleinigkeiten nicht anders ankommen, als in dem Sinne, daß der Spediteur nicht Ihren Weisungen nachkam. Mit freudiger Erwartung sehe ich den Kisten entgegen, die Sie mir per Hamburger Dampfer melden, und danke im Voraus für den unbekannten Inhalt. Ich wünsche, daß diese Sendung sicherer ankomme, als eine andere, auf die ich auch aus Hamburg warte, und die längst da sein sollte. Dr. Finsch [205] hat mir aus Nordamerika drei Dutzend der größten Bullfrog's geschickt, an denen ich höchst wichtige Versuche vorhabe, die an den hiesigen Fröschen, auch den größten, ihrer Kleinheit halber fast unausführbar sind; bis jetzt ist nichts angelangt. Dr. Hermes hat mir versprochen, mir aus Triest Torpedines zu schaffen, er behauptet es ganz sicher zu können und thatsächlich bringt er von dort sehr zarte Formen mit gutem Erfolg her.

Was die Bronzen betrifft, so muß ich sehr entschuldigen, nicht eher von Ihrem gütigen Anerbieten Gebrauch gemacht zu haben. Wie die Sachen stehen, bitte ich Sie also mir zwei Figuren aussuchen zu wollen, welche zusammen ein Kamin oder Spiegelconsol zu zieren geeignet sind, und zusammen den Preis von 225 M. = 75 Thlrn nicht überschreiten. Gut wäre es, wenn sie auf Marmorsockeln ständen. Auch eine einzige größere Figur zu gleichem Preis auf Sockel wäre mir recht; drei scheint mir nicht zu passen. Die Figuren sind für den Dr. Moritz Meyer bestimmt, der mich im vorigen Sommer mit dem constanten Strom von der Ischias befreite. Von seinem Geschmack weiß ich nichts: die Kallipygos und den tanzenden Faun, der Cymbale hält, den Fuß hebt und rückwärts blickt, ich meine aus der Tribune in den Uffizii, muß ich ausschließen, weil ich sie schon einmal an Bardeleben [206] für Dienste in Sachen meines Hüftgelenkes, verschenkt habe.

Ihre Schilderung des Golfo incantevole und Ihre Einladungen wieder hinzukommen kann ich leider nur mit einem schmerzlichen Seufzer der Entsagung beantworten. Die südamerikanischen Verhältnisse sind Schritt für Schritt so zerrüttet geworden, und haben schließlich durch den Krieg zwischen den elenden kleinen Staaten eine so verzweifelte Wendung genommen, daß ich gar nicht daran denken kann, zu reisen. Seit 1873 bin ich schon nur einmal, damals, 1877, gereist; es wird auf lange Jahre das letzemal gewesen sein, da die Kinder immer mehr kosten, und ich von Steuern aufgefressen werde. Laissons-cela, es ist das widerwärtigste Thema, um so mehr, als die Welt sich längst darauf capricirt hat, daß ich fürstlichen Reichthum besitze, womit namentlich unsere Freundin vom peleponnesischen Kriege mich immer scheußlich geärgert hat.

Die politischen Conjuncturen sind jetzt hier sehr fatale, und es ist recht gut, daß Ihre Angelegenheit relativ gesichert ist. Hobrecht hat seine Entlassung eingereicht, Windhorst [sic!] und Hr. v. Frankenstein [sic!][207] schicken sich an das Reich zu regieren, Falk packt schon ein, und die einzige Hoffnung ist die sehr unwahrscheinliche Meinung, daß der Reichskanzler jetzt auch die Clericalen dupiren, um sie wieder zu verstoßen, den Tag, nachdem er mit ihrer Hülfe seine finanziellen Ziele erreicht haben wird.

Bei der goldenen Hochzeitsfeier war Möbius[208] hier, er hat einen commissarischen Ruf nach Mauritius um dort eine naturwissenschaftliche Anstalt mit einem Aquarium zu errichten. Die Regierung hat ihm vorläufig den Urlaub verweigert, doch denke ich daß die Akademie ihn ihm nachträglich verschaffen wird. Wissen Sie keinen Zoologen, den man hier neben Peters herberufen könnte? Es wird wirklich dringend nöthig, und selbst Peters wird bei seiner Gottähnlichkeit bange.

Leben Sie wohl und schreiben Sie mir, ob sich Torpedo ein Blech unterschieben läßt, so daß sie darauf liegen bleibt.

Ich grüße Ihre Frau.

Ihr

E du Bois-Reymond

LXXXI

Dohrn an du Bois-Reymond

[Napoli] 27. Juli 1879.

Geehrtester Herr GehRath!

Dass ich so lange habe warten lassen mit der Ausrichtung des Bron-
zen-Auftrages haben die Bronzen selbst verschuldet, die nicht vorräthig waren. Ich habe mich auf die beiden Discuswerfer capricirt, die
gewiss ein richtiges Duett bilden, und auch noch nicht so abgeleiert
sind, wie Narciss, der tanzende Faun, der Silen etc.

Um mich auch gegen die etwaigen Kritiker von der andern Klasse
zu decken, wollte ich mir das Placet des Museum-Directors erholen,
aber selbiger befindet sich in den Abbruzzen, — so nehme ich also
den Beirath eines hiesigen gescheidten Bildhauers in Anspruch, um
meine Augen, die zu „welt- und erdgemäss" sind, um die himmlischen Offenbarungen der Archaeologie capiren zu koennen, gegen
unvermeidliche Kritiker sicher zu stellen.

Mit dem Preise bin ich noch beschäftigt, — was einem Neapel-
Kundigen als sachgemässer Ausdruck erscheint; ich denke zwischen
2 u. 300 lire zu fallen, jedenfalls unter das von Ihnen bezeichnete Ma-
ximum. —

Für Ihre und Ihrer Frau Gemahlin Antheil an dem schmerzlichen
Verlust, den meine Frau und wir Alle erlitten haben, lässt sie herzlich
danken; leider bestätigte Ihr Brief, was wir schon befürchtet hatten,
dass auch Ihnen durch die chilenisch-peruanischen Bestialitäten die
Kreise gestört werden, und ein auf lange wirkendes Hemmnis bereitet wird. Dass damit auch eine neue Reise in's gelobte Land Italien
zerschossen wird, bedauern wir sehr, halten aber an der Hoffnung
fest, dass sie nur verschoben, und vielleicht auf den Zeitpunkt verschoben ist, wo die natürliche Entwicklung meiner Sache die bewus-
ste Terrain-Ausdehnung erforderlich gemacht haben wird, die ich so
lange voraussehe und erstrebe.

Sie koennen denken, dass ich meine Haupt-Anstrengungen jetzt
auf intensiveste wissenschaftliche Leistungen richte. In der That wird
in der Station gearbeitet, dass es eine Lust ist. Gebe man mir drei
Jahre Frist, — dann aber werden ausgebreitet vor der Welt so wohl
gerundete grosse Arbeiten liegen, dass Jedermann begreifen wird,
warum die Station so lange stumm blieb. Das Material strömt uns
jetzt in solcher Weise zu, wie es früher nie gesehen worden, und da
wir neulich den Beginn mit dem Taucher-Apparat [209] gemacht haben, bietet sich uns ein neues, schier unabsehbares Feld der Erobe-
rungen dar, das noch dazu im höchsten Maass amüsant zu durchfor-
schen ist. Wir sind so eben auch mit dem Umbau des Aquariums beschäftigt, dessen wissenschaftliche Ertraegnisse vergrössert werden
sollen durch consequentere Züchtungen, als wir bisher im Stande waren zu beschaffen. Der Hauptzug der Erneuerung wird darin bestehen, die Felspartieen welche bisher die Bassinwaende bekleideten
nicht auf die letzteren fest zu cementiren, sondern aus beweglichen
Tafeln herzustellen, die beliebig entfernt werden koennen. Es siedeln
sich nämlich eine so grosse Zahl von Geschöpfen auf diesen Felsen
an und wachsen so lustig darin fort, dass wir den Plan gefasst haben
specielle Studien über Wachsthumsgeschwindigkeiten, Licht und
Temperatur-Einflüsse, verminderten u. vergrösserten Salzgehalt und
Wasserdruck vorzunehmen, wozu sich denn eben festsitzende Geschöpfe am besten eignen. Dass es dabei nicht um rasche Ergebnisse
handeln kann, versteht sich, dass andrerseits dazu wieder ein eigner
wissenschaftlicher Beamter erforderlich wird, der die Resultate beobachtet und bucht, gleichfalls, — aber nach dem diessjährigen grossen Parlamentssiege glaube ich an den dauernden Bestand der Sache,
habe auch Hoffnung Italiens Beisteuer wachsen zu sehen, in Oestreich regt sich allgemein der Wunsch, wieder beizutreten, — kurz ich
fühle günstiges Fahrwasser.

Gestern kam ich aus Rom zurück, woselbst ich drei Tage lang
Hrn. v. Keudells Gast im Pal. Caffarelli war, um weitere Strategie
mit ihm zu combiniren. Er hat mir auch in Rom geholfen beim neuen
Ministerium und will auch die erste Brücke bei Ritter v. Puttkammer
[sic!] [210] schlagen, damit nicht ein Unerwartetes sich im Bundesrath
zuträgt.

Das italien. Marineministerium nimmt auch einen Tisch, um jüngere Offiziere zum Sammeln u. Conserviren ausbilden zu lassen; dadurch sollen die grösseren Reisen der Kriegsschiffe ergiebiger u.
amüsanter gemacht werden. [211] Das macht mir viel Spass. —

Auf Herrn Dr. Brandt freue ich mich; er wird viel Gelegenheit zum Arbeiten finden, ungepflügten, jungfräulichen Boden. —

Und nun empfehle ich mich, werde aber bald wieder schreiben, um anzuzeigen, dass die Bronzen abgegangen sind. Keinenfalls aber schliesse ich den Handel ab, <u>ehe ich nicht von Ihnen eine Postkarte mit Ihrem Einverständniss für den Erwerb der Discuswerfer</u> habe.

Darum bittend grüssen mas foemina

Ant. Dohrn

LXXXII

Dohrn an du Bois-Reymond

Ischia. 4. September 1879.

Geehrtester Herr Geh. Rath!

Ich denke nicht zu irren, wenn ich aus der neulichen Anzeige der bevorstehenden Ankunft des Hrn. Dr. Brandt, welche von Ihnen quâ Secretar unterzeichnet war, schliesse, dass ich auch an Sie die beifolgende Eingabe zu richten habe, welche sich auf die laengst besprochene und jetzt dringlich werdende Subvention unsrer Publicationen bezieht. [212]

Hoffentlich habe ich das Actenstück nicht in Ton u. Wendung vergriffen. Ich schrieb es hier in Ischia, wo ich eigentlich nur das Mss. meiner eignen Monographie über die Pycnogoniden (eine kleine verwandtschaftslos in der Luft schwebende Familie von Arthropoden) niederschreiben wollte, dennoch aber von Geschäften überfallen ward, und diese ganze erste Septemberwoche zur Herstellung einer Reihe von offiziellen Scripturen verwenden muss. —

Ich habe gleichzeitig an Peters ein aeusserst ausführliches Document gesandt, worin ich versucht habe, ihm etwaige Einwürfe aus der Hand zu schlagen. Da er letztlich gegen das Stipendium des Herrn v. Kennel so viel Einwendungen erhob, habe ich diesen Herren veranlasst über die Ergebnisse seiner Untersuchungen einen kurzen Bericht zusammenzustellen, den ich nun gleichfalls Peters übersandt habe. Ferner habe ich ihn gebeten, seinerseits keinen Einspruch zu erheben, wenn Hr. Dr. Spengel die von ihm für eine norwegische Reise erbetene Unterstützung zu einer zweiten Anwesenheit in Neapel verbraucht, da die hier unternommenen Arbeiten noch nicht vollendet seien u. einen nochmaligen Aufenthalt von einigen Monaten gebieterisch erheischten.

Und hier will ich mir erlauben, eine Parenthese einzuschalten: An Peters habe ich in dieser Weise über Dr. Spengel's norwegische Plae-

160

ne geschrieben, — aus Gründen, die Ihnen sofort durchsichtig sein werden. Ihnen Selbst, Hr. Geh. Rath, möchte ich vertraulicher Weise anders davon sprechen. Spengel hat zwei Jahre lang eine Sinecure als Bibliothekar bei mir inne gehabt, und ward dafür verpflichtet, für die „Fauna etc." zwei Monographien, eine kleinere über Balanoglossus, eine grössere über die Sipunculoiden zu verfassen. Er arbeitet <u>gut,</u> ist auch sehr fleissig, und hat beträchtliche Arbeitskraft. Aber er nimmt es in einer Weise leicht, mit Verpflichtungen, die mich mehrmals veranlasste, ihn derb anzufassen. Ich liess mir darum auch, als kluger Hausvater, eine schriftliche Erklärung von ihm geben, <u>was</u> er und <u>wann</u> er es mir für die Publicationen der Station liefern würde. Er hat eine einzige Arbeit eingeliefert, die auch bereits gedruckt ist, — in allem Andern hat er mich völlig sitzen lassen. Ich waere im Stande, Ihnen noch bedenklichere Unzuverlässigkeiten mitzutheilen, will mich aber einstweilen auf diesen Fall beschraenken, und darauf hin Sie ersuchen, Spengel's etwaige Forderung für Norwegen zu versagen. Ich möchte nun zwar nicht als Denunciant dabei erscheinen, da ich noch hoffen darf, Spengel in dieser Sache zur Besinnung kommen zu sehen, — aber es waere mir doch sehr lieb, wenn etwa bei Discussion der Forderung für Norwegen die Bewilligung abhaengig würde von der Vorlage fertiger Arbeiten, besonders der in Neapel gemachten. Auf diese Weise würde ohne Conflict, den ich scheue, nicht aus Besorgniss vor Spengel, sondern aus allgemeinerer Aversion gegen dergl. persönlichen Kram der doch immer eine Masse Staub aufwirbelt Spengel angehalten, seine aelteren Verpflichtungen zu erfüllen, und er müsste selbst mit dem Antrage heraus, das Geld für die Reise nach Neapel zu erbitten. Das aber wünsche ich in meinem d. h. im Interesse meiner Sache. Verzeihen Sie, dass ich darüber so ausführlich werde, aber es ist das eine Frage welche die feineren Springfedern meines Einflusses und der in meiner Stellung unentbehrlichen Autorität angeht, deren Bewahrung und Erhöhung, je breitere Bahnen ich zu wandeln habe, um so ausschlaggebender wird. Ohne Staatskunst lässt sich auch kein wissenschaftlicher Staat leiten, — verzeichen Sie, wenn der Schüler sich dem Lehrer gegenüber hierauf beruft.

Haec hactenus.

Das Bündelchen von Bronze-Photographien mit Preisangaben, als einzige Art eines Preisverzeichnisses haben Sie wohl erhalten, — auf den definitiven Auftrag, da mir die in der Grösse reducirten u. nicht gut gearbeiteten Discuswerfer doch wieder zweifelhaft wurden, bin ich fortdauernd gefasst.

Ich verfolge mit aengstlichem Interesse die Dinge in Süd-America. Deutschland wird ja noch weitere Kriegsschiffe absenden, — vielleicht fahren die Mächte überhaupt dazwischen, damit die elenden Raubstaaten zur Vernunft kommen. — Renan[213] ist wieder im Hôtel Bellevue, gesehen habe ich ihn aber nicht. Casamicciola ist ziemlich besucht, — einige Streifschüsse ricochettiren auch auf meine Einsamkeit in Ischia. Das muss ich Ihnen übrigens sagen, es ist viel luftiger hier, wo ihn wohne, als in irgend einem Hause Casamicciola's. Der Seewind streicht von 8 Uhr an bis Abends ununterbrochen, erst als Levante, dann Forano, schliesslich Maestrale über unser, ihm durchaus exponirtes Haus hin, und Abends fegt der vom Epomeo durch die Arso-Schlucht streichende Landwind grade über Loggia u. Schlafzimmer, so dass wir von der Hitze sehr wenig leiden. Anders als weiland in Portici! —

Ich freue mich, den jungen Brandt hier zu sehen, — er wird ein gewaltiges Arbeitsfeld finden! Er ist der Erste, der diesen Kleinsten gerecht werden wird in der Station.

Dass ich jetzt oft tauche, und davon entzückt bin, werden Sie bald in Zeitungen lesen,[214] — die Sache erhält für uns grosse Bedeutung und ich gebe mich ihr mit aller Energie hin: Solche Promenade auf untermeerischen Felsen ist prachtvoll. Doch davon ein ander Mal.

Heut herzlichste Wünsche von Haus zu Haus, und meinen antecipirten Dank für kraeftige Befürwortung der Einlage.

Ihr stets ergebner

Anton Dohrn

Dohrn an du Bois-Reymond

<Dubois-Reymond>[215]   Neapel, 12. September 1879.

Geehrtester Herr GehRath!

Ich erlaube mir, der neulichen Eingabe noch ein Postscriptum beizufügen, um wo möglich den Erfolg zu sichern.

Da man mir oft genug das „lasst mich nun endlich Thaten sehen" zugerufen hat, gleichsam als sässe ich hier wie ein brütender Träumer, und nicht viel mehr unter dem Druck des andern Goethe'schen Wortes

> du im Leben nichts verschiebe,
> Sei dein Leben That um That!

so habe ich die beifolgenden Abbildungen von Dr. Lang's Planarien-Monographie u. Dr. Andres' Actinien-Monographie mir ausgebeten, um sie den Chun'schen Ctenophoren- u. Emery'schen Fierasfer-Tafeln[216] noch nachzusenden. Ich hoffe, dass diese sämmtlichen bildlichen Darstellungen einigermaassen das Gewicht veranschaulichen werden, dass [sic!], sich langsam ausbreitend, von dieser neuen Bearbeitung der gesammten Meeres-Thierwelt für die Zoologie u. Algologie gewonnen werden kann, und will mir noch erlauben ein Paar Worte über den Character der einzelnen Arbeiten hinzuzufügen.

Chun's Arbeit ist zugleich systematisch wichtig durch Reduction von fälschlich als selbstaendige Arten beschriebener Entwicklungsstadien u. durch Entdeckung mehrerer neuer Formen, wie sie histologisch und embryologisch das Material zu erschöpfen sucht. Die bildlichen Darstellungen geben zum ersten Male wahrhaft naturgetreue Abbildungen dieser prachtvollen Thiere, und es ist vorauszusehen, dass sie in immer wiederholten Copieen langsam durch das ganze Gewirre von Hand- Lehr- Schul- und populären Büchern hindurch ihren die Anschauung verbessernden Einfluss ausüben werden.

Die Monographie der Fisch-Gattung Fierasfer verdankt dem Bestreben ihr Dasein, die seit langer Zeit vernachlässigten Knochenfische in anatomischer Darstellung auf die Höhe zu bringen deren sich die Selachier zufolge ihres ursprünglicheren Skelettbaues und mancher andrer Eigenthümlichkeiten erfreuen. Die Teleostier wurden mit einseitiger Parteilichkeit als bei Seite stehender Fischtypus betrachtet, aus dem sich verhältnissmässig wenig für die morphologische Betrachtung der Wirbelthiere im Ganzen lernen liesse. Ferner bestimmte der Wunsch, Umwandlungen der Gestalt der einzelnen Fischarten während ihres Lebens vom Ei bis zum geschlechtsreifen Alter zu ermitteln, zur Wahl gerade dieses Fisches, welcher seiner sonderbaren Lebensweise wegen, — im Innern des Holothurienleibes — bestimmte Abweichungen aufwies, die erst langsam während seines Wachsthums geschehen konnten. Prof. Emery, der diese Arbeit übernahm, hat sich damit in die Teleostier-Untersuchungen vertieft und wird sicherlich darin weitere Fortschritte machen.

Dr. Spengel behandelte Balanoglossus [217], das auffallende Thier, welches in seiner merkwürdigen Ausbildung eines Kiemenkorbes Anklaenge an Ascidien- u. Amphioxus-Organisation zu verrathen schien, während doch nachgewiesen war, dass seine Larve die von Johannes Müller entdeckte Tornaria war, die von ihm als Echinodermen-Larve angesehen wurde. Dr. Spengel weist die Grundlosigkeit der Annahme nach, in dem Kiemenkorbe eine Aehnlichkeit mit Ascidien sehen zu wollen, — auch hat er in allen übrigen Organsphaeren beträchtliche anatomisch-histologische Resultate erlangt.

Von Dr. Spengel wurden ferner die Sipunculoiden behandelt, [218] systematisch, entwicklungsgeschichtlich u. histologisch. Die Resultate der Arbeit liegen noch nicht in abgeschlossener Form vor, doch lässt sich beträchtliches Licht auf die Frage der Verwandtschaft der Gephyreen erwarten.

Dr. Eisig bearbeitet seit 3–4 Jahren die Anneliden-Familie der Capitelliden [219] hauptsächlich in anatomisch-histologischer Richtung. Es wird nicht zuviel gesagt sein, wenn ich seine Arbeit als grundlegende Monographie für die gesammte Anneliden-Organisation characterisire. Die Sorgfalt u. Unermüdlichkeit, mit [d]er von ihm jedes Organsystem behandelt werden [sic!], beruht zum Theil auch auf der Ueberzeugung, in den Anneliden das Grundthema höherer Organisation vor sich zu haben, und darum im genauen Durcharbeiten dieser einen, in systematischer Beziehung geringen Familie ein Paradigma zu liefern, auf das eine grosse Zahl andrer Arbeiten einmal zurückgreifen müssen, um Zusammenhaenge, Abweichungen etc. aufzudecken u. zu motiviren.

Dr. Lang studirt die Planarien sowohl in anatomisch-histologischer Beziehung wie auch besonders in systematisch-faunistischer. Der in letzter Zeit versuchten Ableitung der Nudibranchien von Planarien treten seine anatomisch-histologischen Resultate ziemlich schroff entgegen, — in systematischer Beziehung bringt er Ordnung in eine sehr unklare Synonymie und vergrössert die Zahl der Arten sehr beträchtlich.

Dr. Andres' Actinien-Monographie liefert zunächst eine ausserordentliche Steigerung der Arten-Zahl, die anatomischen Abschnitte der Arbeit lassen noch nicht übersehen, wie weit auch damit neue Einsichten zu gewinnen sein werden. Dr. Andres arbeitet erst seit 6 Monaten an dieser Monographie.

Dr. Paul Mayer's Caprelliden-Arbeit [220] liefert neben genauen systematischen Resultaten eine scharfe u. sichre Darstellung der Anatomie dieser kleinen Krebsfamilie.

Dr. Hubrecht sucht in derselben Weise wie Dr. Lang die Nemertinen [221] zu bearbeiten, die Systematik u. Synonymie auf festere Grundlagen zu bringen und der Anatomie u. Embryologie soweit es ihm bei seinem beschraenkteren Aufenthalt an der Küste möglich ist, gerecht zu werden. Der Schwerpunkt dieser Arbeit wird systematischer Natur sein.

Dr. Ludwig in Bremen hat die Bearbeitung der gesammten Echinodermen [222] übernommen und erhält zunächst das, sozusagen: Roh-Material von der Station geliefert.

Meine eigne Bearbeitung der Pycnogoniden [223] verfolgt die Klärung einer heillos verfahrenen Synonymie, ferner die genaue Darstellung der Anatomie dieser Thiere, über welche bisher die grössten Irrthümer verbreitet waren, und den Versuch, aus den erarbeiteten Daten den Nachweis zu führen, dass die Pycnogoniden eine weder zu Krebsen noch zu Spinnen gehörige eigne Ordnung darstellen. Dabei kommen überhaupt zur Erörterung die Prinzipien u. Maximen, die bei solchen Untersuchungen verwendet werden koennen. Eine beträchtliche Zahl neuer Arten wird dabei beschrieben.

Mit der ergebensten Bitte, diese Notizen der Akademie gefälligst vorlegen zu wollen, die übersandten Abbildungen nach geschehener Vorlage aber an die Station freundlichst zurückzusenden verbleibe ich

Ihr stets ergebner

Anton Dohrn

165

du Bois-Reymond an Dohrn [224]

‹1879 (22)›[225]

(Potsdam, 15 Capellenbergstr.)
<u>15 Neue Wilhelm Str.</u>
<u>Berlin, N. W.</u>
28. Aug. '79.

Geehrtester Herr Professor,

Wie soll ich Ihnen für die reizende Überraschung danken? Das Modell des Steamerino's, wie meine Frau ihn nennt, kam zufällig, oder durch freundliche Einrichtung Ihrerseits, gerade an dem Jahrestage des Tages an, an dem wir mit Ihnen und Ihrer Frau zuerst darauf den Golfo incantevole befuhren. Es ist aber ein betrübendes Geschenk anzusehen, für so italienschwärmende und wasserliebende Menschen wie wir, mit beschnittenen Mercursflügeln; nur mit verstohlenen Seufzern erinnert man sich bei dem niedlichen Anblick der unvergleichlichen nie wiederkehrenden Stunden von vor zwei Jahren, und bevölkert in der Idee das Modell mit befreundeten Gesichtern. Was aber ist die Entstehung des Modells? Ward es ursprünglich von England Ihnen geschickt, um als Grundlage für den Contract zu dienen? Ist es das Erzeugniß der kunstfertigen Hand eines Ihrer Leute? Ich bin sehr ungewiß, was ich damit mache. Am besten stünd' es auf einem Consol in meinem Aquarium, aber ich fürchte, daß es vom Ruß verdorben wird, der überall umherfliegt, und vor dem kaum ein Glaskasten schützt, welcher auch sehr groß ausfallen würde. Veremos.

Nächst dem Modell kommt die Bronzen-Angelegenheit:

15. Sept.

Ich hatte soweit geschrieben, als ich in der Fortsetzung des Briefes durch den bösartigsten Hexenschuß unterbrochen wurde, den ich noch hatte. Ich füchte sehr, daß er eine langwierige Verschlimmerung meiner Beschwerden einleiten wird, vorläufig kann ich noch nicht wieder in der Stube stehen und gehen, sondern sitze heute zum ersten mal erst wieder auf, so daß ich schreiben kann. Meine Frau hat Ihnen

schon in Bezug auf Ihr Gesuch bei der Akademie geschrieben, daß
dasselbe nicht dringlich sei, da die Akademie bis zu dem 16. Oct. Ferien hat; allein ich beeile mich doch Ihnen sogleich darüber meine
Ansicht zu sagen, da Sie vielleicht dadurch zu einer Veränderung der
Form des Gesuches sich bestimmen lassen werden, wozu dann noch
einige Zeit nöthig sein wird. Erstens ist die ganze Auseinandersetzung — abgesehen davon, daß es unmöglich wäre, die Aufmerksam-
keit der Akademie dabei festzuhalten, — meines Erachtens unnöthig, ja schädlich. Sie lenkt die Blicke in die wissenschaftliche Zukunft
der Station, welcher man gerade vorwirft, daß sie zuviel über unge-
legte Eier gakert [sic!]. Lassen Sie doch das Alles auf sich beruhen
und sagen Sie einfach: die und die Arbeit ist jetzt fertig, sie füllt in
dem Kreise der von der Station auszuführenden planmäßigen Arbeiten die und die Stelle aus. Es gehören dazu so und so viel Tafeln; am
besten wär' es, wie dies gewöhnlich bei solchen Gesuchen geschieht,
die Zeichnungen beizulegen. Der Buchhändler Engelmann in Leipzig
will den Verlag übernehmen, wenn er 2000 M. Zuschuß erhält. Darüber muß ein ostensibler Brief von Engelmann selbst vorliegen. Die
2000 M. müssen als <u>Engelmann</u> nach Ablieferung zweier Exemplare
zahlbar bezeichnet werden. Anders wird es nicht gehen. Beiläufig gesagt sind 2000 M. etwas viel, d. h. ich fürchte, die Summe wird be-
mängelt. Wenn sie auf etwas wie 1800 oder 1750 M. herabgemindert
werden könnte, wäre es gut. Ich erinnere mich keiner Unterstützung
der Art, welche die gleiche Höhe erreicht hätte, und die Akademie
wird sich natürlich die Sache zweimal überlegen, indem sie sich sagen
wird, daß dies nur die erste einer längeren Reihe ähnlicher Forderungen an ihren Beutel sein dürfte. Von der Subvention durch den Staat,
dem Tragen eines Theiles der Herausgabekosten durch die Station
würde ich gar nichts sagen. Sollte Jemand bei der Verhandlung dieses
Umstandes gedenken, so würde ich oder ein anderer Freund einfach
sagen, Ach das hat ja gar nichts miteinander zu thun, ohnehin hat
er das Geld auch gar nicht u. d. m. Was nun aber bei Ihrem Schritte
fehlt, ist die Sicherung eines sachverständigen Fürsprechers in der
Akademie. Sie kennen ja die Lage so gut wie ich. Ohne Peters,
Reichert, Virchow, Pringsheim geht es bei solchen Gelegenheiten
nicht ab. Die Akademie selbst hört auf keine sachlichen Gründe,
sondern verläßt sich auf das Urtheil ihrer sachverständigen Mitglieder. Suchen Sie also diese Lücke noch zu füllen — und verzeihen
Sie meinen peremptorischen Rathgeberton. Sie kennen meine guten
Absichten, und das Leben ist zu kurz um Flausen zu machen.

Ich habe natürlich nicht ohne einige Beklemmung sich die politischen Wandlungen vollziehen sehen, welche auch Ihre erst eben gesichert scheinenden Aussichten zu trüben drohen. Indessen ist auf der anderen Seite zu sagen, daß das Reich ja nun Geld haben wird, und daß vielleicht das Argument für Sie in's Gewicht fallen wird, daß man dieses Geld doch nicht allein für Kanonen ausgeben solle. Übrigens steht Ihnen eine wichtige Gelegenheit, die Station in den Vorgrund zu bringen, in Aussicht. Die Frau Kronprinzess [226] geht nach Italien, und ich habe Grund anzunehmen, nach einigen Worten, die sie gegen mich fallen ließ, daß sie bis nach Neapel gehen wird. Sie ist, abgesehen von unseren Frauen, die gescheidteste Frau meiner Bekanntschaft (ich hatte sie neulich über zwei Stunden im Laboratorium, und mußte immer wieder über ihre Tiefe und Schärfe mich wundern) und wenn Sie sie für sich zu gewinnen vermögen, kann dies natürlich höchst folgereich sein.

Ihre Tauchversuche (in der Nationalzeitung) haben mich sehr interessirt. Ist denn das Absorptions-Spectrum des Mittelmeerwassers schon studirt? Wie sehen die Gesichter aus, oder handelt es sich um Tauchen mit Costümen und Masken und zugeführter Luft.

Endlich die Bronzen. Leider habe ich das Päckchen Photographien, welches Sie so gut waren, zu schicken, in Berlin, während ich seit 14 Tagen hier in Potsdam krumm liege. Aber ferner leider muß ich sagen, daß unter dem Allen nichts meinen Sinn gefesselt hat. Inzwischen zunächst eine Frage: Meinen Sie mit einem Paar Discuswerfer 2 Exemplare der Figur

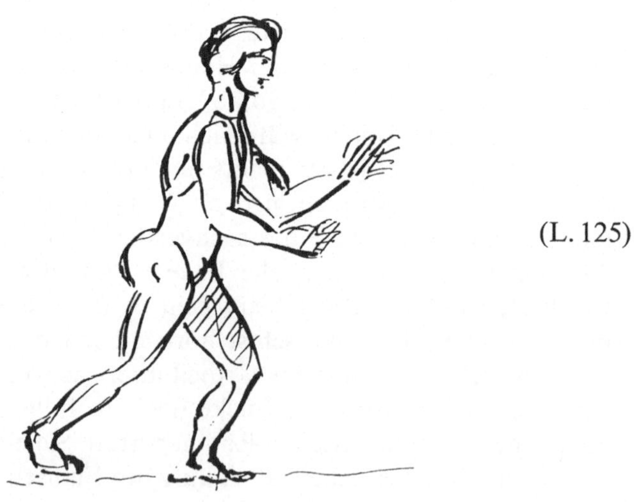

(L. 125)

dann würde ich nicht darauf reflectiren, 1. weil ich die einzelne Figur nicht sonderlich mag, vielmehr sie steif finde, 2. weil die Wiederholung von 2 solchen Figuren selbst wenn es, wie vor dem Schloss von Charlottenburg, der Borghesische Fechter ist, einen etwas gedankenarmen Eindruck macht. Mein Wunsch wäre gewesen, wie ich Ihnen schon sagte, eine männliche und eine weibliche Figur, wenn es aber sich nicht findet, muß ich darauf verzichten, und für diesen Fall reflectire ich zumeist auf den sterbenden Gallier, nur möchte ich wissen, welche Dimension die 30, resp. 18 cm angeben, ob die Höhe des Aufbaues bis zum Scheitel, wie ich hoffe, oder, wie ich fürchte, die große Axe der elliptischen Basis.

Die Photographien schicke ich Ihnen zurück, sobald ich wieder nach Berlin komme, oder früher, wenn sie jemand in Berlin unter meinen Sachen finden kann.

Eben erhalte ich Ihr Letztes vom 12. d. Die Zeichnungen, von denen Sie sagen, kommen wohl besonders: sie sind noch nicht in meinen Händen. Wohlbemerkt, ich habe auch die Chun'schen Abbildungen nicht, aber ich entnehme jetzt aus diesem letzten Schreiben, daß Sie sie gesandt haben. Darf ich sie dann bis Ende October behalten, oder einen Theil davon, damit sie die 2000 M. für ihre Vervielfältigung erstreiten?

Beiläufig gesagt, bin ich im Augenblick weder mehr im Plenum noch in der Klasse Vorsitzender. Es ist mein Vorsitz im Plenum am 1. Sept. abgelaufen, und Curtius mein Nachfolger. In der Klasse hat im Wintersemester Awners den Vorsitz.
Mit tausend Grüßen von Haus zu Haus,

Ihr treuer

EdBR

Dohrn an du Bois-Reymond

Napoli. 5. October 79.

Geehrtester Herr Geh. Rath!

Beifolgend das verbesserte Gesuch [227]. Hoffentlich entspricht dies
mehr den Anforderungen, die Sie daran stellen, und denen ich mich
blindlings unterordne, — besonders da ich in dem Gewirre der Rücksichten persönlicher, sachlicher, finanzieller, strategischer u. Gott
weiss was noch aller Natur manchmal völlig Tact u. Fühlung verliere. Sie werden mich darum nicht hart beschuldigen, — und selbst
wenn Sie es thun, so nehme ich die Castigatio von Ihrer Seite gern
an, da ich Ihrer bessern Einsicht gern vertraue.

Die verschiedenen Bilder werden nun in Ihren Haenden sein; —
ich weiss nicht, ob Sie dieselben erst Herrn Auwers zusenden, oder
ob Sie sie Selbst vorlegen.

Ich hatte, wie es scheint versäumt, Ihnen zu sagen, dass ich an Peters ausführlich geschrieben habe, ihm die Unterstützung meines Gesuches anempfehlend. —

Bezüglich Ihrer Plaene auf den sterbenden Gallier kann ich Ihnen
sagen, dass die 30 centim. die <u>Höhe</u> der Bronze angeben. Es ist also
ein stattliches Geschenk, falls Sie Sich dafür entscheiden. Die Discuswerfer * sind allerdings auch im Original etwas steif, — aber sie sind
das einzige, das als Pendant zueinander angesehen werden kann unter den genuinen Bronzen. Nachbildungen andrer Statuen, die ursprünglich in Marmor gebildet wurden, liessen sich ja wohl noch finden, — aber ob damit Ihnen gedient waere, bezweifle ich.

Lassen Sie mich also, bitte, wissen, zu welchem Termin Sie den
Gallier zu haben wünschen. —

Die Anmeldung des Kronprinzen u der Kronprinzess erfüllt mich
mit hoher Freude. Ich werde nicht versäumen diesen Wechsel auf die
Zukunft voll einzulösen und die günstigen Dispositionen, die bei <u>Bei-</u>

den bereits für meine Sache bestehen, noch zu erhöhen. Dass Sie der Kronprinzess eine so hervorragende Begabung nachrühmen ist ja in jeder Weise eine Beruhigung; nicht bloss für die Sache, die ich ihr näher zu bringen hoffe, sondern für viel wichtigere wird das eine Bürgschaft sein.

Unsre Tauchversuche haben weiteren sehr erfolgreichen Fortgang gehabt, — Zoologie u. Botanik (an Pringsheim werde ich darüber noch vor der Berathung der 2000 Mk berichten) werden grosse Erfolge davon haben. (Wenn es das Wetter u. sonstige Umstaende gut fügen, so will ich den Kronprinzen verführen, einem Tauchversuch beizuwohnen! Keudell will sogar selber heruntersteigen, — doch dies unter uns!) Wir tauchen mit dem Scaphander-Costüm, u. zugeführter Luft, die uns eben den Aufenthalt unten stundenlang ermöglicht.

———

Ich habe diese Zeilen geschrieben, ohne Ihnen mein herzliches Bedauern über den Rückfall Ihres Leidens auszudrücken. Ich glaubte, Sie lesen lieber Briefe ohne daran gemahnt zu werden, dass Sie leidend sind, — hoffentlich aber sind Sie es nicht mehr, und ich darf auf gelegentliche Antwort nach ganz zurückgedraengter Krankheit rechnen.

Ihrer Fr. Gemahlin meinen allerverbindlichsten Dank für die gütige Nachricht, — und Ihrem ganzen Hause die Versicherung von meiner u. der Meinigen treuen Anhaenglichkeit.

Stets Ihr

Anton Dohrn

* Nicht Wiederholung derselben Figur, sondern zwei verschiedene Figuren, die darum eben einander Pendant bilden. Sie stehen im grossen Bronzen-Saal des Museo nazionale.

LXXXVI

du Bois-Reymond an Dohrn

‹1879 (23)›[228]

15 Neue Wilhelm Str.
Berlin, N. W.
30. Oct. '79.

Geehrtester Herr und Freund,

Es thut mir leid Ihnen nach so langem Schweigen von Ihrer Angelegenheit in der Akademie noch keine sichere Nachricht geben zu können, wie ich einigermaßen hoffte. Ich habe die drei Sendungen von Abbildungen, die eine aus Frankfurt erhalten, und als nun am 16. Oct. die Akademie wieder ihre Sitzungen aufnahm, dieselben nebst Ihrem Anschreiben dem vorsitzenden Secretar zugesandt, der sie ordnungsmäßig vorlegte. Die Sache ward ordnungsmäßig an die Klasse abgegeben, welche am 27. Sitzung hatte. Hier hätte sie sofort erledigt, d. h. dem Geldverwendungsausschuß abgegeben werden können, und dann wäre heute die Angelegenheit beendet gewesen. Anstatt dessen stieß man sich daran, daß nicht, wie ich Sie darum gebeten hatte, ein ostensibles Schreiben des beabsichtigten Verlegers vorlag, in welchem derselbe einen motivirten Kostenanschlag macht und erklärt, nur den Verlag übernehmen zu können, wenn ihm ein Zuschuß in der und der Höhe gewährt werde. Sie müssen sich erinnern, daß ich Sie auf diese nöthige Formalität hinwies, unter welcher stets die akademischen Unterstützungen zu Publicationen verliehen werden, und Sie müssen die Billigkeit der Forderung auch eingestehen, wenn Sie sich erinnern, daß im Ausschuß ebensoviel Mitglieder der einen wie der andern Klasse sitzen. Die Sache nahm also die Wendung, daß eine Commission niedergesetzt wurde, welche der Klasse in ihrer nächsten Sitzung am 24. Nov. zu berichten haben wird. Peters, welcher derselben angehört, sagte mir heute, er werde Ihnen schreiben, jenes unerläßliche Schriftstück herbeizuschaffen. Damit keine Zeit verloren geht, schreibe ich Ihnen selber sofort das Nämliche. Es wird nicht ohnedem abgehen: mit dem ostensiblen

172

Briefe hätte ich Ihnen heut Abend den günstigen Erfolg telegraphiren können!

Wenn es wahr ist, daß Ihnen Bülow[229] ungünstig gesinnt war, so starb Ihnen dieser Mortimer sehr gelegen; besonders wenn Keudell sein Nachfolger sein sollte.

Auf unsere Bronzen zurückzukommen, so will ich mich denn für den 30 cm hohen Gallier entscheiden, und wünsche denselben so zu erhalten, daß ich ihn sicher zu Weihnachten hier habe. Das wird wohl ein leicht einzuhaltender Termin sein, ich müßte aber auch noch sicher hier einen Sockel machen lassen können, wenn die Figur einen solchen nicht naturgemäß besitzt. In dem Falle sie nicht fix und fertig zum Aufstellen anlangt müßte sie, wenn es möglich ist, 14 Tage vor Weihnachten spätestens hier sein, denn Sie erinnern sich, wie schwer es um diese Zeit hält, etwas gearbeitet zu bekommen.

Verzeihen Sie, daß ich so kurz bin: ich fange morgen früh zu lesen an, und stecke bis über die Ohren in Geschäften.

Tausend Grüße von Haus zu Haus. Hier ist jetzt elendes Wetter, so daß man nicht einmal Licht genug zum Arbeiten hat! — Ihre Original-Zeichnungen liegen sicher in meinem Geldspinde.

Ihr getreuer

EdBR

Bitte sagen Sie Dr. Brandt seine Angelegenheit sei im Gange, er könne unbesorgt sein.

Dohrn an du Bois-Reymond

Stazione Zoologica di Napoli
7. November 1879.

Geehrtester Herr GehRath!

So bin ich denn in der Lage Ihnen definitiv den Abgang des Gallier's zu melden zu koennen, der nach den Erfahrungen des Expedienten ca. in der 2ten Woche des December in Berlin eintreffen wird. Dadurch bleibt Ihnen also noch der Raum von fast 3 Wochen bis zu Weinachten, um etwaige Console zu bestellen od. fertig zu kaufen.

Ferner habe ich zu berichten, mit meinem herzlichsten Dank für Ihre freundliche Auskunft bezüglich der 2000 Mk-Subvention, dass in der That Peters einen sehr liebenswürdigen Brief an mich gerichtet hat, worin er mir die Beschaffung des Kosten-Anschlag's von Engelmann gleichfalls auferlegt. Der Brief hat mich überrascht durch die Expansion der Empfindungen zu Gunsten der Station. Ich hatte im August neun grosse Quartseiten an ihn losgelassen, und er reagirt vortrefflich. Meglio cosi! Da ihm an den 25 Pycnogoniden-Arten sehr liegt, die ich grade in der Mache habe, — das Museum besitzt aus der ganzen Welt nur ungefähr ein Dutzend!   so werde ich nicht verfehlen seinen Weinachtstisch damit zu schmücken, — mögen sie ausreichen bis zum nächsten Wetterwechsel. —

In der That starb Mortimer-Bülow mir sehr gelegen. Gelegener für die Zool. Station hätte er freilich das schon ein Jahr früher thun koennen, dann sässe ich jetzt schon warm im Reichsbudget, hätte nicht noch ein weiteres Deficit-Jahr zu den übrigen zuzufügen gehabt und mir dadurch einen Haufen Unbequemlichkeiten auf wenigstens Drei weitere Jahre verursacht. Immerhin murre ich nie. Da ich kürzlich die Geschichte des Archaeologischen Instituts in Rom gelesen habe, so komme ich mir wie ein Alexander der Grosse vor, jene Herren aber wie die Diadochen, wenn es auch umgekehrte Reihenfolge ist. Solch Hin u. Herfahren, unklare Conception u. ungeschickte Behandlung der Menschen u. Dinge wie sich die Herren Philologen, — Bunsen eingeschlossen , — dabei gestattet haben, verdient eine Medaille. Es waren ihrer eben zu Viele u. wenn sie den Brei nicht gaenzlich verdorben haben, so liegt das am Geschick des gegenwärtigen Chefs Henzen [230] u. an Friedrich Wilhelm's IV Romantik. Und Alles in Allem ist die Aufgabe doch viel simpler als die der Zool. Station.

Eins freilich darf ich nicht vergessen. Berlin in den 30ger u. 40ger Jahren war etwas Andres, als Berlin nach 66 u. 70. Der Nachdruck mit dem ein Deutscher, besonders ein Preusse heut auftreten kann, ist eben 100% Macht mehr als ehedem, — und wenn man Bismarck auch eine gewisse Gleichgiltigkeit gegen pericleische Tendenzen mit Recht vorwerfen darf, so kann er doch wieder sagen: producirt ihr nur was Vernünftiges und ich potenzire dann Jeden von euch. —

Der mir von Ihnen im vorletzten Brief in Aussicht gestellte Besuch aus Pegli wird wohl nicht, oder nicht vor März eintreffen. Ich wohnte mit einem Adjutanten d. Kronprinzess vor einigen Tagen im Palazzo Caffarelli zusammen, und der so wie Hr. v. Keudell bezweifelten die Fahrt nach Rom. Vielleicht entschliesst er sich zur Seereise von Genova direct hierher, — das wenigstens soll ihm vorgeschlagen werden. Dabei bleibt mir noch immer freigestellt mich in Pegli einzufinden, — was auch seine guten Folgen nach sich ziehen kann. Ich operire jedenfalls im Einverständniss mit Keudell, der sich nun einmal mit meinen Interessen durchaus und höchst liebenswürdig identifizirt hat. Koennte nicht ein Dr. phil. honoris causa gelegentlich herausgebracht werden? Dem Musiker, Vertreter der Künste, der Alterthumswissenschaft u. der Biologie? Auch ist Keudell ein sehr fein gebildeter Goethekenner, u. hat mich schon manchmal durch Citate überrascht, die ich nicht erwartete.

Dr. Brandt hat hier alle Welt durch seine Liebenswürdigkeit zu Freunden gewonnen; wir werden ihn mit grossem Bedauern scheiden sehen.

Hier leben wir noch mit offnen Fenstern u. herrlichen Seefahrten. Sonntag lade ich die vornehmsten Vertreter der italienischen Presse zu einer Excursion. Das hat seinen diplomatischen Hintergrund, über den ich später berichten werde.

Die herzlichsten Grüsse meiner Frau u. die meinen draengen sich noch hier hinein u. die besten Wünsche für die Gesundheit Ihres ganzen Hauses!

Stets

Ihr treu ergebner
A.D.

LXXXVIII

du Bois-Reymond an Dohrn

‹1879 (30)›[231]

15 Neue Wilhelm Str.
Berlin, N. W.
27. Nov. ʼ79.

Geehrtester Herr und Freund,

Ich bin glücklich Ihnen melden zu können, daß heute Ihre 2 000 M. im Geldverwendungsausschuß votirt worden sind, was so gut ist, als wenn Sie sie in der Hand hätten. Aber es ist nicht ohne einige Kämpfe abgegangen; verschiedene Mitglieder beider Klassen haben verlangt, daß registrirt werde, daß es sich nur um eine einmalige Bewilligung handele, und daß Sie nicht alle Jahr mit einer ähnlichen Forderung wieder kommen dürften. Man wollte Ihnen dies sogar ex officio schreiben, wogegen ich bemerkte, daß Sie wie das hübsche Mädchen in der Englischen Ballade antworten könnten
— my face is my fortune, Sir, she said.
"Then I can't marry you, my pretty maid."
Nobody asked you, Sir, she said.
Ich mußte aber versprechen, Ihnen das privatim zu schreiben, was ich hiermit gethan haben will. — Ausgenommen ist der Fall, wo die Arbeit sehr gut ist; aber schöne Zeichnungen ziehen nicht mehr, das schöne Zeichnen, in der Jugend meiner Generation noch eine Rarität, wird jetzt, wie es scheint, auf der Gasse gefunden.

Sagen Sie mir bitte, was ich mit den mir übersandten herrlichen Zeichnungen jetzt beginnen soll. Sie liegen noch immer wohlverwahrt in meinem feuerfesten Geldschrank.

Ich bin Ihnen außerordentlich dankbar für die gefällige Besorgung des Fechters, dem ich mit großer Erwartung entgegensehe.

Es scheint, daß ich mich in Betreff eines Ihnen bevorstehenden Besuches irrte. Als die Dame in meinem Hörsaal stand, und meinen Neapolitaner Fischerknaben mit der Torpedo und deren Strömungslarven sah, that sie eine Äußerung, welche ich sicher auf die Absicht, den Golfo incantevole zu besuchen, deuten zu müssen glaubte.

176

Ich habe nichts auf Ihre Interessen Bezügliches zu melden. Hier ist es furchtbar kalt für die Jahreszeit, bis zu $-7°$ R, dabei Schnee in unerhörter Menge. Meine Schwiegermutter ist auf der Straße vor dem Hause (gegenüber) hingefallen und hat den Unterschenkel ziemlich nah dem Fußgelenk gebrochen, was uns natürlich in einige Noth versetzt. Ich sitze bis über die Ohren in der Ausarbeitung des Sachs-'schen Zitteraalbuches[232].

Leben Sie wohl, beste Grüße von Haus zu Haus. Haben Sie die Güte beifolgenden Slip Hrn. Dr. Brandt einzuhändigen.

Mit bestem Gruß

Ihr ergebenster
E du Bois-Reymond.

Dohrn an du Bois-Reymond

<u>Stazione Zoologica di Napoli</u>
3. December 1879.

Hochgeehrter Herr GehRath!

Nächstens werde ich mir Formulare drucken lassen, welche mit ausgesuchten Wendungen meinen Dank an Sie aussprechen sollen, — habe ich doch bis jetzt fast jeden Brief an Sie mit einer solchen Function zu eröffnen gehabt!

Das Citat aus der Englischen Ballade hat mich sehr erfreut. Es liegt eine eigenthümliche Lust im Homo sapiens, seine Wohlthaten mit Stachelhalsbaendern zu schmücken, um das Maass der Freude und Dankbarkeit auf ein mittelmässiges Niveau herab zu drücken, zugleich aber auch zu bewirken, dass allzu eifrige Jagdhunde im Aufspüren wissenschaftlichen Wildes nicht ein anstaendiges Mittelmaass überschreiten. Was werden Sie aber sagen, wenn ich Ihnen erzähle, dass mir die frohe Botschaft genehmigter Bewilligung bereits von P. zuging, und dass auch Er des erhobenen Widerspruches gedachte, ihn aber als höchst ungerechtfertigt characterisirte, ja sogar mich auf eine diplomatischer gefasste Eingabe verwies, um doch die Erneuerung der Subvention durchzusetzen! Bis dahin ist es also gekommen! Hier kann füglicher Weise nicht vom verlorenen Sohn, vielmehr vom verlorenen Vater gesprochen werden!

Es trifft sich übrigens so gut, dass für das nächste Jahr Prof. Emery's italienische Monographie über den im Leibe der Holothurien logirenden Fisch Fierasfer Seitens der Römischen Accademia dei Lincei subventionirt werden wird (Sella, als Praesident der Academie, hat herausgekriegt, dass die Zool. Station ein Brütofen auch für italien. Biologica wird, und hat mit mir das Abkommen getroffen, dass unsre ital. Arbeiten gleichzeitig in den Atti dell'Accad. d. Lincei und in unsren Publicationen erscheinen, die Accademia aber die Kosten der Tafeln trägt) und dass meine, auch für das nächste Jahr intendirte Pycnogoniden-Monographie natürlich keinen Anspruch darauf erhebt, aus andrer als meiner eignen Tasche subventionirt zu werden. Letzterer Umstand kann dann ja wohl mit Erfolg von Ihnen für die Publicationen von 1881 verwendet werden, wo ich höchst wahrscheinlich wieder anklopfen werde in der Hoffnung für 2 od. 3 dann fertige Monographien das Epitheton ornans „sehr gut" zu finden, an welches erneute Bewilligungen geknüpft werden sollen.

Meinerseits widme ich den gestrengen dissentirenden Herren das Citat:

    "Ach wüsstest Du wie's Fischlein ist
    So wohlig auf dem Grund,
    Du stiegst herunter etc. —

Und ich versichere Sie, während Sie in Eis u. Schnee schmachten, habe ich mich neulich wieder voll Knabenübermuth auf dem Meeresgrunde herumgetrieben und eine Art Wetttauchen mit meinem Tausendkünstler Peterssen unternommen, der mich freilich zunächst geschlagen hat durch sein Herabgehen auf 23 Meter Tiefe. Ich will aber diesen Makel nicht auf mir haengen lassen, und nächstens auf 25 Meter mich avanciren od. vielmehr approfondiren.

Der Kronprinzliche Besuch <u>soll</u> im Frühjahr vor sich gehen. Ich werde im richtigen Moment meine Angelhaken auswerfen. Entgehen darf er mir nicht, — ich habe sehr wichtige Keime zu pflanzen und muss die Erde dazu sehr tief bearbeiten. Graf Eulenburg[233] hat bitten lassen, ja von etwaigen Vesuv-Ausbrüchen pr Telegramm in Kenntniss gesetzt zu werden, — sollte sich das hübsch vereinigen lassen, so wäre viel gewonnen.

Das Auswärt. Amt hat mich nun schliesslich doch auf sein Budget gekriegt! Zwar spielen die Herren auch da noch Verstecken's mit <u>einmaligen</u> Bewilligungen, aber wir werden ihnen den Rückzug um so leichter abschneiden, als es mit jedem Jahre gefährlicher, wenn nicht moralisch unmöglich wird, die Station fallen zu lassen. Freilich bin ich jetzt sehr dabei interessirt, Wer an die Spitze des A. Amtes tritt; indessen stehe ich doch anders da, als gegenüber weiland Bülow; Keudell wird es schwerlich werden, und ich gestehe Ihnen ehrlich, ich möchte meinen treuen Goenner nicht aus dem Pal. Caffarelli verlieren, schon aus dem Grunde nicht, weil unsre persönlichen Beziehungen so freundschaftlicher Art geworden sind, dass ich, wenn ich nach Rom komme, im Pal. Caffarelli absteige, und in der Welt kein schoeneres Logis weiss, als die Fremdenzimmer dort, mit ihrer wahrhaft berauschenden Aussicht auf Palatin, Forum, Coliseo, Lateran u. Al-

baner Gebirge. Zudem ist aus dem Ausw. Amte kein andrer Weg als
auf die Privatgüter Keudell's möglich, — und bei Bismarck's Zustaenden möchte ich lieber Andre auf so gefährlichem Posten sehen
als Keudell.

Die Bronze muss nun bald in Ihren Haenden sein, ist es vielleicht
schon, wenn dieser Brief eintrifft.

Darf ich bitten, die Abbildungen, welche doch offenbar das erreicht haben, dass Peters sich für diese Wendung der Zool. Station
interessirt, (die Systematik bei der Bearbeitung der Fauna & Flora
scheint's ihm angethan zu haben, er fühlt sich dabei auf terra firma)
mir wiederum assecurirt zu übersenden? Bezüglich der dabei von Ihnen vorzuschiessenden Auslagen koennen wir uns dann so regeln,
dass sie von dem Betrage der Bronze abgezogen werden; und auch
da kann eine Bequemlichkeit Platz greifen, da alle meine Deutschen
Zahlungen durch Banquier Breest & Gelpcke Französische Strasse
besorgt werden, so dass also möglichst wenig Umstand dabei sein
wird. Das eilt natürlich um so weniger, als der Verkäufer der Bronze
so lange wartet, als es mir convenirt, ihn warten zu lassen. —

Dass Ihnen und Ihrem ganzen Hause ein so trauriges Ereigniss
kommen sollte, wie der Beinbruch Ihrer verehrungswürdigen Frau
Schwiegermutter erregt unser lebhaftes Mitgefühl. Auch hier war
heut alles geringe Wasser in Pfützen u. Fontänen mit einer Eisdecke
belegt! Unerhört! Jetzt rast ein Scirocco.

Zu den Siegen Chile's rufe ich herzlich Bravo u. hoffe auf vortheilhafte Rückwirkungen. Was sagt die Verfasserin des peleponnesischen Krieges dazu?

Dr. Brandt ward sofort in den Besitz des slip's gesetzt.

Meine Frau befindet sich „den Umständen nach" wohl, sie grüsst
und wünscht mit mir glückliche Tage u. Jahresschluss!

Stets

Ihr treu ergebner
Ant. Dohrn

du Bois-Reymond an Dohrn

15 Neue Wilhelm Str.
Berlin, N. W.
2. Jan. '80.

Geehrtester Herr und Freund,

Zuvörderst meinen Dank für den sterbenden Gallier, welcher unversehrt angelangt ist, und außerordentlichen Beifall gefunden hat. Die Marmorplatte dazu war höchst erwünscht, es wäre nicht möglich gewesen, hier etwas so passendes und „Stilvolles" zu erhalten.

Um Ihnen meine Schuld zu bezahlen, hab' ich meinen Banquier (Delbrück, Leo & Comp.) angewiesen, dem Ihrigen (Breest & Gelpcke) den Betrag von Lire 250 — (minus) 3 M. 10 Pf., Porto der heute an Sie abgesandten Zeichnungen, zu zahlen; in Übereinstimmung mit Ihrer Angabe und mit einer Carte die ich an der Bronze fand. Hoffentlich sind die 250 Lire für die Bronze mit dem Marmorsockel gemeint, sollte es sich anders verhalten, so bitte ich um Entschuldigung und Benachrichtigung. Die Zeichnungen habe ich als „Wissenschaftliche Zeichnungen", „Desseins [sic!] scientifiques"] declarirt, und den Werth von 400 M. angegeben, der zwar solch einem unersetzlichen Schatze nicht entfernt entspricht, aber doch schon dem Packet Achtung sichert, ohne Convoitisen rege zu machen.

Dr. Brandt ist glücklich angelangt, und es war komisch, einen direct von Neapel hier Eintreffenden von den Schrecknissen des dortigen Klima's erzählen zu hören. Wir in der organischen Natur Krabbelnden wissen nicht viel, aber die Meteorologen sind weiß Gott nicht viel gescheiter.

Nehmen Sie sich nur mit Ihren Tauchversuchen etwas in Acht, daß Sie nicht einmal unten bleiben.

Was ist die Etymologie von Fierasfer [234]? Es klingt so mittelalterlich romantisch wie Fierabras und Feramors, daß man ganz desorientirt ist.

Ich habe mich in der letzten Zeit recht davon überzeugt, wie nöthig der vergleichenden Physiologie (die doch das eigentlich interessante ist, was schiert mich Kaninchen, was schiert mich Hund) der durch Darwin und die zoologischen Stationen bewirkte Umschwung war. Ich bearbeite die Gymnotus-Tagebücher des verstorbenen Sachs, und stoße dabei auf solche Fragen wie: Was sind wohl gemeinsame Kennzeichen lebendig gebärender Fische? Glauben Sie daß man darüber irgendwo Auskunft findet? Niente. Ein paar Worte bei Milne Edwards[235], der aber nicht einmal Agassiz's Embiotoka[236] dem Namen nach kennt. Entsetzlich ist das Buch von Rathke[237], dem von der Schule so hochgepriesenen, über Blennius viviparus. Wenn Blennius durch unbefleckte Empfängniß trächtig würde, wie die Mutter Gottes, könnte das Buch nicht keuscher gehalten sein. Er sagt nicht einmal, daß er von der Begattung nichts weiß; ja er sagt nicht einmal, was ich wissen möchte, und nirgends finde, wieviel Eier die Aalmutter gleichzeitig als lebensfähige Fischchen ausstößt.

A propos, schwimmen die Muraenen auch wie Gymnotus nur durch Wellenbewegungen der Rückenflosse, so wie ein Samenfaden von Triton?

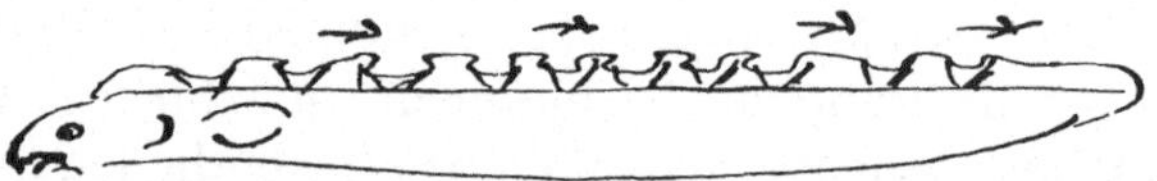

so schwimmt, mit seiner Bauchflosse, der Zitteraal. Fragen Sie doch einmal Schmidtlein[238], dessen Mittheilungen aus den häuslichen Verhältnissen in Ihren Becken mich lebhaft interessirt haben.

Wenn Ihnen einmal eine trächtige Torpedo aufstößt, denken Sie an mich. Ich möchte gern eine in Alkohol nur als Museumsobject haben, abgesehen davon daß frühe Entwickelungsstadien in conservirenden Flüssigkeiten ja natürlich sehr willkommen wären.

Zu Keudell's Honorification kann ich nichts thun. Ich bin ja Mediciner. Das müßten die Philosophen besorgen, doch besitzen die furchtbaren Hochmuth, und sind schwer unter eine Haube zu bringen. Es gehört aber, wenigstens in unserer Facultät, Einstimmigkeit dazu.

Der arme Boll[239] hat es nun überstanden. Es ist der vierte von meinen allertalentvollsten jungen Leuten, der ganz früh stirbt: v. Bezold, Roeber, Sachs[240] und nun er.

Beste Grüße Ihrer Frau Gemahlin auch von der meinigen und Ihnen Glückwünsche, sub rosa.

Ihr EdBR

Dohrn an du Bois-Reymond

Stazione Zoologica di Napoli
24. Januar 1880.

Geehrtester Herr GehRath!

Das ich erst jetzt über Empfang der Zeichnungen u. Berichtigung des kleinen Fechter-Conto dankend quittire, hat Gründe, die gleich vertreten werden.

Zunächst kam gleich nach einem dreiwöchentlichen Aufenthalte Carl Vogt's [241] ein 14 tägiger William Siemens', der mich sehr in Anspruch nahm. Die grosse Kälte u. Trockenheit hat ferner ausserordentlich viel Krankheit hervorgerufen, 2 Typhus-Fälle, mehrere Malaria-Kranke, und weitgehende Störungen im Betriebe der Station stellten die allergrössten Anforderungen an uns Gesunde, so dass ich kaum wusste, wohinaus. Ein angefangener Brief ist schon veraltet, so dass ich heut einen neuen beginne, in dem ich vor allen Dingen um Entschuldigung bitte, dass er so lange hat auf sich warten lassen.

Ich wiederhole zunächst aus dem nicht abgesandten Brief die Mittheilung, dass Muraena ebenso wie wohl die meisten Fische hauptsächlich durch Bewegungen der Körpermuskulatur schwimmt, dass die Flosse wohl secundaeren Antheil daran nimmt, aber keine Spur von Aehnlichkeit mit der undulirenden Bewegung der Gymnotus-Flosse zeigt, wie Ihr Brief sie beschreibt. Ich kenne keinen Fisch, der damit auskaeme.

Hienach komme ich auf den Hauptpunkt des heutigen Briefes.

Als ich im vorigen Frühjahr in Berlin war, die Reichstags-Campagne durchzuführen, hatte ich mehrere Gespraeche mit dem Geh. Legat. Rathe v. Bülow I [242], der auch Vertreter der Regierung in der Budget-Commission bei der Verhandlung über die 30,000 Mk. Subvention war.

Hr. v. Bülow machte mir damals eine vertrauliche Mittheilung: Es sei beabsichtigt, etwaige 6–7 000 Mk, welche voraussichtlich im

183

Schulfonds des Ausw. Amtes (Fonds f. Deutsche Schulen u. sonst. gemeinnützige Anstalten im Auslande) erübrigen würden, mir noch nachzuzahlen, um die damals nur bewilligten 15,000 Mk. nicht allzu sehr hinter den schon im Jahre 1878 durch das Memoire des Deutschen Botschafters erbetenen u als erforderlich motivirten 40,000 Mk. zurückstehen zu lassen. Sie wissen, dass durch Virchow's Andringen die 40,000 auf 30,000 Mk. herabgesetzt wurden. Selbst darum war der Kampf schwer genug. Da es sich nun vor allen Dingen darum handelt, das mehrjährig angeschwollene Deficit aus dem Budget der Station zu tilgen, so habe ich versucht pr. Brief vom 4 Septemb. 1879 Hrn. v. Bülow die vertraul. Zusage in das Gedächtniss zu rufen, habe am 8. Sept. davon auch bei Hrn. v. Philipsborn [243] brieflich gesprochen u. mehrmals in Rom Hrn. v. Keudell davon gesagt.

Als das kürzlich wieder geschah, meinte Hr. v. Keudell, es möchte sich empfehlen, zunächst eine befürwortende Dazwischenkunft Seitens der Akademie oder eines Akademikers zu erbitten, um den Hintergrund zu schaffen, auf dem erneut u. mit Aussicht auf etwaigen Erfolg die Sache in Anregung gebracht werden koennte. Ich dachte gleich daran, Ihnen die Sache vorzutragen, sagte das an Hrn v. Keudell und erhielt auch das Versprechen, Hr. v. Keudell wollte Selbst darum an Sie schreiben. In der That wäre es auch in allgemeiner Beziehung ein gewiss sehr wirksamer Schritt, wenn Sie sich bereit erklärten, Hrn. v. Bülow in Angelegenheiten der Z. Station zu besuchen, da ja der Bundesrath u. gleich darauf der Reichstag sich mit ihr beschäftigen müssen. Ich riskiere also, diese Bitte Ihnen an's Herz zu legen.

Um Sie ganz au fait zu bringen, und um Hrn. v. Bülow resp. das Ausw. Amt zu überzeugen, wie eifrig ich bemüht bin, auch sonst meine Einkünfte zu steigern, theile ich mit, dass Belgien in diesem Jahre beginnt, einen Tisch zu halten, dass ebenso die ital. Marine zur Ausbildung jüngerer Offiziere im Sammeln u. Conserviren der Seethiere einen Tisch gemiethet hat (die bezügl. Vorlage ist im Parlament genehmigt, wie mir vorgestern in Rom gesagt ward), dass ferner Aussicht besteht, Oxford zu gewinnen (William Siemens will darauf hin wirken) dass gleichfalls eine Eingabe an die Royal Society gerichtet wird (mit Siemens, Huxley, Allen Thomson [244] combinirt) 150 Pfund der Station, wenn irgend möglich <u>jährlich</u>, beizusteuern. Ich will auch noch dazu thun, dass Strassburg seinen Tisch von nun an ho-

norirt (es hält ihn gratis zufolge einer mir bei Gelegenheit der ersten
Reichs-Subvention von Delbrück auferlegten Verpflichtung) — kurz
ich strenge mich an im ganzen Bereich der Windrose zusammenzu-
scharren, was es nur gibt.

Aber ich seufze unter der Last der vergangenen Jahre, die nie ihr
Deficit haben tilgen koennen, das also lawinen-artig anwuchs, und
zu sich selbst noch Zinslast fügte, ferner unter den Kosten nicht mehr
aufschiebbarer Reparaturen (Aquarium u. Vaporetto, welcher letztere ein Holzkleid mit Kupferboden bekommt, um nicht völlig weg-
zurosten resp. zu grosse Kosten in der Erhaltung zu verursachen
durch Trockendock) und ich kann nicht hindern (und will es auch
nicht) dass die Station nicht ihre natürliche Expansion erhält, so sehr
ich auch derjenige bin, der immer zurückhält, wo die Uebrigen ge-
häufte Anforderungen stellen.

Ich habe nun meinen Etat so berechnet, dass ich in 2 Jahren das
grosse Betriebsdeficit der bisherigen Jahre (cumulirt zu 60,000 lire =
44,800 Mk.) zu decken hoffe, durch Sparen an allen Ecken u. Enden.
Das legt mir auf, jährlich also 22,400 Mk. zu erübrigen. Dass ich persönlich oben an stehe bei diesen Ersparungen, glauben Sie mir auch
ohne Versicherung, dass mir aber diese finanz-ministerielle Aufgabe
durch die Gewährung der betr. 6–7000 Mk. erheblich erleichtert
werde, ist sehr selbstverstaendlich. Nach den zwei Jahren würde
dann die Abzahlung der Capital-Schulden beginnen.

Würden Sie vielleicht den erbetenen Besuch resp. Gespräch mit
Herrn v. Bülow auf Sich nehmen? Als Urheber der Petition und ael-
tester Berather, ja förmlicher Pathe der Station sind Sie gewiss am
meisten dazu berufen, und da Hr. v. Keudell meint, eine solche Intervention koenne nur günstige Folgen haben, so bin ich unbescheiden
genug, Sie darum zu bitten.

Folgender Umstand ist dabei noch zu berücksichtigen. Vor einigen Wochen, wohl zwei Monaten, ward die Anfrage Seitens des
Schatz-Amtes und durch das Ausw. Amt an mich gerichtet, ich sollte
mich darüber erklären, ob ich den Bestand der Z. Station durch die
30,000 Mk für gesichert hielte. [245] Nach mündlicher Berathung mit
Hrn. v. Keudell erklärte ich, „dass ich den Bestand der Station für
gesichert hielte, wenn zu ihren ordentl. Einnahmen noch 30,000 Mk
hinzutreten", setzte aber noch vorsichtig hinzu, „dass dabei freilich
Amortisation der Capital-Schulden ausgeschlossen wäre, für die indess Aussicht bliebe, wenn es mir gelaenge, die sonstigen Einnahmen

allmälig zu erhöhen." Auf diese Erklärung hin, sind denn die 30,000 Mk. „zunächst" in die einmaligen Ausgaben eingestellt worden.

Jedes Gespraech mit Hrn. v. Bülow müsste also auf dieser Grundlage geführt werden. Auch scheint mir die Sicherung des Bestandes der Station in ihrem jetzigen Umfange und die Tilgung der Betriebs-Schulden zwei verschiedene Aufgaben zu bilden, für die wohl verschiedene Rücksichten geltend gemacht werden koennen; ich würde also nicht in Widerspruch mit meiner offiziellen Erklärung treten, wenn ich für letzteren Zweck noch eine besondre Bitte an das Ausw. Amt richte, die sich auf das eben ablaufende Budget-Jahr bezieht, und sich eventuell von selbst erledigen würde, falls der betr. Fonds wider Voraussicht schon geleert wäre.

In diesem Jahre arbeiten wir zum ersten Male mit einem vorgaengigen Budget-Anschlage, in welchem die Ausgaben auf 112,000 lire, die Einnahmen auf 129,400 lire im Ordinarium und 12,400 im Extra-Ordinarium veranschlagt sind. Es wird sich nun also ergeben, wie weit wir schon mit geordneten Verwaltungs-Wegen zu thun haben. Der Anschlag kann, da mehrere bewegliche Factoren auf Seite der Einnahmen wie auf der der Ausgaben sich befinden, auf beiden Seiten optimistisch sein, — und dadurch das gehoffte Resultat der Deficit-Tilgung verringert resp. verschoben werden, immerhin aber hoffe ich bei all meinen Beamten auf sorgfältige Sparsamkeit rechnen zu dürfen, da ich das Auskommen mit dem Budget-Anschlage zur Conditio sine qua non irgend welcher Gehalts-Erhöhung gemacht habe.

—

Der Vesuv zeigt kräftigen Scirocco; auf seiner Südseite ist der Krater schneefrei. Hier unten ist eisiger Nordwind, und alles Heizen erhöht meine Zimmer-Temperatur nicht, so dass ich mit ganz klammen Fingern schreibe. Sonst geht es mir u. den Meinigen gut und wir freuen uns der chilenischen Siege in der Hoffnung, dass ihre Consequenzen zu erneutem Aufenthalt in Ischia führen werden, wenn schon die Ischias dabei aus dem Spiele bleiben mögen.

Mit besten Grüssen von Haus zu Haus

Ihr herzlich ergebner

Anton Dohrn

du Bois-Reymond an Dohrn

15 Neue Wilhelm Str.
Berlin, N. W.
19. Febr. '80

Geehrtester Herr und Freund,

Erst gestern erhielt ich durch Hrn. von Keudell Ihr Schreiben vom 24. Jan., welches, wie er mir mittheilt, in Folge eines nicht aufgeklärten Versehens 14 Tage unbeachtet in Rom gelegen hat. Ich schickte sofort heute früh zu Hrn. v. Bülow und ließ fragen wann er mich empfangen könne. Ich sprach ihn dann heute Mittag, allein ich komme erst jetzt, (10^h) dazu Ihnen zu schreiben. Die Auskunft, die er mir gab, lautete im Ganzen befriedigend:

1) Er hat noch immer die feste Absicht, die Ersparnisse bei dem bewußten Fonds des Auswärtigen Amtes, aus welchen Ihre 2 mal 15 000 M. bestritten werden sollen, Ihnen zuzuwenden;

2) Er weiß freilich nicht ob der Fürst[246] Ihnen nicht dieselben streicht und meint, Sie haben genug;

3) Er bemerkt auch, daß diese Ersparnisse seitdem er Ihnen die Zusage gab, durch neuerlich erwachsene Ausgaben, neugegründete Schulen u. d. m. Einbußen erlitten haben.

4) Auf alle Fälle ist es viel zu früh gewesen, wegen dieser Ersparnisse einzukommen: erst muß am 1. April der Schluß des Etatsjahres erfolgt sein, es müssen vermuthlich noch nach dem 1. April sich einstellende Nachforderungen befriedigt und der Betrag der Ersparnisse muß rechnungsmäßig festgestellt sein, ehe darüber verfügt werden kann.

5) Die Absicht des Amtes ist, Ihnen jährlich die 30 000 M. zu geben (Ich hielt nicht für überflüssig, Gewißheit über diesen Punkt zu extrahiren). Sie müßten aber auf etwas sich gefaßt machen: sobald die 30 000 M. als laufende Ausgabe, unter einem besonderen Etatstitel stehen würden (in künftigen Jahren), würden Sie nach allgemeinen Verwaltungsgrundsätzen, nichts mehr aus andern Titeln beziehen

können, d. h. Sie dürfen dann auf den Zuschuß aus den Ersparnissen des Schul etc. fonds nicht mehr zählen.

Dies ist klar, sicher und eindeutig, was Hr. v. Bülow mir sagte, der übrigens von lebhaftem Wohlwollen für Sie und die Station beseelt zu sein schien. Ich glaube nicht, daß es noch eines neuen Schrittes bei ihm bedarf, im Gegentheil erhielt ich den Eindruck, als würde fast etwas Unpassendes in erneuter Mahnung liegen. Ich sage das nicht, um die Verpflichtung zu einem neuen Besuche von mir abzuwälzen. Übrigens kommen Sie ja wohl selber zur Fischerei-Ausstellung her, und dann werden Sie ihn sehen. Damit Sie Alles wissen, ich deckte mir bei ihm den Rücken mit Hrn. v. Keudell, der mir bei Übersendung Ihres Briefes so geschrieben hatte daß ich annehmen durfte, er sei mit meinem Gange zu Hrn. v. Bülow einverstanden.

Vielen Dank für die Muraenen-Auskunft. Ich muß Torpedo untersuchen kommen, es ist nur Frage der Zeit. Verzeihen Sie, wenn ich abbreche, ich habe noch Haufen von Geschäften vor mir. Beste Grüße von Haus zu Haus. Der Fechter hat sehr gefallen.

Ganz Ihr

EdBR

Dohrn an du Bois-Reymond

[Napoli] 24. Februar 1880.

Verehrter Herr GehRath!

Den herzlichsten Dank sage ich für die erfreulichen Nachrichten, die mir Ihr gestriger Brief überbracht hat. Wenn die Regierung die dauernde Bewilligung der 30,000 Mk. beabsichtigt, so werde ich sie zunächst auch nicht weiter um anderweite Mittel incommodiren: aber dieser Zusicherung bedurfte es, um mir nicht die Thüre des Credites noch vor der Nase zuzuschlagen. Mein hiesiger Banquier, der mich so lange durch Vorschuss über Wasser gehalten hat, draengt nach Entlassung, daher auch das Bedürfniss nach den etwaigen Resten des Schulfonds.

Keudell hatte mir auch sehr rasch nachdem er seine Versäumniss entdeckt hatte, entschuldigend geschrieben: nun der Carneval u. die ununterbrochene Gesellschaftsfolge Ball, Fest, etc sind Erklärungsgründe, dass auch ein so pünktlicher Arbeiter wie er einmal etwas versäumt.

Ich habe eine Reihe von Briefen an Bennigsen, Lasker Roemer, Haenel, Windhorst [sic!] u. Reichensperger[247] gerichtet um sie wieder warm zu machen. Reichensperger hat mir schon geantwortet u. seine volle Unterstützung zugesagt, um das Centrum für die Zool. Station votiren zu lassen. Die Conservativen bleiben dann ungefährlich. —

— Dieser Brief hat mehrere Tage hier gelegen, — ich kam nicht dazu, ihn zu beenden. Meine Frau machte nach einander zwei nächtliche Versuche, von ihrer Bürde sich zu befreien, was indess nicht gelang, immerhin aber den Schlaf für sie und uns kostete[248]; ausserdem hatte ich den Besuch des alten Allen Thomson mit Frau, die, beide Siebziger, natürlich alle Sorgfalt verlangten, die aufzubieten können, d. h. Sie dürfen dann auf den Zuschuß aus den Ersparnissen des Schul etc. fonds nicht mehr zählen.

Dies ist klar, sicher und eindeutig, was Hr. v. Bülow mir sagte, der übrigens von lebhaftem Wohlwollen für Sie und die Station beseelt zu sein schien. Ich glaube nicht, daß es noch eines neuen Schrittes bei ihm bedarf, im Gegentheil erhielt ich den Eindruck, als würde fast etwas Unpassendes in erneuter Mahnung liegen. Ich sage das nicht, um die Verpflichtung zu einem neuen Besuche von mir abzuwälzen. Übrigens kommen Sie ja wohl selber zur Fischerei-Ausstellung her, und dann werden Sie ihn sehen. Damit Sie Alles wissen, ich deckte mir bei ihm den Rücken mit Hrn. v. Keudell, der mir bei Übersendung Ihres Briefes so geschrieben hatte daß ich annehmen durfte, er sei mit meinem Gange zu Hrn. v. Bülow einverstanden.

Vielen Dank für die Muraenen-Auskunft. Ich muß Torpedo untersuchen kommen, es ist nur Frage der Zeit. Verzeihen Sie, wenn ich abbreche, ich habe noch Haufen von Geschäften vor mir. Beste Grüße von Haus zu Haus. Der Fechter hat sehr gefallen.

Ganz Ihr

EdBR

Dohrn an du Bois-Reymond

Neapel. 29. Juni 1880.

Verehrter Herr GehRath!

Wie tief ich in meinen Arbeiten stecke, beweist Ihnen meine Schweigsamkeit. In der That bin ich eben dabei die Monographie der Pycnogoniden[252] abzuschliessen, die Tafeln zusammenzustellen und die letzten Bogen Text zu verfassen, um dann ausschliesslich das grosse Schlachtross der Wirbelthier-Embryologie zu besteigen, und damit in die Schranken zu reiten. Hiess es nicht Ashby, wo Ivanhoe unter den blauen aber langweiligen Augen von Lady Rowena focht? Nun ich hoffe die Rolle des Noir fainéant zu spielen, — an Brian de Bois Guilbert, Athelstane und ganz besonders an Front de Boeufs mir gegenüber wird es nicht fehlen.

Uebrigens verläumde ich mich, wenn Sie aus diesen Worten schliessen, dass ich nicht etwa zwei Arbeiten neben einander treiben koennte. Ich habe im Gegentheile ununterbrochen an der Ketzerei weitergewirkt, von der ich Ihnen sprach, — und eine Masse Material conservirt, resp. von meinen Assistenten conserviren u. schneiden lassen, und schoene Serien von Haifisch-Embryonen, Eidechsen- u. Schlangen-Embryonen, auch vom unvermeidlichen Hühnchen, ferner von Maulwurfsgrillen u. Schmetterlingseiern liefern die Pfeile, welche ich sorgfältig in meinen Köcher stecke. Aber erst muss die Pycnogoniden-Sorge von mir genommen werden, ehe ich mich ganz in die Wirbelthierfrage — vielmehr in die Antwort, denn die Frage habe ich mir schon vor 13 Jahren vorgelegt, — vertiefe.

Dass ich heut mein Schweigen breche, haengt zunächst mit der Anmeldung des Prof. Kronecker[253] zusammen. Was will HochDerselbe hier arbeiten? Einmal sprach er mir von Untersuchungen an Schildkröten-Herzen. Ist das noch die Absicht? Dann würde ich bei Zeiten Material ansammeln, damit Alles vorräthig ist u. keine Zeit verloren wird. Vielleicht sagt mir Hr. Kronecker mit 2 Worten darüber Bescheid.

Dann wollt' ich Ihnen noch authentische Nachrichten über den legendenhaften Vaporetto geben. Er ist ausgezeichnet verbessert durch die Holz-Umhüllung u. durch verschiedene damit zusammenhaengende Veraenderungen. Wir sind Alle sehr erbaut davon und ich doppelt, da der Cujon Schneider grade seine frechen Lügen in die Welt geschickt hatte. An Geschwindigkeit hat das Schiff <u>gar nichts</u> eingebüsst, an Raum gewonnen, an Bequemlichkeit gleichfalls und besonders an Stabilität, so dass wir viel schwerere Seen zu bestehen vermögen und auch bereits bestanden haben. Ich freue mich nun doppelt darauf, wenn Sie Sich doch noch entschliessen werden, uns wieder zu besuchen. Ich bin sicher, dass Sie einen Taucher-Versuch unternehmen werden.

Dass die Fischerei-Ausstellung[255] mir noch einen Ehrenpreis eintragen sollte, habe ich freilich nicht gemuthmaasst, bin aber sehr erfreut davon. Es ist eine Auszeichnung auf die ich redlich stolz bin, weil sie sehr spontan kommt.

Von der weiteren Auszeichnung, die Sie der Station zugewendet haben, vom Hartnack'schen Microscop[256], habe ich noch nichts oeffentlich verlauten lassen. Ich habe immer noch den Wunsch, das Microscop möchte mir à discrétion übergeben werden, ebenso wie der Vaporetto, weil es dann sicherer ist, nicht in Haende zu gerathen, die vielleicht leichtsinniger damit umgehen. Auch koennte es dann eben in besonders wichtigen Fällen als eine Ultima ratio hervorgeholt werden und mehr im Allgemeinen wirken, als für irgend einen Speciellen Arbeiter. Immerhin unterwerfe ich mich besserer Einsicht.
—

Ich vermuthe, dass es bei Ihnen ebenso wie bei mir zur temporaeren Ehescheidung gekommen ist, und dass Frau DuBois in Potsdam residirt, wie die Meinige in Ischia sitzt u. auf die Schildkroeten-Embryonen aergerlich ist, die mich hier festhalten. Wir haben einen sehr mässigen Juni, der Ihren Kälte- u. Unwetter-Schauern entspricht, — die Eisberge im Atlantic! — um so mehr leiden wir unter Gewitter-Schwüle. Der Wein aber wächst so üppig, wie ich ihn nie gesehen habe, und wir schwelgen in Feigen, Apricosen, Glasskirschen, Pflaumen u. Japanischen Mispeln mit froher Aussicht auf die dicht bevorstehende Pfirsich-Reife. „Lockt dich der tiefe Himmel nicht, das feucht verklärte Blau?"
Mich Ihnen und Allen Ihrigen herzlichst empfehlend

Ihr

Anton Dohrn

du Bois-Reymond an Dohrn

[Berlin, 29. 7. 1880][257]

Können Sie mir, verehrter Freund, nicht Gewißheit darüber ver-
schaffen, ob Filippo Pacini[258] noch lebt, und also in meinem Gym-
notenbuch noch das Hr. bekommen muß, oder ob er schon starb? —
Verzeihen Sie daß ich Ihnen lange nicht schrieb, ich bin erdrückt von
Arbeit. Eine gewisse hohe Dame[259] beklagte gegen mich auf das
Lebhafteste ihr Unglück, daß Sie nicht dagewesen seien, ihr das
Aquarium zu zeigen. Ganz Ihr

EdBR

Al Chiar^ssmo Signore
Il Sig.re Prof. Antonio Dohrn
Stazione Zoologica
Napoli
Italien

Dohrn an du Bois-Reymond

Ischia, 5. August 80.

Verehrtester Hr. GehRath!

Wegen Pacini (nur 1c!) habe ich Prof. Todaro in Rom gebeten Ihnen direct zu schreiben, so geht es am schnellsten. Hier weiss ich es nicht, da die Einen sagen, er sei todt, die andern, er lebe noch. —

Der erste Band Fauna & Flora ist nun fertig. Ich habe Auftrag gegeben, die erforderl. 2 Exemplare sofort an die Akademie zu schikken, und waere <u>sehr</u> verbunden, wenn die bewilligten 2 000 Mk. Subvention uns gleich gezahlt werden koennten, da ich immer baare Mittel nöthig habe, um hungrige Mägen zu befriedigen. Ich schreibe dieserhalb auch an Hrn. Auwers.

Ich rechne es mir zur Ehre, die einzigen drei Praesentations-Exemplare Ihnen, GehRath Helmholtz u. Virchow zu überreichen, — im Uebrigen hoffe ich Subscribenten im Laufe dieses u. des nächsten Jahres zu finden, welche mich mit der Sache über Wasser halten.

Doch eben überlege ich, dass Klugheit gebietet, auch Peters ein Exemplar zu überreichen. Tragen Sie es mir nicht nach!

Dass die Kronprinzessin meine Abwesenheit bedauert ist schmeichelhaft und immerhin was werth. Hoffentlich gelingt es mir bei einem nächsten Zusammentreffen, mich einigermaassen zu exculpiren; zu allerhand geschickt gezielten Complimenten wird diese Situation jedenfalls Anlass geben.

Ich sitze jetzt mit meiner Arbeit mitten auf dem Lavastrom, der vor 500 Jahren die letzten Kraempfe der vulcanischen Mächte Ischia's bezeichnet, in einem kleinen vereinzelten Hause das einem Weinbauern gehört; dort bin ich ungestört. Die Umgebung kann nicht merkwürdiger sein, — und schoener auch nicht. Die schwere Hitze ist endlich gebrochen durch ein Gewitter mit Regen. Der Wassermangel war sehr gross geworden.

Anbei zwei besser gemeinte als gerathene Complimente meines
Factotum Peterssen.

Mit herzlichsten Grüssen von Haus zu Haus

Ihr   Anton Dohrn

P.S. Es wird Sie interessiren, dass jetzt mein altes Ziel erreicht ist:
dass der Deutsche GeneralConsul unsre Monats-Abschlüsse einzusehen beauftragt ist u. Hr. von Keudell alljährliche Gesammt-Inspec-
tion zu halten hat. Der verstorbene v. Bülow widersetzte sich dem
ganz energisch. Dies ist aber die eigentliche Brücke, auf der aller weitere Fortschritt zu passiren hat, und zugleich die beste Sicherung gegen solche Lumpen wie Hr. Schneider und seine extraordinären u.
ordinären Auftraggeber, ohne dass doch die Station in ihrer freien
Bewegung gehemmt waere.

du Bois-Reymond an Dohrn

15 Neue Wilhelm Str.
Berlin, N. W.
15. Oct. '80

Geehrtester Herr und Freund,

Sie werden mir zürnen, und mit Recht, aber ich bin ein Verbrecher aus verlorner Ehre. Ich habe die ganzen Ferien zu Hause gesessen und jede Nacht bis 1 Uhr gearbeitet, und doch schlagen die Wogen der nicht bewältigten Geschäfte mir über dem Kopfe zusammen daß ich die Besinnung verliere.

Das Mikroskop haben Sie hoffentlich längst in Händen. Sie erhalten nun nächstens folgende officielle Schriftstücke [260] von mir als d. Z. vorsitz. Secretar du corps qu'Académie on nomme,

1. Einen Brief, in welchem Ihnen die Akademie schreibt, was Sie wissen, daß und unter welchen (unter uns vereinbarten) Bedingungen sie der Station das Instrument zum Gebrauch überweist.

2. Eine von Ihnen zu unterzeichnende, und an mich zurückzusendende Empfangsbescheinigung.

3. Drei Exemplare einer Erklärung, worin das Eigenthumsrecht der Akademie am Mikroskop anerkannt und gewahrt wird. Das eine Exemplar erbitte ich mir gleichfalls zurück. Von den beiden anderen ist das eine für Ihre Acten bestimmt, das andere für das Archiv der Kais. deutschen Gesandtschaft in Rom. Diese Form ist derjenigen nachgeahmt, welche kürzlich in Athen in Bezug auf ein von der Akademie dem Prof. Julius Schmidt [261] daselbst unter ähnlichen Bedingungen, wie Sie das Mikroskop erhielten, geliehenes Fernrohr beliebt wurde. Il n'y a rien de tel que les précédents.

Ich hoffe daß Sie an Nichts Anstoß nehmen werden. Vielleicht wäre für das Deponiren des dritten Exemplars der Erklärung das deutsche Consulat in Neapel der bessere Ort gewesen. Inzwischen ist doch die Gesandschaft die stabilere Behörde, der Genuesische Fall zeigt, was ein Consul manchmal für Streiche macht, und endlich wenn das Schlimmste zum Schlimmsten käme, würde immer noch Zeit sein, von Rom aus die dort sicher aufgehobene Erklärung geltend zu machen. Nichts verhindert übrigens, daß Sie die Erklärung nochmals abschreiben lassen und auch beim Consul ein Exemplar deponiren.

Nun zu Ihrem letzten Brief vom 5. August. Todaro hat mir Nachricht gegeben, daß Pacini noch lebt, und ich habe Todaro dafür in einem italiänischen Brief gedankt, der vermuthlich einige quattrocento's enthalten hat, denn aus Boccaccio habe ich mein meistes Italiänisch. Stellen Sie sich vor, daß der Pacini (il Pacini) an _einem_, 1 Ccc grossem Stück Zitteraal-Organ, das er Gott weiß woher hatte, mehr und richtiger gesehen hat,[262] als unser grosser Max Schultze[263], so abhängig ist der vergleichende Histolog von seinem Material. Fast in allen von Schultze dem Pacini bestrittenen Punkten giebt Sachs letzterem Recht.

Zweitens habe ich Ihnen für das Exemplar des ersten Bds Fauna & Flora herzlich zu danken: Sie hätten einen Würdigeren aussuchen sollen, denn der heutigen Entwicklung der Mikrographie und marinen Zoologie gegenüber muß ich nothwendig „passen". Die 2 000 M. haben Sie hoffentlich längst. Es war Auwers' Sache, der den Vorsitz hatte.

Freund Petersen's Photo's haben uns lebhafte Sehnsuchtsseufzer entlockt. Gott sei dank daß Peru und Chile jetzt ihren harten Sinn erweichten, und endlich Friede machten. Bis jetzt freilich ist der Chile-Dollar noch immer nicht viel mehr als die Hälfte werth.

Hr. Schneider rührt sich wieder. Er hat ein Gesuch an die Akademie gerichtet, aus Gohlis bei Leipzig datirt, in welchem er um Unterstützung zu einer Reise und 3 monatlichem Aufenthalt am Golfo incantevole bittet, um dort seine Beobachtungen über Gewohnheiten von Seethieren fortzusetzen. Unter den Speciminibus eruditionis, die er eingereicht hat, befindet sich auch die Schrift, welche die schändlichen Anklagen gegen Sie enthält.[264] Ob er sich nun vorstellt, nachdem wir ihm Geld gegeben haben, müßten wir ihm auch den Tisch in der Station geben, und Sie würden ihn dann nicht an die Luft setzen dürfen, weiß ich nicht; es ist übrigens, zur Prüfung seines Gesuches, eine Commission eingesetzt, und man wird natürlich ganz sachlich vorgehen. Ich glaube aber nicht, daß er Chancen hat.

Heute sind die Ferien zu Ende gegangen, und in 14 Tagen lese ich wieder. Wäre ich nur erst mit meinen Gymnoten fertig. A propos, im § XIII, Bewegungen des Zitteraals, findet sich eine Hypothese von mir, weshalb die schöne Helena [265] nicht so schwimmt, wie der Gymnotus; lassen Sie dieselbe doch prüfen, wenn Ihnen das Buch zu Händen gekommen sein wird.

Es wird Hrn. Dr. Schmidtlein nur einen Vormittag kosten.

Von der Zukunft sagt man besser Nichts in einem Jahre wo die Menschen um einen herum sterben wie die Fliegen. Also wollen wir Frühjahrsprojecte auf sich beruhen lassen.

Wenn Sie Prof. Kronecker sehen sagen Sie ihm bitte, ich hätte für seinen treuen Bartel die Gnade ausgewirkt, daß er wie Rappmann bei Prof. Baumann [266], bei ihm beschäftigt bleiben dürfte — ohne Hausknecht zu sein.

Was den Nachfolger Kr's [267] betrifft — hunc tu Romane etc. Hic Streber est!

Mit herzlichen Grüßen von Haus zu Haus!

    Ihr

    E du Bois-Reymond

Dohrn an du Bois-Reymond

Neapel. 20. October 1880.

Verehrter Herr Geh. Rath!

    Alles will ich gerne tragen
    Wasser Holz u. Pflichten
will auch Alles unterschreiben, was zur Sicherstellung des Eigen-
thums des Microscopes beitragen kann, nur kann ich keine Garantie
übernehmen, dass die Linsen oder sonstige Einrichtung nicht geschaedigt werden, wie ich auch keine Verantwortung auf mich nehmen kann, falls Einer oder der Andre berichten sollte, das Microscop
sei ihm in einem geschaedigten Zustande übergeben. Sie wissen so
gut wie ich, dass der Reiter sein Pferd nicht verleiht, und der Mikro-
skopiker nicht sein Instrument, — von andern noch exclusiveren Ei-
genthumsverhältnissen zu geschweigen, — und wir sehen nur allzu
oft, wie nachlässig die Einzelnen mit ihren Instrumenten umgehen.
Hoffen wir das Beste!
Was Hrn. Schneider angeht, so wird hoffentlich die prüfende
Commission nicht aus den Augen verlieren, dass Hr. Schneider von
mir „an die Luft gesetzt wird", wie Sie es Selbst sagen, — und kaeme
er mit einem Passe des Apostel Petrus. Es waere also christlich, mich
der Mühe zu überheben, diesen Scandal zu machen. Koennten Sie
nicht dies geltend machen? Hr. Schneider kann ja an irgend einem
andern Weltmeere unsterbliche Beobachtungen machen, ohne Hrn.
Schmidtlein auszuschreiben, oder ohne sich in Gefahr zu bringen,
mit meinen Marinaren unangenehme Berührungen zu haben. Peterssen hat geschworen, dass er ihn durchprügeln lassen wird, wo er ihn
auch findet, — und Sie wissen, er ist ein wilder Geselle, der sich solch
Vergnügen nicht entgehen lässt, ich mag sagen was ich will. Wir leben
in einem Lande, wo die Privatjustiz sehr Sitte ist, — es waere also
besser, dies Individuum bliebe weg.

Auch möchte ich glauben, bei der rein sachlichen Prüfung der Specimina eruditionis müsste es doch Einem oder dem Andern auffallen, wie Hr. Schneider in seinen Bemerkungen über die Station u. mich die Maassregeln der Akademie grade nicht in der reverenzvollsten Beleuchtung erblicken lässt, sintemalen ein so schofeler Kerl wie ich, der noch dazu so wenig von der Sache versteht des Vertrauens der Akademie nicht würdig war, letzteres also eigentlich leichtsinnig gewährt, und bei der „Dampfer-Affaire" sogar schlimmer als leichtsinnig vergeudet ward. Indess warte ich ruhig ab, was passiren wird, nur über das Eine sicher, dass Hr. Schneider die Wahrheit des französischen Sprichworts an mir erfahren wird: contre voleur voleur et demi! —

Ich bin in den letzten Tagen in grausamer Weise meines einen Assistenten [268] beraubt worden. Abends war er noch in der Station, klagte über Mattigkeit, andauernde Verstopfung, Kopfschmerz, — Nachts rührt ihn der Schlag und ich musste sein Zimmer aufbrechen lassen, um ihn todt auf dem Boden zu finden. Er war meine rechte Hand in meinen Wirbelthier-Studien. Schwer zu ersetzen! Und ohne einen feinen u. geschickten Praeparator komme ich nicht vorwärts, da ich viel zu gehetzt u. unruhig lebe, um die subtilen Handthierungen alle selber besorgen zu koennen, die unerlässlich sind. Es ging so schoen vorwaerts! Ich merke recht, was Sie an Sachs verloren haben. —

Mit herzlichsten Grüssen von Haus zu Haus

Ihr
Anton Dohrn

Bitte halten Sie mich au fait in der Schneider-Affaire.

Dohrn an du Bois-Reymond

Stazione Zoologica di Napoli
4. XI. 80.

Geehrtester Herr GehRath!

Anbei in grande fretta die Ausfertigung des betreff. Documents.
Keudell kommt heute behufs amtlicher Revision der Station, da werde ich ihm das Document für die Botschaft einhaendigen.

Zu thun habe ich über den Kopf und werde schier erdrückt von
Besuchen. Koennte man doch seine Wohnung auf Meeresgrunde
aufschlagen! Da ist es still. Ich kann sagen: dabei sollen die Urväter
der Wirbelthiere ans Licht! wie Goethe den Koenig Thoas nicht reden lassen konnte, weil die Strumpfwirker in Apolda hungerten. [269]
Aber Sie wissen das so gut wie ich, was es heisst practische u. theoretische Arbeit neben einander laufen lassen, — es ist eine grosse
Schwierigkeit.

Heut nur herzlichste Grüsse u. Dank

von Ihrem
Anton Dohrn

C

du Bois-Reymond an Dohrn

15 Neue Wilhelm Str.
Berlin, N. W.
2. Jan. '81.

Geehrtester Herr und Freund,

Ich empfinde das Bedürfniß einmal wieder ein Wort mit Ihnen zu wechseln, obschon ich Ihnen dringendes gerade nicht mitzutheilen habe. Doch glaube ich daß ich Ihnen das Ende der Schneider-Affaire in der Akademie noch nie mittheilte. Natürlich war es gänzlicher Abfall; da ich gerade den Vorsitz führte, hatte ich die unangenehme Verpflichtung ihm zu antworten, daß erstens es nicht in den Sitten der Akademie liege, Leuten die Mittel zu ihrer Subsistenz zu geben damit sie sich in ungestörter Muße ihren wissenschaftlichen Bestrebungen hingeben könnten, und zweitens, daß selbst wenn dies der Fall wäre, seine Specimina der Akademie nicht für weitere Unterstützung seiner Studien Veranlassung bieten würden. Darauf verschwand er von der Bildfläche, scheint sich aber noch hier aufzuhalten, denn gestern gab er eine Gratulationskarte bei mir ab. In der Akademie kam wiederholt zur Sprache, daß seine unanständigen Angriffe auf Sie es ganz unmöglich machten, etwas für ihn zu thun, selbst wenn man nicht noch andere Gründe dafür hätte.

Ich stecke noch immer bis über die Ohren in dem Gymnotus-Buche, und dasselbe hat mich so lange hingehalten, daß ich nun unmöglich bis zum Frühjahr mit meinen Arbeiten weit genug kommen kann, um etwa in Ihrem Institut zu arbeiten. Dies hat überhaupt seine Schwierigkeiten, wie mir bei näherer Überlegung klar geworden ist. Ich brauche nämlich um zu arbeiten eine große Menge von Apparaten, welche ich mir den Spaß gemacht habe, in dem Gymnotenbuche aufzuzählen; [270] ich muß im Grunde alles das mitnehmen, was Sachs auf seiner Reise bei sich führte, beiläufig im Betrage von fünf Maulthierlasten. Mikroskop, einen Theil der Chemikalien würde ich zwar zurücklassen können, aber die große Masse bleibt und dadurch wird solche Expedition in hohem Grade erschwert. Es werden viele Wochen auf die nöthigen Vorbereitungen verwendet werden müssen.

202

Kronecker's Bericht über die Unmöglichkeit ein Stück Kupferdraht zu bekommen und die Art wie er sich einen Daniell selber fabricirte klang nicht ermuthigend.

Aus dem Gymnotenbuche werden Sie, außer dieser Liste von Bedürfnissen für Versuche an Zitterfischen übrigens auch einige Aufgaben erfahren, welche morphologisch an Torpedo zu lösen sind. Es ist unglaublich, aber wahr, daß nach all den haarspaltenden Untersuchungen an Torpedo die einfachsten Fragen nicht beantwortet sind, welche der theoretische Physiker sich stellt, z.B. wieviel Platten in den Säulen enthalten sind. Die Angaben schwanken, man denke, zwischen 150 und 2 000! Eine gründliche Untersuchung dieses Punktes bei Torpedines verschiedener Größe, an den Säulen verschiedener Höhe, und auch besonders an den verschiedenen Species der Torpedineen, mit Berücksichtigung des Satzes von Delle Chiaie, Rud. Wagner und Babuchin[271] über die Präformation der elektrischen Elemente — könnte sehr leicht bei Ihnen angestellt werden, und ist das allererste Erforderniß um aus der Stelle zu kommen. Die Histologen wissen gar nicht um was es sich handelt. Wenn Sie wollen, redigire ich Ihnen einen Fragebogen, oder ein Programm für obige Untersuchung. Ich bin durchaus neidlos in Bezug darauf, da ich in der längsten Zeit, die ich bei Ihnen zubringen könnte, doch nicht Zeit hätte, sie durchzuführen, und es übrigens um ziemlich langweilige und gedankenleere Arbeit dabei sich handeln wird.

Haeckel ist neuerlich sehr verderblich wirksam aufgetreten. Die Jenenser medicinische Facultät hatte an Stelle von Schwalbe[272], der an Kupffer's[273] Stelle nach Königsberg geht, primo loco Aeby[274], secundo loco Flemming[275], tertio loco ich weiß nicht wen vorgeschlagen und schon den Vorschlag in Weimar eingereicht. Haeckel kommt von der Reise zurück, findet die Bescherung, stürzt nach Weimar und erklärt, er werde seine Entlassung nehmen, wenn nicht sein Assistent Hartwig (?)[276] die Stelle bekäme. Das Ministerium ist schwach genug sich in's Bockshorn jagen zu lassen, und schickt der Facultät ihren Vorschlag zu erneuter Erwägung zurück, welche auch demüthig zitternd ihn zurücknimmt und sich dem Willen des Knaben Haeckel fügt.[277] Relata refero.

Mit besten Grüßen von Haus zu Haus (wir haben beiläufig bis heute einen Römischen Winter)

Ihr sehr ergebener

E du Bois-Reymd

Dohrn an du Bois-Reymond

Stazione Zoologica di Napoli
6. Januar 1881

Verehrter Herr GehRath!

Im neuen wie im alten Jahre gedenke ich stets mit gleicher Freude, dass Sie dem Abenteurer materiellen u. moralischen Halt boten, als er wie ein Stückchen Watte auf blanker Tischfläche, von freundlichen und feindlichen Mündern hin u. her geblasen ward und die schaurigsten Luftsprünge machen musste. Jetzt, als Tenax propositi erkannt, ist es schon leichter, ihm zu helfen, — aber den Baum gepflegt zu haben, ehe er noch als Cotyledone ans Licht trat, dafür will ich Ihnen auch obenan in 1881 meinen erneuten herzlichen Dank sagen.

Dass Sie den Plan hatten, hierher zu kommen, wusste ich nicht, — nun erzählen Sie davon zugleich mit der Meldung, er sei aufgegeben. Peccato! Ich glaube schon, dass Sie viel Zeit u. Apparate gebraucht hätten, — aber es waere doch schön gewesen; und sollten nicht, da Ihnen ja die Hitze nichts an hat, die August- u. September-Tage günstige Chance bieten? Erst wenn die Meister selber kommen, koennte es gelingen, der Zool. Station auch ein definitives physiologisches Gepräge zu geben, — und danach dürstet meine Seele. Gelaenge das, würde hier wirklich Physiologie und Morphologie wieder eng verbunden zu gemeinsamer Arbeit, — wenn auch mit noch so verschiedenem Handwerkszeug und Methodik — Johannes Müller drehte sich vor Freuden im Grabe um. Ich würde die aeussersten Anstrengungen machen, um ein würdiges Local zu schaffen; da ist eins, in nächster Nähe der Station [278]; gegenwärtig steckt ein alter Neapolitaner Maler darin; waere aber eine ernstliche Unterstützung solcher physiologischer Wendung Seitens der Physiologie zu gewaertigen, waere der begonnene Besuch der Station Seitens derselben nicht eine Caprice, sondern der Anfang dauernder Beziehungen, — ich würde eine Energie loslassen, um sie wohnlich einzurichten, wie ich sie nur noch für Momente höchster Bedeutung mir abverlangen koennte.

Gegenwaertig beschäftige ich mich mit einer definitiven Anstellung meiner Assistenten. Mein Botaniker[279] ist nach Göttingen zur Habilitation abberufen, und geht. Ich werde ihn nicht so bald wieder ersetzen. Wir wissen jetzt hinreichend mit den Algen Bescheid, und die von Ihm bisher bezogenen 1 650 Mk. werden zur Aufbesserung der Gehälter der übrigen Assistenten benutzt werden. Ich beginne zugleich einen Pensionsfonds anzulegen, um Diejenigen zu belohnen, die hier aushalten und auf die academische Carrière Verzicht leisten; ich richte contractlichen Urlaub ein, begrenze die Beamtenpflichten der Einzelnen besser und verlege den Schwerpunkt der wissenschaftlichen Original-Arbeit der Station in die Kreise Derjenigen, die 1–2 Jahre hierher kommen, um an der Bearbeitung der Fauna sich zu betheiligen. Zu den Aufenthaltskosten solcher Stipendiaten soll die Station einen Zuschuss leisten, je nach Bedürfniss und nach der Bedeutung der wissenschaftl. Wirksamkeit der Betreffenden, aber Assistenten, wie bisher zur Abfassung von Monographieen anzustellen brauche ich nicht mehr und werde ich nicht mehr thun; der Vorrath der in Arbeit befindlichen Monographieen reicht auf 4 Jahre hin.

Vielleicht haben Sie derweil den Ersten Zoolog. Jahresbericht[280] gesehen, den die Station herausgegeben hat. Ich höre zu meiner Freude, von allen Seiten die günstigsten Urtheile und dass auch der Absatz sich bis jetzt günstig stellt. Ich habe ein Exemplar an Peters gesandt und habe ihn gefragt, ob er event. dafür eintreten würde, wenn ich bei der Akademie vorstellig würde, nun auch dies Unternehmen in seinen ersten Lebensjahren zu unterstützen. Sie erinnern sich noch der Gelegenheit, bei der Sie das englische Mädchen citirten "nobody asked you, Sir, she said", — d. h. als man besorgt war, ich möchte die mir für die erste Monographie der Fauna & Flora bewilligten 2 000 Mk. Subvention Jahr für Jahr erbitten. Nun habe ich alle Segel angespannt, um ohne dieselben dies sehr grosse publicistische Unternehmen durchzusetzen und darf mittheilen, dass der Erfolg nicht ausgeblieben ist. Ich verfüge bereits über 140 Subscriptionen und habe Grund zur Hoffnung im Laufe dieses Jahres auf 250–300 zu kommen. Damit waere die Sache <u>durch</u>. Dagegen bleibe ich sicherlich noch mit einem Deficit im Jahresbericht stecken. Es kommt aber darauf an, denselben so lange künstlich zu stützen, bis es gelungen ist, die schlechten Concurrenten, die er noch hat, den Jahresbericht Troschel-Leuckart im Archiv für Naturgeschichte[281] und den

Zool. Record der Englaender [282], zu verdraengen und das Monopol zu haben. Dann würde der vergrösserte Absatz die Sache halten. Das Gute, das so ein Jahresbericht wirkt, braucht ja nicht erst betont zu werden; ihn zu halten und immer benutzbarer zu machen, ist eine Aufgabe, die von solcher Bedeutung ist, dass ich hoffe, eine etwa demnächst abzusendende Eingabe werde auf günstigen Boden treffen. Was meinen Sie?

Ich füge noch hinzu, dass auch der Kleinste der Kleinen sich in seiner Meinung über die Zool. Station recht sehr veraendert hat. Der „Schwindel" hat ihm doch einen grossen Eindruck gemacht, und als wir gar ihm ein Paar Schnecken lebend vorwiesen, die er bisher nur fossil gekannt hatte, <u>da</u> sah er ein, dass der Schwindel solide sei! Also auch dieser principielle Widersprecher waere einigermaassen besiegt. Würde also ein Gesuch um 2 000 Mk. auf Genehmigung rechnen dürfen? Peters schrieb mir so, als würde er dafür sein, — doch weiss man das ja nie ganz sicher. — —

Der Fragebogen Torpedo waere sehr erwünscht. Ja, ich wälze in meinem Schädel den Plan, eine grosse anatomisch-embryologische Monographie aus Torpedo und seinen Verwandten machen zu lassen, habe nur noch nicht den rechten Mann dafür im Auge. Die embryologische Abtheilung möchte ich selbst übernehmen, aber grobe u. feine Anatomie, in der Art wie Ecker [283] sie für den Frosch gemacht hat, darauf möchte ich einen Andern engagiren. Ich sollte meinen, solch Buch müsste auch den Physiologen erwünscht sein. Und wo anders als hier koennte das in solcher Vollstaendigkeit gemacht werden, wie sie doch wünschenswerth ist? Den Anstoss dazu haben Sie mir aber durch den angekündigten Fragebogen gegeben; ich werde sorgen, dass dieser Schneeball zur Lawine werde.

Ehren-Schneider wird sich wohl auf seine freche Zunge gebissen haben. Es thut mir aber leid, dass Sie genöthigt waren, ihm die Antwort zu schreiben. Er ist eine der schlimmsten Blüthen Haeckel'scher wissenschaftlicher Demagogie.

Die Affaire Hertwig in Jena erscheint übrigens doch in einem andern Lichte, wenn man Haeckel's Persönlichkeit dabei weglässt. Der Mann verdient in der That die Stelle, die er jetzt bekommt. Dass die Facultät sich erst vom Haeckel'schen Einflusse hat frei machen wollen, und darum seinen Schüler <u>nicht</u> zuliess, war nur dann richtig, wenn sie die unbestreitbare Tüchtigkeit des Mannes <u>hinter</u> seine Eigenschaft als Haeckel'scher Schüler rangiren liess; dann aber hätte sie auch dem Gewaltstreich Haeckel's nicht weichen sollen. Man hät-

te die beiden Hertwig's laengst zu Ordinarien machen sollen, und sie
dem Einflusse Haeckel's entziehen, das waere am geschicktesten gewesen. Die zoologische Professur in Breslau würde ich dem zweiten
Hertwig gegeben haben, — kein Zoolog würde das für ungerechtfertigt ansehen.

Indess — sat prata beberunt. Im Augenblick, da Ihr Brief einen
Roemischen Winter in Berlin meldete, bedeckte sich Vesuv u. Apen-
nin hier dick mit Schnee, so dass wir heut Alle einheizen. Aber bisher
war ungestörter Sommer; die Märzrosen stehen in voller Blüthe. —
— Die herzlichsten Wünsche von ♂♀♂♂♂ zur Neuen Wilhelmstrasse
übersendend

Ihr
Anton Dohrn

du Bois-Reymond an Dohrn

15 Neue Wilhelm Str.
Berlin, N. W.
9. Febr. '81.

Geehrtester Freund,

Ich komme mit einer Bitte. Können Sie mir, ohne daß es Ihnen zuviel Mühe macht, wohl so bald wie möglich eine gewisse Menge Seewasser aus dem Golfo incantevole schicken. Wir brauchen ca 2 Liter. Es müßte geschöpft werden, wo die See am salzigsten ist, am besten auf ganz hohem Meere: jedenfalls außerhalb der grünen Zone. Das Leitvermögen des Seewassers ist nämlich noch nie bestimmt worden, seit Cavendish[284] mit sehr unvollkommenen Mitteln fand, daß es 100 mal größer sei, als das von Regenwasser. Gewisse Speculationen veranlaßten mich, Prof. Christiani[285] zu bitten, die Leitungsfähigkeit des künstlichen Seewassers des hiesigen Aquariums zu bestimmen, er fand, statt 100, 125, eine Zahl gleicher Ordnung. Nun ist aber das Merkwürdige daß ich meinerseits Gründe habe, die elektromotorische Kraft des Zitteraales zu 127 mal größer zu schätzen als die des Zitterrochen. Sie werden zugestehen, daß das ein Fall von Anpassung ist, der näher untersucht zu werden verdient: und dazu möchte ich ächtes Mittelmeerwasser haben. Hermes[286] sagt nicht einmal, wie sein Seewasser gemischt ist. Auf Geld kommt es uns, wie Sie wissen, nicht an.

Seien Sie unbesorgt wegen der 2 000 M., ich werde, damit die Akademie verschont werde, die Humboldt-Stiftung[287] dazu gebrauchen.

Verzeihen Sie, daß ich nicht mehr schreibe, ich bin nach wie vor zeitbankerott.

Beste Grüße von Haus zu Haus. Ganz Ihr

E du Bois-Reymond.

<u>Verté</u>

Kork oder Glasstöpsel? Ich sollte meinen Kork kann nichts schaden. Netter wäre Glas, aber ohne Talg eingedreht. Obschon es nicht wahrscheinlich ist, daß das Wasser gefriert, muß doch ein Luftraum bleiben.

Dohrn an du Bois-Reymond

Stazione Zoologica di Napoli
13. 2. 81

Und Zug um Zug, —

sobald Aeolos, Zephyros und wie die pausbaeckige Gesellschaft
sonst noch heisst, aufhören den Golf zu fegen, werden wir ausserhalb
Ischia's ein Paar Liter Wasser schöpfen und wohlverpackt per Eilgut,
— Sie schreiben „so bald wie möglich" — nach Berlin spediren. Gewiss waere es sehr amüsant zu erfahren, dass die Zitteraale ihre Kraft
vermehren, um das schlecht leitende Wasser zu überwinden, — überhaupt bin ich sehr neugierig über die Bestien mehr zu erfahren, da
ich grosse Lust habe, dem Torpedo anatomisch-embryologisch auf
den Pelz rücken zu lassen. Grade heute bescheerte der Zufall uns eine
selte [sic!] Haifisch-Art, die 14 Embryonen im Leibe hatte, — ein ge-
fundenes Fressen zu den Vorarbeiten über Torpedo-Embryologie.
—

Verzeihen Sie, wenn ich trotz Ihrer Zeitbedraengniss um nähere —
durch 2 Zeilen zu gebende — Auskunft über das Versprechen, die
Humboldtstiftung statt der Akademie 2000 Mk. zahlen zu lassen
bitte. Ich war eben dabei, das Gesuch an die Akademie zu richten,
— würde natürlich davon Abstand nehmen, falls Sie mich autorisi-
ren u. informiren, dass u. wie ich es an die Humboldtstiftung richte.
Ich verstehe doch recht, dass es sich um den Jahresbericht handelt?

Mit stets gleicher Ergebenheit und herzlichen Grüssen

Ihr   Anton Dohrn

du Bois-Reymond an Dohrn

[11. 3. 1881, Berlin][288]

Geehrtester Freund,

Ich habe meinen Banquier (Delbrück, Leo & Comp) beauftragt, Ihnen für die Verunglückten von Casamicciola [289] <u>Lire ital. 100</u> auszahlen zu lassen. Wenn Sie mir schreiben, erwähnen Sie doch, ob Bellevue und das Casino gelitten haben, von welchem aus wir Lacco und den Vesuv zugleich sahen (nicht das Aussichtstempelchen, sondern eine Winzerwohnung, die erste vom Bellevue auf dem Abstieg durch die Weinberge). Ich schreibe Ihnen dieser Tage wegen der Humb-Stftg. Dies nur zum Avis wegen des Geldes, und zum Dank für das Seewasser, welches glücklich anlangte, und interessante Ergebnisse gab. Wo war es geschöpft? I like to particularize. Und wie kann ich Ihnen Gefäß und sonstige Auslagen erstatten?

Ganz Ihr

EdBR

<u>An</u> Hrn. Prof. Ant. Dohrn
Stazione Zoologica
Napoli (Italien)

Dohrn an du Bois-Reymond

[Napoli, 20. 3. 81][290]

Geehrter Herr GehRath!

Melde ganz kurz u. geschäftsmässig den richtigen Empfang der Lire 100, die ich heute an das betr. Comité, zusammen mit 5 andern Gaben aus Deutschland, abgeführt habe. Ausführlicheres werde ich später melden, da ich gekeilt in drangvoll fürchterliche Enge durch Besuche von draussen bin, u. weder Zeit noch Ruhe finde.

Herzlichen Dank für Berücksichtigung meines Aufrufes und beste Grüsse von Haus zu Haus!

20. 3. 81   A. D.

GehRath Prof. E. du Bois Reymond
15. Neue Wilhelmstrasse
Berlin

du Bois-Reymond an Dohrn

15 Neue Wilhelm Str.
Berlin, N. W.
3. April '81.

Geehrtester Freund,

Wollen Sie sobald (s. in fine!) wie möglich unter Angabe der wichtigsten sachlichen Verhältnisse mir einen ostensiblen Brief schreiben, in welchem Sie mich bitten, bei der Akademie zu beantragen, daß Ihnen aus den Mitteln der „Humboldt-Stiftung für Naturforschung und Reisen" die 2000 M. bewilligt werden, deren Sie zur Herausgabe der Fortsetzung der Fauna bedürfen (das war ja wohl der Punkt). Stellen Sie aber dabei die Forderung so, daß sie nicht als persönliche Unterstützung gedeutet werden kann, sondern daß die Summe dem Verleger (nach Einsendung zweier druckfertiger Exemplare) gezahlt werden soll. Ferner müssen Sie nicht an mich quâ Vorsitzender des Stiftungs-Curatoriums schreiben, sondern quâ beliebiges Mitglied der Akademie. Ich glaube daß Alles glatt gehen wird.

Ich erhielt Ihre Karte betreffend Casamicciola. Nach den Zeitungsnachrichten scheint Bellevue nichts abbekommen zu haben. Was ist Lacco <u>ameno</u>? Ich finde es nicht auf meiner <u>Fuchs</u>'schen Specialkarte. Bemühen Sie sich nicht mit Briefschreiben wegen solch eitler Neugier, wenn Ihnen einmal eine Ecke Papier und eine Minute Zeit übrig bleibt, und Sie denken gerade daran, ist es mehr als ich Ihnen aufbürden möchte.

Nun das Seewasser. Es kam leider hier ganz trübe an, da es doch sicher ganz klar geschöpft wurde. Es war aber die Blase aufgeweicht und die Netzlumpen um die Flasche herum mit dem Wasser getränkt. Ich vermuthe daß der Stöpsel losgerüttelt worden ist, das Wasser ist herausgedrungen und hat sich an der Blase verunreinigt. Da die Verunreinigung nur organischer Beschaffenheit also von keinem Einfluß auf die Leitungsgüte sein konnte, kümmerten wir uns nicht weiter darum, und Prof. Christiani bestimmte die Leitungsfähigkeit zum etwa 145 fachen von der des destillirten Wassers (Nordseewasser etwa 120), was mit dem höheren specifischen Gewicht und größerem Salzgehalt stimmt. Erwähnen Sie doch bitte in Ihrem nächsten Briefe, in welcher Localität das Wasser geschöpft ist: I like to particularize.

Sie haben jetzt Roth [291] dort: ich wünsche von Herzen gutes Wetter. Hier ist noch reiner Winter.

NB. ich brauche den Eingangs erwähnten Brief zum <u>21. d. Nachmittags</u>.

Mit besten Grüßen von Haus zu Haus, auch an Roths,

Ihr ergebenster

E du Bois-Reymond.

CVII

Dohrn an du Bois-Reymond

Stazione Zoologica di Napoli
16. April 1881.

Geehrtester Herr GehRath!

Verzeihen Sie, dass ich erst jetzt, vor Thoresschluss mit meinem Document komme, — aber die Flut steigt und ich werde in Menschen und Dingen nahezu ersäuft. Die Frühjahrsmonate werden für mich von Jahr zu Jahr anstrengender u. aufreibender, und ich muss ernstlich in Erwaegung ziehen, wie ich mich fürder dagegen wappne. Hätte ich nicht den Kopf voll wissenschaftlicher Probleme, die an dem grade im Frühjahr sich einstellenden Material von Embryonen vorwärtsgeschoben werden wollen, so waere es nicht schwer, dem Drange der Touristen etc. gewachsen zu bleiben. Aber sich intensiv concentriren zu müssen und dabei auf das Banalste jeden Augenblick unterbrochen zu werden, ist überaus aufreibend.

Verzeihen Sie darum, falls mein Document die Spuren sehr rascher Arbeit an sich trägt, — aber ich bin nicht im Stande, es besser zu liefern, — auch dies schreibe ich, während ich mich zugleich unterhalten muss. —

Jetzt stecke ich tief in der Embryologie der Knochenfische und verfolge meine Ketzereien mit entschiedenstem Erfolge. In wenigen Wochen beginnt Torpedo seine Embryonalperiode und dann nehme ich ihn vor; ich habe mich mit dem Prof. Emery in Bologna verbunden zu einer zweischlaefrigen Monografie dieser Bestie[292]: er soll die genaue Anatomie machen, descriptiv u. topographisch, während ich die descriptive u. raisonnirende Embryologie liefere. Ich hoffe damit, der Physiologie einen Dienst zu leisten u. besonders den später in der Station anzustellenden Experimenten in die Hand zu arbeiten. —

Roth's befinden sich sehr wohl; er hat sich vollkommen erholt und ist auch mit seinen geolog. Resultaten von Procida u. Vivara zufrieden. Für die Ponza-Inseln warten wir noch stabileres Wetter ab.

Neulich inspicirten wir Casamicciola und ich kann Ihnen berichten, dass bei Zanetta zwar etliche Risse in den Mauern sind, aber kein Zusammensturz erfolgt ist. Auch Ihr Belvedere ist mit einem Riss davon gekommen.

Nun grüsse ich noch herzlich, stürze mich dann auf Fisch-Eier u. muss zum Schluss nach Pianura um mir Bewegung zu machen, da endlich gutes Wetter eintritt.

Mit herzlichsten Grüssen von Haus zu Haus, — Roth's eingeschlossen.

Ihr

Anton Dohrn

Dohrn an du Bois-Reymond

[Napoli, 16. 4. 1881]

Geehrter Herr GehRath!

In der Hast in der ich lebe u. arbeite, habe ich auch gestern vergessen, Ihnen die gewünschte Auskunft von der Provenienz des Seewassers zu geben. Es ward <u>ausserhalb Capri's hinter den Faraglioni</u> geschöpft so dass an Mischung mit Süsswasser nicht zu denken war. Alle organischen Reste daraus zu tilgen war natürlich unmöglich, — aber da sie nicht stören, so war es ja auch nicht erforderlich.

Herzlich grüssend

Ihr
Anton Dohrn

16. April 1881.

du Bois-Reymond an Dohrn

15 Neue Wilhelm Str.
Berlin, N. W.
25. Mai '81.

Geehrtester Freund,

die Subventions-Angelegenheit ist auf eine Schwierigkeit gestoßen, indem Virchow das Geld der H-St., welches ich Ihnen zugedacht hatte, für seinen Clienten Dr. Finsch [293] beansprucht hat, und mir nicht undeutlich zu verstehen gab, daß er zwischen der von mir beabsichtigten Verwendung und dem Statut schwer zu schlichtende Widersprüche aufdecken würde. Da er sich übrigens bereit zeigte, Ihr Gesuch aus allgemeinen akad. Mitteln bewilligen zu helfen, wurde es natürlich zu guter Politik, ohne viel Umschweif die Batterien zu ändern, was nur den Nachtheil hat, daß das Geld etwas später flüssig wird und daß Sie sich die Mühe geben müssen, Ihr Gesuch nochmals in etwas anderer Form einzusenden, und dasselbe ausführlicher zu begründen. Sie ersparen mir wohl gern eine lange Auseinandersetzung, lassen das Schreiben copiren wie ich es geändert habe, und senden es so bald wie möglich wieder ein mit einer Anlage, welche in irgend einer plausiblen Form die rothunterstrichene Aufstellung enthält. [294] Sie kann umfassen Kosten für Beschaffung des literarischen Materials, für Honorar an Mitarbeiter, Druck und Papier. Am besten wäre ein ostensibles Schreiben von Engelmann, die Aufstellung enthaltend und zugleich die Erklärung, daß er nicht fortfahren könne, wenn ihm nicht die Deckung der Herstellungskosten des ersten Jahrganges gesichert wäre. Diese Umstände und dieser Aufschub mögen Sie verdrießen, allein zum Trost mache ich Sie darauf aufmerksam, daß bei dieser Art der Gewährung des Gesuches die Akademie sich eigentlich auch für künftige Jahre engagirt. Die Verzögerung der Sache aber rührt von unseren neuen Statuten her, was ich Ihnen auch nicht auseinandersetzen kann. Übrigens ist, was ich Ihnen schreibe, nicht Mehl aus meinem Sack, sondern das Ergebniß

von Verhandlungen im Geldverwendungsausschusse. Endlich noch
Eins, und etwas sehr Wichtiges: das neue Schreiben muß unter allen
Umständen bis zum Donnerstag 16. Juni in meinen Händen sein.

Am Schlusse des Gymnotenbuches, welches Ihnen in einigen Wochen zugehen wird, werden Sie sehen, daß Fritsch[295], der Vorsteher
meiner mikroskopischen Abtheilung, sich tief in die Zitterfisch-Hi-
stologie hineingearbeitet hat. In Folge davon ist beschlossen worden,
daß er im nächsten Winter, Nov. bis Jan., nach Oberaegypten gehen
solle, um unter den Malopterurus, Mormyrus und Gymnarchus auf-
zuräumen. Auf dem Heimwege will er, wenn Sie es gestatten, bei Ihnen, und auch noch sonst am Mittelmeer, seine Untersuchungen auf
Torpedo ausdehnen. Mittel sind ihm von der Akademie aus den
Fonds der H.-Sttg. bewilligt worden. Ich zeige Ihnen dies so früh wie
möglich an, damit Sie darauf bei dem Unternehmen Rücksicht nehmen, welches Sie selber über Torpedo planen. Ich glaube es würde
gut sein, wenn Sie die Fritsch'sche Untersuchung zuerst an sich vor-
übergehen ließen, der, als mein Mitarbeiter an dem Sachs'schen
Gymnotenbuch, eine Anzahl von Gesichtspunkten in promptu hat,
welche von hoher Wichtigkeit sind, und auf deren Ausbeutung ihm
natürlich ein gewisses Recht zusteht.

Wir hörten von Siemens (der, denken Sie, auf seinem neuen
Grundstück in Charlottenburg einen [sic!] prähistorisches Urnenfeld
aufgedeckt hat), daß Ihre Frau Gemahlin mit Kindern bald her-
kommt und daß Sie im Herbste folgen wollen. Wir freuen uns sehr
Frau Dohrn wiederzusehen, und wenn das Wetter hier so fortfährt
wie bisher, wird's ihr an der ersehnten Kühle nicht fehlen!

Ganz Ihr

E du Bois-Reymond

CX

Dohrn an du Bois-Reymond

[Napoli] 5. Juni 1881

Geehrtester Herr GehRath!

Meinen herzlichsten Dank für die liebenswürdige Mühe, die Sie Sich auferlegt haben, trotz der unvorhergesehenen Hindernisse die 2 000 Mk Subvention durchzubringen. Ich weiss das so sehr zu würdigen und die Hindernisse zu begreifen, dass ich blindlings folge, wie Sie mir angeben. Zur rechten Zeit, — also vor dem 16ten Juni, — wird die reformirte Eingabe eintreffen, ich warte nur noch auf die genaue Aufstellung Engelmanns. Das Risiko der Publication ist übrigens ausschliesslich der Zool. Station, nicht Engelmann's. Ich habe dabei die Zügel des ganzen Unternehmens besser in Haenden und hoffe es, nach bester Einsicht, allmälig so zu reformiren, dass es aus alten traditionellen Formen zu einer neuen Gestalt sich entwickelt, — aber das braucht Zeit, u. zunächst noch auf mehrere Jahre Geld.

Waere die Instabilität der Petersburger Regierung nicht so gross, so hätte ich schon eine Subvention dort durchgesetzt; im August gehe ich nach England, um Sturm gegen den Zool. Record zu laufen, bewaffnet mit 2 oder 3 Abtheilungen des Jahresberichts für 1880, an dem schon gedruckt wird, während die Englaender ihr mageres Gebräu von 1879 noch nicht zu Stande gebracht haben. Und so hoffe ich in 2–3 Jahren den Jahresbericht auf internationale Basis zu bringen. —

Herr Prof. Fritsch soll hier der freundlichsten Unterstützung sicher sein, und von Priorität wird schon darum keine Rede sein, da ich vor 2–3 Jahren nicht an Publication der Torpedo-Arbeit denke. Gegenwaertig habe ich es mit grundlegenden, vergleichend embryologischen Studien zu thun, die durchaus nur auf weite Probleme gerichtet sind. Sie wissen, dass ich engagirt bin, den Menschen einen anstaendigeren Vorfahren als den hirn- u. kopflosen Amphioxus und

219

die noch blödsinnigeren Ascidien zu vindiciren, für die nur Haeckel's
Geschmack zu enthusiasmiren war. Ich bin einstweilen sehr befriedigt von den Fortschritten, die ich mache, und denke nächstens den
stricten Beweis für die eine grösste meine [sic!] Ketzereien zu bringen,
— nämlich den Nachweis, dass factisch der jetzige Mund der Wirbelthiere aus der mittleren Verschmelzung zweier Kiemenspalten
hervorgegangen ist, — woraus denn von selber folgt, dass <u>vor</u> dieser
Verschmelzung die Vorfahren der Wirbelthiere einen andern Mund
haben mussten. Ich concentrire mich jetzt hierauf, als auf einen
Grundstein, — sammle aber schon fleissig Materialien für andre, damit zusammenhaengende Umformungen, wenn Sie wollen auch Um-
stürze. Den Torpedo will ich nur als Ariadne-Faden spaeter benüt-
zen, um davon eine Menge Gesichtspunkte zu erörtern, die sich allen
Wirbelthieren gemeinsam ergeben.

Ueber mein Eintreffen in Berlin kann ich noch nichts Definitives
sagen: die Rücksichten u. Interessen, die mich führen, sind zu mo-
saikartig, als dass sie sich jetzt schon übersehen liessen. Meine Familie wird aber wohl Anfang Juli durch Berlin kommen, und meine
Frau hofft, die Ihrigen in Potsdam zu begrüssen. Der liebenswürdigen Einladung der Frau Siemens[296] wird sie leider nicht Folge leisten koennen, — es will sich nicht combiniren lassen, so sehr wir uns
auch angestrengt haben, und so verlockend das Angebotene auch ist.
Drei kleine Kinder sind für solche Reise ein gehöriges Bleigewicht.
—

Für heute nochmals meinen Dank, und die herzlichsten Grüsse
von Haus zu Haus.

Ihr

herzlich ergebner
Anton Dohrn

du Bois-Reymond an Dohrn

[21. 6. 1881, Berlin][297]

All right. Man auferlegt Ihnen freilich aus einem formalen Grunde, den auseinanderzusetzen zu lang wäre, die lästige Bedingung, noch ein Exemplar einzuliefern, doch bleibt immer noch eine fair balance für die Station, und die Art der Behandlung, welche die Sache erfuhr, hat auch wichtige, ein andermal zu erörternde Vortheile gehabt. Addio.

EdBR.

An Hrn. Prof. A. Dohrn
Stazione zoologica
Napoli
Italia

Dohrn an du Bois-Reymond

[Napoli] 17. Juli 1881

Geehrtester Herr GehRath!

Noch habe ich nicht meinen Dank gesagt für die Postkarte, mittelst deren Sie so freundlich waren, mir den günstigen Ausgang der Subventions-Frage anzuzeigen; ich bitte mich zu entschuldigen mit der Julihitze, vieler Arbeit und mit den Sorgen für einen im Sterben liegenden Assistenten[298]. Es ist doch nicht möglich, in den Monaten Juli u. August so zu arbeiten, wie man eigentlich möchte u. wollte, — aber wenn schon alle Energie auf solche Arbeit concentrirt wird, so bleibt die Erfüllung kleinerer Aufgaben oft aus.

Ich redigire eben eine Arbeit über den Mund der Wirbelthiere[299], und liefere die Beweise, dass er factisch aus zwei Kiemenspalten geworden ist, trotz Haeckel Gegenbaur etc. Das nimmt mich natürlich stark in Anspruch, um so mehr als ich etwaige Contre-Argumentationen soweit ich vermag, schon beantworten will, ehe sie gemacht werden. In 4 Wochen möchte ich damit fertig sein, um abreisen zu koennen, — aber die Hitze lässt nur langsame Fortschritte zu.

Verzeihen Sie darum, wenn ich auch die heutige Mittheilung der beiden offiziellen Actenstücke nur kurzweg damit beantworte, dass Hr. Prof. Kossmann[300] informirt werden wird, — er ist so wie so in Sorrento und übernimmt sich nicht im Arbeiten, — und dass die betr. Verzeichnisse der von Weyl[301] hinterlassenen Gegenstaende, die selbiger quasi als seine Geschenke uns übergab, erst eingeliefert werden koennen, wenn Dr. Mayer der sie catalogisirt u. aufgehoben hat, von seiner Urlaubsreise wiedergekehrt sein wird. Hoffentlich hat es bis dahin Zeit.

Uebrigens gedeiht die Station und die Folge davon ist, dass ich jetzt wirklich Zeit u. Kraefte für die wissenschaftlichen Probleme frei habe, die mich seit Jahren beschäftigen. Hoffentlich kommt was dabei heraus.

Die Meinigen stecken noch in Karlsruhe, um die Heilung einer Glutaeus-Wunde Boguslav's abzuwarten, — ich bin froh, dass sie in anderm Klima stecken als im hiesigem.

Herzlichst nach allen Richtungen grüssend

Ihr
Anton Dohrn

CXIII

Dohrn an du Bois-Reymond

Stazione Zoologica di Napoli
6. Januar 1882

Verehrtester Herr GehRath!

Eben lege ich Ihr Gymnotus-Buch aus der Hand, und eines der Gefühle, die mich dabei packen, ist mein Bedauern, dass mein Kampf um finanzielle Mittel so lange währt und mir noch nicht gestattet, ein halbes, meinetwegen auch ein ganzes Dutzend jüngerer Zoologen hier zu besolden, und sie zu verpflichten, nach meinen Aufträgen zu arbeiten. Mir sind beim Lesen der nicht electro-physiologischen Capitel Ihres Buches so viel Plaene zu Arbeiten durch den Kopf gefahren, dass ich ganz böse auf Virchow ward, der es verschuldet hat, unsre Reichs-Subvention auf 30,000 statt wie ursprünglich verlangt war, auf 40,000 Mk. zu bemessen. Noch heute zankte ich mit Hrn. Prof. Weismann [302] darüber, dass die Hälfte aller hier arbeitenden Forscher sich auf Medusen, Polypen, Actinien ecc. stürzen, auf Fische fast kein einziger. Ihr gehorsamer Diener ist gegenwaertig der Einzige, der sich damit befasst, freilich, — wie Ihnen die beifolgende kleine Schrift zeigt, [303] — mit Rücksicht auf Fragen, welche die eigentliche Fisch-Natur nicht oder nicht ausschliesslich angeht.

Antaeus u. Briareus, — — sie sollten die eigentlichen Heiligen für den modernen Menschen sein! Die Zool. Station koennte durch ihre Organisation das einigermassen leisten, — aber es lastet noch zu schweres Gewicht des ersten Jahrzehnts und seiner Schulden auf mir, um mich berechtigen zu koennen, schon jetzt dies Ideal in die Wirklichkeit zu zwingen, schon jetzt Capellmeister zu spielen.

Und da habe ich zunächst ein Peccavi zu gestehen. Ich habe Ihnen falsch berichtet. Es gibt in der That hier einen Fisch, der allein durch Undulation seiner Rückenflosse schwimmt, — und Sie kennen sogar diesen Fisch u. koennen sich selbst im Berliner Aquarium davon überzeugen: das Seepferdchen u. einige andere Syngnathen. Der Abschnitt Ihres Buches, worin Sie mich als Gewährsmann citiren, brachte mich zu erneuten Beobachtungen und zur Einsicht meines Irrthums. Freilich ist diese Familie von Fischen eben so merkwürdig u. abseits stehend, wie Gymnotus. Aber just darum sollte sie ein Problemgebiet werden, — waeren die jungen Herren, die dutzendweise hier auftreten, nur nicht Alle mit Scheuklappen versehen. Einmal gelang es mir, einen Italiener auf eine noch merkwürdigere Erscheinung eines undulirenden Stückes Rückenflosse bei Motella zu dirigiren, — ein Stück Flosse, das fast wie Wimpern rasch sich bewegt, — aber nutzlos, — der dumme Kerl fiel gleich davon ab, um eine langweilige Dutzend-Arbeit über die Epidermis dieses Fisches zu machen. Die Meisten der Andern kommen schon mit gebundener Marschroute hier an, — so bleibt mir Nichts als zu warten, bis ich sagen kann: ich kaufe Deine Arbeitskraft mit 1 500 Mk jährlich u. Du verpflichtest Dich nach meiner Pfeife zu tanzen. Das wird aber noch etliche Jahre dauern, trotz auf Höchste geschraubter, in die grössten Fernen wirkender Anstrengungen meinerseits, die Mittel zu vergrössern.

In der That arbeite ich in Oestreich, Ungarn, Rumaenien, Schweden, Spanien, Portugal, Brasilien u. den Vereinigten Staaten zugleich, um diese Laender zu gewinnen, — Ungarn ist gestern wirklich meine Beute geworden, Wien steht dicht bevor, angeschossen ist dies Hochwild. In Spanien beschäftigen sich die Journale mit der Zool. Station, im nächsten Monat wird sich auch die Regierung u. sogar der junge Koenig[304] damit zu beschäftigen haben. In Lissabon bedarf es eines Ministerwechsel's um mein Ziel zu erreichen, in Bukarest rechne ich auf die Koenigin[305] u. einen Empfehlungsbrief des jetzt vielgenannten, sehr liebenswürdigen und feingebildeten Unterstaats-Secretärs Busch[306] an den dortigen Finanzminister. An den Kaiser v. Brasilien[307] habe ich selbst geschrieben; Nordenskjöld[308] steht im Verdacht, mir helfen zu wollen u. wenn Schlözer[309] wieder nach Rom kommt, wollen Keudell u. ich ihn gemeinschaftlich bearbeiten, damit er einige Thüren in den „States" öffnet. Dies ganze Concert nachher zu dirigiren, wird höchst vergnüglich sein, — und vielleicht wird der Deutsche Reichstag mir dann die Arbeit erleichtern, und mir meine Subvention erhöhen, als Anerkennung für die nie dagewesene Menagerie von Zoologen, in der nur eine Spezies, „Homo gallicus", fehlen wird.

À propos Franzosen, habe ich Ihnen folgende Blüthe von Lacaze-Duthiers Chauvinismus zur gefälligen Weiterbefoerderung mitzutheilen. Als er vor ein Paar Jahren vom franz. Unterrichts-Minister gefragt ward, ob man nicht einige Tische hier miethen solle, antwortete er (ipsissium verba!): "si le Gouvernement prendra une seule table dans la Station des Prussiens à Naples, je détruirai mon Établissement à Roscoff, je donnerai ma démission de Professeur à la Sorbonne et je renverrai mes décorations." [310]

Er kocht von Eifersucht u. Hass. Jetzt errichtet er grade eine kleine Station dicht an der spanischen Grenze [311], — wenn es mir also gelaenge, ihm im selben Moment die Spanier u. Portugiesen vor der Nase wegzuschnappen, so legt er sich hin und stirbt vor Dépit.

Uebrigens meine unbegrenzte Dankbarkeit für die Abfertigung des eben so frechen Patrons Ranvier [312], von dem ich auch mehrere Stückchen weiss.

Dass ich vor Correspondenz- u. andern Geschäftslasten manchmal nicht mehr weiss, wohin, werden Sie mir glauben, mir also auch nicht zürnen, dass ich die Hesperiden-Aepfel zum Neuen Jahre statt meiner Krähenfüsse gratuliren liess.

Diese folgen jetzt nach, der Dank für das schoene Buch auch u. die herzlichsten Wünsche von Haus zu Haus.

Ihr

Anton Dohrn

Fritzsch [sic!] ist noch nicht hier!

du Bois-Reymond an Dohrn

15 Neue Wilhelm Str.
Berlin, N. W.
14. Jan. '82.

Geehrtester Herr und Freund,

die Mandarinen sind diesmal ungefährdet angelangt, denn wir haben bis jetzt (von ein paar Tagen um den Anfang October abgesehen) einen Winter wie man ihn nur in Mailand oder Florenz haben kann. Um so lieblicher war der südliche Gruß.

Die jungen Leute, welche etwas Anderes können, als Dutzendarbeiten machen, sind äußerst selten. Es ist im Grunde nicht einzusehen, warum ihre Zahl schneller wachsen sollte als die der Bevölkerung; und das heißt soviel, daß diese Zahl während unseres Lebens doch nur sehr unbedeutend wachsen kann, denn die welche keine Dutzendarbeiten machen, haben jederzeit gearbeitet, während unsere Zeit sich von früheren Perioden dadurch unterscheidet, daß auch die zum Arbeiten kommen, welche nichts können als Dutzendarbeiten machen. Ich sehe hier zu Hause genau das Nämliche, wie Sie draußen. Ich habe eine Fülle wichtiger und schöner Themata, aber die jungen Herren ziehen vor, die unerträglich langweiligen Athmungsarbeiten zu machen, und Curven zu ziehen, die man sich so müde gesehen hat, wie die Häuser einer Straße; und dann wird man wo möglich noch über die Schulter angesehen als Jemand der sich mit abstrusem Zeuge befaßt.

Ich bin wahrhaftig abgestumpft gegen Lob (je suis fait aux éloges, wie ich Arago sagen hörte) aber ich muß gestehen daß es mich doch etwas niederschlägt, wenn von dem Gymnotenbuche so ganz und gar keine Notiz genommen wird. Haben Sie doch die Güte zu vermitteln, daß Ihr Zoologischer Bericht sich mit dem anatomisch-zoologischen Theil (in dem eine Menge Arbeit steckt) und der Naturgeschichte in dem Buch etwas abgebe; [313] auch was Torpedo betrifft, stehen für die Zoologen im strengen Sinne, ich meine Systematiker, Dinge genug der Berücksichtigung werth darin. Rosenthal hat einen Hrn. Biedermann im biologischen Centralblatt über das Buch referiren lassen; dieser Biedermann hat aber, wie Biedermänner oftmals thun, just alle Pointen verfehlt.[314]

Ich habe von Engelmann, ohne irgend eine Angabe, den bisher erschienenen Theil des Berichtes <u>1880</u> — oder den ganzen, ich hatte noch nicht Zeit zu collationiren, — zugeschickt erhalten. Ist dieser für die Akademie bestimmt? Ich bin nicht im Klaren darüber.

Fritsch ist vielleicht schon bei Ihnen, jedenfalls ist er auf dem Wege. Er hat Aegypten am 17. Dec. verlassen und ist nach Smyrna gegangen. Sie werden von ihm selber seine Erlebnisse hören: ich schicke Ihnen vielleicht schon morgen oder übermorgen den Bericht, den ich am 22. der Akademie über Fritsch's bisherige Reiseergebnisse erstattet habe, und in welchem Vieles Sie höchlich interessiren muß.[315]

Ich führe gegenwärtig ein sehr schlimmes Leben, das mich tief verstimmt: Vorlesungen, Examina, Sitzungen, Protocolle, Berichte, Rechnungen, Geschäftsbriefe, und endlos aufgehäuft vor mir der gleiche Plunder aussichtslos! Beweinen Sie mich. Ihre Frau muß ein Briefchen von der meinen erhalten haben.

Ranvier habe ich in Paris kirre gemacht, wie auch Vulpian[316], d.h. ich habe ihnen höfliche Behandlung und scheinbaren Respect abgezwungen.

Noch eins: ich habe in einem alten Portugiesen Monteiro[317] der 1786 zu Parà beobachtete, gefunden, daß Gymnotus sich so fortpflanzt, wie ich es a priori construirt habe: Er legt Eier und brütet sie im Maul aus.

Ganz Ihr

EdBR

Dohrn an du Bois-Reymond

Stazione Zoologica di Napoli
1. Maerz 1882.

Geehrtester Herr Geh. Rath!

Nachdem Fritzsch [sic!] uns verlassen hat, kommt an mich eine Anfrage von Carl Brandt[318], ob er event. seine Arbeiten über das Zusammenleben von Thier u. Pflanze hier fortsetzen, und die angefangene Studie über die colonie-bildenden Radiolarien zu einer Monographie für die „Fauna & Flora des Golfes v. Neapel" erweitern
koenne.[319] Ehe ich ihm eine Antwort gebe, die natürlich nur zustim-
mend lauten koennte, möchte ich aber erst bei Ihnen anfragen, ob Sie
Ihren Segen dazu sprechen, event. bei der Akademie oder beim Ministerium die Stipendienforderung unterstützen würden, die Dr.
Brandt, wie er mir schreibt, einreichen müsste. Der Grund den ich
voranstelle, wenn ich Brandt's Wünsche befürworte, ist der: die Pro-
tozoen sind bisher von den Herren, welche die Zool. Station besuchten, sträflich vernachlässigt; ich habe mich veranlasst gesehen, einen
Hollaender als Assistenten zu engagiren[320], weil er die Spongien bearbeiten will, die so überaus zahlreich hier sind, dass wir gar nicht aus
noch ein wissen, wenn nicht Ordnung von langer Hand her geschaffen wird. Aehnlich geht's mit Foraminiferen, Radiolarien ecc. und da
Brandt der Sache neue u. sehr interessante Gesichtspunkte abgewon-
nen hat, so waere es doppelt erwünscht, wenn er auf Jahr u. Tag sich
hier mit diesen Gruppen beschäftigen koennte.

Ich kann Ihnen nun auch mittheilen, dass ein Lokal für das zu
schaffende physiologische Laboratorium definitiv gewonnen ist. Es
ist ein kleines Gebäude innerhalb der Villa Nazionale in nächster Nähe der Station.

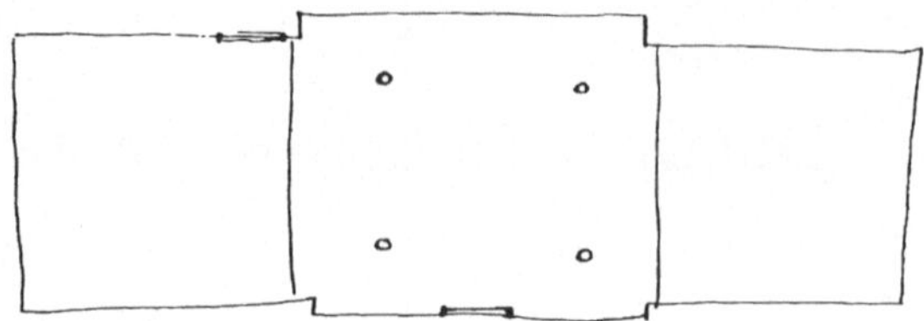

lang ungefähr 20 Meter, breit 7 Meter, hoch 4–5 Meter.

Beleuchtet ist es von oben, da es ursprünglich als eine Art von Panorama für Bilder von Pompei gedient hat, dann zu Maler-Atelier. Süsswasser-Leitung ist schon drin, — wir werden jetzt eine Seewasserleitung hinzufügen, welche direct aus dem Aquarium der Station hinströmen soll und durch eine zweite Röhre wieder zurück in unsre grossen Cisternen.

Raum ist da, um sowohl eine chemische Küche, wie auch Wandschraenke für Instrumente unterzubringen.

Mein Wunsch wird es nun sein, zunächst den Torpedo als Ariadne-Faden für die Einrichtung zu benutzen, d. h. Alles das anzuschaffen, was zu einer vollstaendigen Erforschung der electrischen Organe erforderlich wird. Ich möchte Sie bitten, wenn Sie diesem Vorhaben wie ich sicher annehme, Ihre Theilnahme schenken, und ein Paar freie Momente widmen wollen, mir ungefähr aufzuschreiben, was anzuschaffen waere, und wie viel Geld dazu erforderlich ist. Auch möchte ich, wo möglich, sofort wissen, wie gross event. die Schraenke sein müssen, in denen die Instrumente am besten untergebracht werden, und wie sie am ersten gegen Rost zu schützen sind. Wir wenden Chlorcalcium nach Möglichkeit an; ich würde aber versuchen, für jedes grössere Instrument eine eigne Blechkiste zu halten, welche nach dem Gebrauche des Instrumentes, d. h. wenn es laengere Zeit unbenutzt stehen sollte, luftdicht verschlossen resp. verlöthet würde; während des Gebrauchs müsste natürlich die grösste Sorgfalt beobachtet werden.

Die Gespräche mit Fritsch haben mich überzeugt, dass an einer sorgfältigen neuen Bearbeitung der Embryologie des electrischen Organes viel gelegen ist, und da ich schon andrer Gründe halber in Fisch- u. Haifisch-Embryologie stecke so werde ich mir die Aufgabe theoretisch so klar als möglich machen u. an ihrer Lösung arbeiten.

Nach 10 wöchentlichem Sonnenschein sind endlich Regentage eingetreten, und mit diesem Witterungswechsel hat auch meine Ischias ihren Abmarsch angetreten, während meiner Frau Gastralgien immer noch fortdauern. Meine Ueberzeugung, dass der Sommer in Neapel viel leichter zu ertragen sei, als der Winter bestätigt sich wieder, denn all diese Teufeleien gehen ab, sobald die Waerme zunimmt. Ich sehne mich nach Hitze.

Weiss der Himmel, was uns freilich bevorsteht, wenn der Sommer im Gange ist, — Herr Skobeleff[321] hat nur verrathen, was die lieben Nachbarn im Osten maenniglich wünschen. Sollte es ohne Krieg nicht abgehen, dann mögen die physiologischen Plaene wohl noch einigen Aufschub zu gewaertigen haben! Q.d.b.v.!

Ihnen u. den Ihrigen Alles Gute wünschend u. mit herzlichsten Grüssen von Haus zu Haus

Ihr

Anton Dohrn

CXVI

du Bois-Reymond an Dohrn

15 Neue Wilhelm Str.
Berlin, N. W.
12. März '82.

Geehrtester Herr und Freund,

Ich war durch Ihre Mittheilung der Pläne des Dr. Brandt etwas überrascht. Mir hatte er kein Wort gesagt, und, wie ich dann erfuhr, als
ich ihn zur Rede stellte, auch nicht Fritsch, seinem unmittelbaren
Vorgesetzten. Da er sonst sehr gutartig ist, nehme ich an, daß diese
Omissions-Sünden nur aus falscher Auffassung der Instanzen und
der Ressortverhältnisse hervorgingen. Ich auferlegte ihm, zuvörderst
sich mit Fritsch darüber zu verständigen, ob dieser ihn hier entbehren könne. Darauf ist nun soeben aus Triest die beruhigende Zusage
eingegangen, und nun handelt es sich nur noch um Platz in Ihrem Institut und Geld zur Reise — Bagatella! Der akademische Platz ist unbesetzt, soviel ich weiß und aus Ihrem Brief erhellt, die Idee Geld
vom Ministerium zu verlangen ist völlig verkehrt, da das Ministerium unfehlbar an die Akademie verweisen würde, und es bloß darauf
ankommt, daß ein akademischer Fachmann, Schwendener oder
Pringsheim, im Schooß der Akademie die Sache vertrete. Freilich
kommt Brandt auch hier durch sein Versteckspielen in die Lage, daß
das Geld vielleicht erst flüssig wird, wenn er längst fort sein sollte;
nächstens werden die jungen Herren verlangen und erwarten, daß
man ihnen das Geld auf dem Präsentirteller im Voraus für ihre welt-
erschütternden Unternehmungen entgegentrage. Brandt kann dem
Schicksal danken, daß ich gerade den Vorsitz in der Classe habe,
mein College, Auwers, l'enverrait joliment se promener, wenn er ihm
just nach der officiellen Geldbewilligungssitzung mit einer Forderung käme. Übrigens bin ich von der Bedeutung der Brandt'schen
Untersuchungen sehr erfüllt. Diese Verallgemeinerung der Schwendener'schen Entdeckung[322] erscheint mir als eine der schönsten
neueren Bereicherungen der Biologie. Wie, wenn auch die Entocon-

cha mirabilis, oder vielmehr deren Zusammenleben mit der Synapta, ein Fall von Consiortionalismus [sic!] [323] wäre?

Ich bin in diesen Wochen so furchtbar mit Arbeit überlastet gewesen, daß ich Ihnen die Liste und Maße heute noch nicht schicken kann. Ergänzen Sie doch den kleinen Plan der zum Laboratorium bestimmten Räume durch die Orientirungs-Linien des Magnetischen Meridions, und [?] die Beantwortung der Frage, ob nur Oberlicht vorhanden ist, oder wo noch Seitenfenster sind, dann kann ich viel besser über den wichtigsten Apparat für thierisch-elektrische Zwekke, die Bussole, das Passende sagen.

Ich höre zwar, daß unser Generalstab sich genau überlegt, wie tief tief [sic!] wir wohl hineinkönnen, ohne zu verhungern, aber kein Mensch denkt ernstlich an Krieg.

Wir vernehmen mit Bedauern, dass Ihre Frau leidend ist. Herzliche Wünsche und Grüße von Haus zu Haus.

Ganz Ihr

E du Bois-Reymond.

Dohrn an du Bois-Reymond [324]

Sorrento. 26. 3. 82.

Verehrter Herr GehRath!

Das Datum dieses Briefes bedeutet Malaria bei Frau u. Boguslav. Beide sind davon befallen, und sollen sie hier loswerden. Vorgestern sind wir hierhergefahren bei steifem Scirocco, an Bord hatten wir noch Prinz Heinrich [325] mit seinen drei Reisebegleitern, die vom Orient heimkehren u. 10 Tage am Golf zubringen. Sie koennen denken, dass ich die Gelegenheit benutzte, die freundlichen Beziehungen zwischen der Familie des Neuen Palais u. der Zool. Station fester zu knüpfen, und der liebenswürdige, gute Junge hat uns Allen sehr gut gefallen, ja zwischen ihm u. Boguslav haben sich sogar die intimsten Beziehungen gebildet. Am 21 sten fuhren wir zusammen nach Ischia, am 22 sten Vormittags liess ich ihn tauchen, dann ward Kaiser's Geburtstag durch ein Diner im Hôtel gefeiert, am folgenden Tage um 8 Uhr ging es an Bord hinüber nach Sorrento, mit Kind u. Kegel. Dabei überfiel uns der steife Scirocco, der so bliess, dass unser Schiffchen gegen Wind u. Wellen nur 1 Knoten Fahrt machte! Wir mussten auf Vico halten, um überhaupt nur die andre Küste zu erreichen, was nach 3 ½ Stunden geschah. Der Prinz liess sich den Platz am Steuer nicht nehmen; wir wurden gründlich durch Spritzwellen angefeuchtet, der Humor aber blieb gut, und ein gehöriges Stück Roastbeef mit einigen 20 Semmeln und Monte Procida Wein verschwand spurlos von der Bühne. Kaum hatten wir Quartier gefunden, zu 7 frs. pro Person, so ging es per Ruderboot an der Küste hin, um Korallen u. andres Zeug zu erbeuten, — Abends waren wir vergnügt und hofften am folgenden Tage nach Capri zum Dredgen fahren zu koennen. Aber „Marzo è pazzo!" sagt das Sprichwort, und aus dem Scirocco ward ein Libeccio mit vielem Regen und Wellengang, so dass ich früh morgens den Dampfer nach Neapel schickte, die Reisegesellschaft aber pr. Wagen nach Castellamare u. Pompei. Das Wetter hat sich nicht gebessert, so sind sie gestern früh nach Neapel zurück, um Museum etc zu sehen, was sich auch bei Regenwetter machen laesst. Auf morgen früh ist ihre Rückkehr pr. Vaporetto gemeldet, tempo permettente; dann soll die Capri-Tour nachgeholt werden. Sie werden vollkommen begreifen, wie froh ich bin, meinerseits dies leisten zu koennen, besonders auch bei der bekannten Knappheit der Reisemittel; es werden doch auf diese Weise ein Paar 100 frs. erspart, und schliesslich mehr u. besser gesehen, als wenn die Herren auf eigne Hand die Dinge trieben. Die Station kriegt einen neuen Stein in's Brett, und trägt einige Schulden Dankbarkeit ab, — und das ist für die Zukunft von nicht geringer Bedeutung, — wennschon gewiss einige der Herren Zoologen finden werden, dass ich meine Pflicht versäumte und vielmehr irgend einen Krebs oder Polyp hätte nach Hause bringen müssen. Verlangte doch kürzlich Einer, wir sollten einen Hydroidpolypen auffinden, dessen Medusen im Auftrieb der pelagischen Fischerei zum Vorschein kamen; ich sagte ihm, dass diese Aufgabe ungefähr derjenigen gleichkaeme, eine Pflanze von 2 centimeter Höhe in einem Walde von 16 Quadratmeilen zu finden, ohne eine Idee ihres Standortes zu haben: er kommt alle 8 Tage von Neuem mit seiner Forderung! Der Polyp soll <u>im Sande</u> wachsen, — stellen Sie Sich die Aufgabe vor die gesammten Küsten von Gaëta bis Salerno u. Paestum durchzudretschen! Das kann nur ein Universitäts-Professor aus dem Binnenlande fordern! Und noch dazu im Februar u. Maerz bei solchem Wetter. Soll mich sehr wundern, ob er nicht erzählen wird: Dohrn fährt Prinzen spazieren, wir aber kriegen nicht, was wir verlangen!

Ich wollte diesem Briefe einen genaueren Plan des physiolog. Gebäudes beilegen, werde aber, da er in Neapel liegt, ihn nachschicken. Derweil hat Weyl eine gute Torpedo-Erndte gehabt, — auch Fritsch soll kriegen, was er verlangt, — nur müssen die Herren uns Zeit lassen. Es ist gar nicht abzusehen, wie ich die in's Unabsehbare wachsenden Ansprüche an Thierbeschaffung befriedigen soll wenn nicht mehr Einsicht in die Schwierigkeiten der Aufgabe bei Denen Platz greift, die sie stellen. Keiner gibt sich die Mühe, die Proceduren zu studiren, durch die wir allein zur Befriedigung ihrer Wünsche gelangen; wir sind Alle so abgehetzt, dass ich der Reihe nach den Beamten 8–14 Tage Urlaub geben, und eine Reihe von Aufträgen ablehnen musste, die unverhältnissmässig viel Zeit u. Arbeit gekostet, und keinen Entgelt an pecuniären Gegenleistungen gefunden haben würden. In den letzten 2 Jahren haben sich unsre Lieferungen an conservirtem u. praeparirtem Material verdreifacht, — und die Flut steigt fortwährend. Kein glücklicheres Symptom für die Unentbehrlichkeit der Station kann erdacht werden, — aber das „est modus in rebus“ kommt auch zum Vorschein. Ich gehe ernstlich mit dem Plane um, eine kleine offne Dampfbarcasse zu kaufen, oder zu miethen, um die Erträgnisse der Fischerei zu steigern

CXVIII

Dohrn an du Bois-Reymond

Stazione Zoologica di Napoli
24. Februar 1883.

Verehrter Herr GehRath!

Hab ich auch während dieses ganzen Winters nicht von mir hören
lassen, so hab ich doch oft dran gedacht, was Sie wohl zu so manchen
der Ergebnisse meiner Arbeiten sagen würden, wenn sie Ihnen im Zusammenhang vorgelegt waeren. Ich konnte Ihnen bisher nur losgeris-
sene Einzelheiten mittheilen; und es liegt in der Natur der Sache, dass
solche Mittheilungen etwas sensationell herauskommen. Der eng ge-
flochtene Zusammenhang indess, in dem ich all diese Neuerungen sehe, nimmt ihnen diesen Character vollstaendig, und producirt im Gegentheil in mir die nothwendige Verwunderung, dass man ohne diese
Auffassung bisher sich beruhigen konnte.

Ich schicke Ihnen eine kleine Studie über die Hypophysis der
Neunaugen[326]. Die Beobachtungen, die ich gedeutet habe, müssten
eigentlich Jeden, der die morphogenetischen Probleme der Wirbelthiere übersieht, aufzucken lassen, als sei er von der Tarantel gesto-
chen; aber ein so reges intellectuelles Gewissen ist nicht Jedermann's
Erbtheil. Zumal durch den Tod Balfours[327] ist die Morphologie um
ein Gewissen aermer geworden: es mag hart klingen, aber ich glaube,
dass verschiedene Häuptlinge der Morphologie es vorziehen werden,
auch jetzt noch den neapolitanischen Praetendenten lieber todtzu-
schweigen, als sich ihm in ehrlichem Zweikampfe gegenüberzustel-
len. Indess „der Krug geht so lange zu Wasser —". In der nächsten
sehr ausgedehnten Studie werde ich einen formidablen Angriff gegen
den Chef der herrschenden Schule, Gegenbaur, machen, den er entweder beantworten, oder aber mit Verlust eines sehr wesentlichen
Theiles seiner Autorität einstecken muss. Das Ding ist schon angedeutet in dem übersandten Aufsatz über die Hypophysis; es betrifft
die sog. aeusseren Kiemenbogen der Haifische. Daran knüpfend

236

werde ich dies fundamentale Organsystem in seiner ursprünglichen Anlage und einen Theil seiner ausserordentlich weit gehenden Umwälzungen darstellen, und damit wird dann der Krieg ausbrechen <u>müssen.</u>

Es mag Ihnen vielleicht ein nicht gerechtfertigter Gedankensprung erscheinen, wenn ich von diesen Sätzen ohne Weiteres zu dem Project des physiolog. Laboratorii übergehe. Aber ich empfinde auf Schritt und Tritt den Mangel desselben, sehe andrerseits einen Reichthum der Probleme, deren Lösung hier erarbeitet werden koennte, und eine Vergrösserung des Experimentirfeldes, wie sie schwerlich auf anderm Wege geboten werden kann.

Eine der Früchte meiner Reformbestrebungen der Wirbelthier-Morphogenese ist auch eine sehr von der geltenden verschiedene Auffassung der Hirnnerven, speciell aber des Vagus. Den Verbreitungsbezirk dieses Nerven erklaeren, heisst die Urgeschichte der Wirbelthiere thatsächlich begriffen zu haben. Der Vagus der Haifische ist nun schon so gründlich von dem der höheren Wirbelthiere verschieden, dass seine physiologische Erforschung vom höchsten Interesse sein muss. Es kommt aber hinzu, dass die Haifische vielleicht das brillanteste Versuchsthier sind, das aufzufinden ist. Die Bestien sind gar nicht todt zu kriegen; sie vertragen enorme Eingriffe der Vivisection, noch dazu <u>ohne zu schreien</u>, man braucht nur frisches Seewasser über sie dahin laufen zu lassen, um sie Stunden u. Tagelang am Leben zu halten, wenn man ihnen auch Gottweiss welche Organe verletzt oder exstirpirt. Sie sind noch dazu aeusserst gemein, — ja ich behaupte dreist, sie werden den Frosch u. das Kaninchen ersetzen.

Freilich nicht für die Physiologie des Menschen und die der Pathologie dienenden physiologischen Aufgaben. Dazu sind sie zu verschieden organisirt. Aber für den doch endlich zu beginnenden Antheil der Physiologie an der Ausarbeitung der Descendenztheorie sind sie von der höchsten Wichtigkeit. „Nur wer die Sehnsucht kennt, weiss was ich leide“, wenn ich zusehen muss, dass diese auf dem Praesentirbrett liegenden Leckerbissen noch immer keinen Feinschmecker bewogen haben, anzubeissen. Es liegt aber offenbar daran, dass der Tisch nicht gedeckt ist, und Messer u. Gabel fehlen.

Diese zu beschaffen, war ich neulich in Rom u. habe die Zusage erhalten, dass eine einmalige Summe von 10,000 frs. ins Budget eingestellt werden soll. Indess das reicht noch nicht. Etwas mehr Geld ist erforderlich, vor Allem aber ist eine autoritative Aeusserung er-

237

forderlich, dass diese neue Wendung der Zool. Station einem Bedürfnisse der Wissenschaft entgegenkommt, und bedeutende Resultate verspricht. Es liegt bei dieser Sache aber noch viel näher, als früher bei der Gesammt-Anlage der Station, dass grade Sie und grade die Berliner Akademie dies Wort sprechen. Es waeren wohl auch Andre da, welche grosse Lust hätten, sich an den Tisch zu setzen, wenn er mal erst sauber aufgedeckt ist, — mir aber ist es ebensosehr intellectuelles wie Herzensbedürfniss, dass die Station in filialen Beziehungen zur Berliner Akademie bleibt, ohne deren schützende Hand sie nicht das geworden waere, was sie, — es sei ohne arroganten Beigeschmack mir zu sagen gestattet, — doch jetzt ist.

Ich möchte Sie darum fragen, ob Sie glauben die Akademie bewegen zu koennen, mit irgend einer Spende die Einrichtung des Laboratorii zu unterstützen und dadurch den ganzen Plan gutzuheissen. Ich halte es für nöthig, sofort beide Richtungen der Physiologie in Angriff zu nehmen, die physikalische wie die chemische. Vollkommen ausreichender Platz ist da, das kleine Gebäude, das mir überlassen worden, scheint mir sehr günstig Dispositionen zu erlauben.

Ich denke mit 15,000 frs. kann schon eine hübsche Einrichtung besorgt werden, und bei einem jährlichen Aufwande von 8–10,000 frs. kann viel gefördert und ein stetiges Wachsthum in Aussicht gestellt werden. Ich möchte, falls Sie es gutheissen, bei der Akademie um ein Geschenk von 2000 Mk. einkommen. Da ich in den letzten Jahren keine Bitte der Art ausgesprochen, so darf ich wohl hoffen, dass dies nicht für unbescheiden gelten wird.

Wenn ich von 8–10,000 frs. jährlichen Aufwandes spreche, so ist in dieser Summe auch das Gehalt für einen Assistenten, für das dienende Personal, für den Ersatz der verbrauchten Chemikalien und für die Beschaffung des wahrscheinlich ziemlich massenhaft erforderlichen Untersuchungsmateriales einbegriffen.

Grade im letzten Jahre haben wir das Geheimniss gelernt, unbegrenzte Quantitäten von Haifischen zu beschaffen; und gegenwaertig stehe ich in Unterhandlungen mit dem Roemischen Ackerbau-Ministerium, wie die wissenschaftl. Kraefte der Station zur Erforschung der Bedingungen der Meeresfischerei zu verwerthen seien. Ich habe einen Plan vorgelegt, der wesentlich darauf herauskommt, die Lebensbedingungen der meisten Fische vom Ei bis zur Geschlechtsreife kennen zu lernen, um daraus ermessen zu lernen, ob überhaupt daran zu denken ist, dieser Fischerei durch irgend welche Schonfristen

einen Hemmschuh anzulegen, oder aber ihr durch wie auch immer
geartete Mittel sonst beizuspringen.

Ich bin bereitwillig auf diese Dinge eingegangen, weil sie in das Gebiet hervorragend übergreifen, dessen Anbau ich mir neben dem
physiologischen für das zweite Jahrzehnt der Station vorbehalten
hatte: das Studium der Lebensweise der Seethiere. Durch die Theilnahme des Ackerbau-Ministerii gewinnen wir nicht nur mehr Geldmittel, — besonders zur Anstellung eines speciellen Fischerei-Assi-
stenten — wir werden auch in zahlreiche directe Beziehungen zu allen
Fischern des Golfes gebracht, und die Beschaffung eines reicheren
Materiales an Seethieren wird dadurch gewährleistet. Ja es ist in Aussicht genommen, wie wir schon in Ischia einen Pied à terre haben, so
auch eine kleine Insel an der Spitze des Posilipp, die der Regierung
gehoert, zu beanspruchen, behufs Anstellung experimenteller Züchtungen u. Wachsthums-Beobachtungen. Diese Insel heisst die Gajo-
la, und bildet den über dem Wasser hervorragend Punkt eines kleinen untermeerischen Plateaus auf dem wir auch mittelst des Tau-
cher-Apparates noch beträchtliche, wenn systematisch angestellte,
Forschungen vornehmen koennen. Ein aehnlich gelegner Punkt sind
die Sirenen-Inseln zwischen Capri u. Amalfi, die für 300 frs. jährlich
gepachtet werden koennen. All diese Dinge habe ich natürlich
laengst in Gedanken gehabt, aber der rechte Moment, sie zu benutzen, naht erst jetzt.

Ich schreibe Ihnen dies Alles, damit Sie überzeugt sind, dass ich
nicht bin, wie der Töffel, dem, wenn's Brei regnet, fehlt der Löffel.
Der Brei liegt vor mir, ich bin dabei, mir recht grosse Löffel zu schnit-
zen. Die Station ist voller als je; im Maerz werden Dreiunddreissig
Zoologen da sein; jüngere Kraefte, die danach lechzen, zu einer ordentlichen Arbeit zu gelangen, sind im Ueberfluss da, ich habe nur
die Hand zu bieten, um sie festzuhalten.

Leider werden Sie dies Jahr wohl durchaus nicht daran denken
koennen, Ihren Flug über die Alpen zu nehmen: sonst hätte ich darum gebeten, dass Sie mir persönlich bei der Einrichtung des kleinen
Laboratorii Ihren Rath gäben. Vielleicht aber ist es viel besser, dass
ich in diesem Jahre Alles herrichte, und dass Sie im nächsten kommen, um doch noch Selber an Torpedo diejenigen Arbeiten zu leisten, die Ihnen erforderlich scheinen. Ich hoffe jedenfalls im Frühjahr 1884 Alles dazu fertig stellen zu koennen.

Ist es vielleicht möglich Ihren Chemiker zu delegiren, um mir bei
der Einrichtung dieser Abtheilung seinen erfahrenen Rath zu geben?

Oder laesst sich durch einen in grossem Maassstabe [sic!] aufgezeich-
neten Plan Alles Betreffende erledigen? Ich werde einen solchen herstellen lassen u. binnen Kurzem übersenden.

Sie wissen wohl, dass Virchow mir seinen Besuch für das Frühjahr
in Aussicht gestellt hat. Ich freue mich, dass er dann doch einen ordentlichen Eindruck von der Sache haben wird. — —

Nun sehe ich mit Schrecken, dass ich schon entsetzlich viel geschrieben habe, und doch noch kein Wort über Goethe u. kein Ende,
u. die letzte Rede über Friedrich[328]. Der Haeckel'sche Goethe[329] ist
eine so bornirte Gestalt, dass sie wohl nun „ein Ende" haben wird;
sollte ich dazu beitragen koennen, auch Haeckel in gewissem Sinne
ein Ende zu bereiten, so werde ich das ohne Gewissensbisse besorgen.
Eine abgeschmackte Critik Ihrer Rede in der Augsburger Zeitung
hat mich veranlasst, dies immer tiefer sinkende Blatt abzuschaffen:
jetzt lese ich das Berliner Tageblatt, um wenigstens über die heimischen Ereignisse einigen Klatsch zu erfahren. Die Rede über Friedrich hat mich sehr erfreut, — ich glaube die Kronprinzess hat die ihrer würdigen Complimente mit Behagen hingenommen.

Zur silbernen Hochzeit habe ich, wie es mir zukam, in aller Bescheidenheit ein Album mit Photographien überreicht: ich bitte Sie,
dieselben Photographien von mir anzunehmen, und die kleine Gabe
als kleines Zeichen grosser und aufrichtiger Dankbarkeit und Verehrung zu betrachten.[330]

Und nun verbleiben meine Frau und ich, Ihnen u. den Ihrigen stets
und so auch heute alles Gute wünschend

Ihre aufrichtig ergebenen

Anton und ‹Marie›[331] Dohrn

Dohrn an du Bois-Reymond [332]

Stazione Zoologica di Napoli
17. Mai 1883.

Geehrtester Herr GehRath!

Ihr ausführlicher Brief hat mich in vielen Beziehungen sehr bewegt. Zunächst danke ich Ihnen herzlichst u. aufrichtig, dass Sie aus Ihrem so knappen Zeitvorrath ein so grosses Stück herausgeschnitten haben, um es mir zu widmen. Das Capitel der Briefschulden kenne ich leider auch schon, und denke u. sinne drüber nach, wie ich es zu Stande bringe, mir irgend einen Secretär zu stiften, der mir Vortheil, nicht viel mehr Last werde. Es wird aber wohl beim Project bleiben, — so eine Rara avis findet sich schwer, zumal es sich um Correspondenz in Vier Sprachen handelt. [333] Die eigene Frau ist der geborne Secretär: aber sociale u. Familienpflichten räumen auch mit ihrer Zeit u. Energie auf. Item, es muss auch so gehen.

Ich habe allerdings u. sofort Ihre letzte Schrift [334] gelesen, und glaube verstanden zu haben, um was es sich in der Hauptsache dreht. Welche Bedeutung in dieser Frage für die Arbeit Ihres ganzen Lebens liegt, sehe ich vollkommen: ganz abgesehen von der Polemik, in die Sie verwickelt sind, liegt eine Art künstlerischen Empfindens darin, den Schluss des wissenschaftlichen Lebensdrama's in Harmonie u. aufsteigender Entwicklung mit dem Anfang zu wissen. Ein unabhaengiges Urtheil über die betr. Probleme kann ich natürlich nicht haben: ich erinnere mich aber gern an das, was Willy Engelmann [335] mir vor einiger Zeit sagte: was auch das Ende der grossen electrophysiologischen Debatte sein würde, Ihre Thätigkeit bleibe von derselben, epoche-machenden Bedeutung, und die ganz moderne Physiologie ruhe darauf.

Ich hatte kürzlich Gelegenheit, den hastigen u. unreifen Grünhagen hier zu sehen: wird sind in Koenigsberg zusammen Füchse gewesen, woraus also eine Art Bekanntschaft resultirt. Der Eindruck, den er auf mich jetzt aber machte, war ein eminent unbedeutender; vor allen Dingen schien er mir geistig fortdauernd ausser Athem zu sein. Wie er es also machen will, einen grossen intellectuellen Berg zu erklettern, weiss ich nicht. Er wollte hier ein Paar Untersuchungen an Torpedo machen, kannte aber von der Anatomie des Thieres so wenig, dass ich ihm einen italien. Studenten zu Hilfe gab, der ihm den Vagus finden lehrte.

Die Angelegenheit des physiologischen Laboratoriums der Zoologischen Station hat derweil eine Entwicklung durchgemacht, die es zwar etwas weiter hinausschiebt, aber zugleich in Umfang u. Intensität zu steigern verspricht. Das ursprünglich in Aussicht genommene Gebäude erweist sich als gesundheitlich bedenklich, ein Umbau ist unvermeidlich. Wenn aber gebaut werden muss, so ist es rationeller, dicht neben der Zoolog. Station ein neues Gebäude zu errichten, falls die italienische Regierung die dazu erforderlichen 50 000 frs. à fond perdu hergeben will. Dies zu erreichen, ist meine gegenwaertige Aufgabe. Ich hoffe, es soll gelingen. Dann würde der Raum gewonnen, und ein wirkliches Zusammen-Arbeiten der Physiologen u. Morphologen waere zu erreichen.

Ich muss nächstens nach Rom und definitive Antwort Seitens des Ministers bekommen: danach erst kann ich alle meine weiteren Schritte, also auch die Eingabe an die Akademie, unternehmen. Hoffentlich thut diese Zögerung dem Resultat keinen Schaden.

Dass der Betrieb des chemischen Laboratorii theuer sein wird, glaube ich: aber ich habe auch schon die Herren Zoologen gezwungen, im Alcohol-Verbrauch dadurch sparsamer zu sein, dass aller Alcohol über eine gewisse Quantität hinaus, von ihnen gekauft werden muss. So würde ich es auch mit den Chemikalien halten, die wir event. zu liefern unternehmen. Jeder mag dann sehen, woher er die erforderlichen Geldmittel nimmt. —

Es ist sehr freundlich, [336] dass Sie meiner gedenken, wo es sich um die Besetzung der Zoolog. Lehrkanzel an der Berliner Universität handelt. Hätten Sie Recht mit der Meinung, dass bezügl. der Zool. Station alle Schwierigkeiten überwunden seien, ich somit abkoemmlich waere, so würde mich in der That die Stellung in Berlin locken, nicht trotz des Museum-Baues, sondern grade seinethalb. Ich hätte die grösste Lust, mit dem ganzen alten Museums-Plunder zu brechen, und eine neue Organisation an seine Stelle zu setzen, über deren Gestaltung ich mir ziemlich klar bin. Aber ich habe hier noch lange nicht erreicht, was erreichbar ist, und was schliesslich dem Problemgehalt der Zoologie förderlicher sein muss, als eine noch so erfolgreiche Lehrthätigkeit. Wir bewegen uns noch immer zu ausschliesslich in den Bahnen der Vergleich. Anatomie und Embryologie: die Vergl. Physiologie u. das Studium der Lebensweise harren einer kräftigen Initiative, die ihnen am besten von hier aus werden kann.

Freilich interessirt mich die event. Besetzung der Berliner Professur sehr. Haeckel waere gewiss der richtige Mann, wenn er nicht ein so grosses Kind waere. [337] Wenn ich so dreist sein darf, ein Paar Erwägungen auszusprechen, die vielleicht durch Sie zu einem gewissen Gewicht auch in der philosoph. Facultät gelangen koennten so waeren es die folgenden: absolut auszuschliessen: Claus (Wien) Semper (Würzburg) [338]. Beides sind Erz-Intriganten u. Zaenker, Claus noch dazu eine gesellschaftlich <u>durchaus unsaubre</u> Persönlichkeit. [*] Weissmann [sic!] ist unzweifelhaft der geistig bedeutendste, seit Siebold decrepid geworden ist. Er ist aber sehr nervös, und misstrauisch, — wie ich glaube, ein recht unbequemer College. Eilhard Schulze [339] ist ein guter Kerl, ein guter Zoologe, — aber ohne hervorragende Bedeutung. Ginge es ohne Verletzung des deutschen Nationalgefühl's so würde ich Mecznikow [340], der jetzt ohne Professur ist, mit auf die Wahl setzen, auch Kleinenberg in Messina ist ein sehr bedeutender Kopf.

Die Hauptschwierigkeit scheint mir aber in der Verbindung des Museums mit der Professur zu liegen. Dieselbe waere meines Erachtens nur dadurch zu lösen, dass das <u>Ministerium sich entschlösse, Museum u. Professur zu trennen.</u> Niemand kann zween Herren dienen. Die Ziele des Museums sind, richtig gefasst, toto coelo von denen der Professur geschieden. Das Museum müsste einem Mann à la Möbius (Kiel) [341] oder Ludwig (Giessen) [342] oder von Koch (Darmstadt) [343] unterstellt werden, müsste zunächst sich darauf beschraenken, Custoden resp. Conservatoren anzustellen, die nur darauf saehen, dass die Thiere materiell nicht zu Grunde gingen, — also <u>nichtstudirte Famuli.</u> — und der Chef müsste die Gehälter der jetzigen dort angestellten Herren, event. neu bewilligte Summen dazu verwenden, Specialforscher auszuwählen und mit der Bearbeitung einzelner Gruppen zu betrauen. Jeder Ankauf neuer Sendungen ecc. müsste unterbleiben: nicht in die Breite, nicht extensiv, vielmehr intensiv muss die Museumsarbeit wachsen. Die jetzt beliebten Cataloge sind Thorheit: kleine Monographien, im Style der Monographien der Fauna & Flora des Golfes v. Neapel sind erforderlich. Der Chef des Museums müsste junge Maenner engagiren, sagen wir einmal, gleichzeitig ein Halbes Dutzend; diese müssten Jeder eine besondre Gruppe bearbeiten, die Principien der Classification mit ihm besprechen, und die von ihm angegebnen Richtungslinien [344] befolgen. Dann gewönne die Systematik Zusammenhang mit der wirklichen Morphologie, dessen sie jetzt entbehrt, und sie würde aufhoeren, die Species- und Gattungensfabrication zur Manie und zur Plage zu gestalten.

Waere es möglich, die Regierung zu einer solchen Trennung des Museums u. der Professur zu bewegen, so würde ich mich sehr gern erbieten, den Bau, Organisation u. Leitung des Museums zu übernehmen, würde den Winter in Neapel und den Sommer in Berlin zubringen, bis Alles so weit gediehen waere (etwa 5 Jahre), um Jemand Anders das Museum dauernd zu übergeben. Das würde mir Freude machen und in den Rahmen des Idealbildes meiner Thätigkeit passen, die ich mir vor nunmehr 13 Jahren einmal in einer gewissen Verwegenheit ausmalte, deren nicht unbedeutendsten Theil ich auch schon realisiert habe, — diis et amicis faventibus. Waere Goeppert [345] noch da, so hätte ich vielleicht versucht, direct ein solches Arrangement zu beantragen: jetzt fehlt mir der persönliche Zusammenhang. Vielleicht aber haben Sie zu mir Zutrauen genug, um bei Gossler [346] zu beantragen, dass er mich einmal zunächst zu einer Begutachtung der Situation auffordert?? Dem Museum und damit der Systematik neues Blut in die Adern zu giessen, — dessen halte ich mich, arroganterweise, für fähig. Und was die Geschäftsseite anlangt, so habe ich davon hinreichend viel hier gelernt, bin auch im Umgang mit Menschen geübt.

Waere diese Trennung von Museum u. Professur beschlossen, so waere die Besetzung der letzteren ungleich leichter. Weissmann [sic!], oder Mecznikow, Kleinenberg, — diese Drei als hervorragende Zoologen u. zugleich bedeutende Menschen, waeren in erster Linie zu nennen; um sie würden bald genug Jüngere sich schaaren, und Privatdocenten würden die Zoologische Schule der Berliner Universität rasch vervollstaendigen. Quâ Honorar-Professor würde ich auch gern im Sommer Wirbelthier-Morphologie oder Morphogenie lesen, ohne dass mich das irgendwelche Anstrengung kostete. [347]

Und dabei angekommen, möchte ich eine Frage thun.

Ich bin mit meinen Arbeiten in der Wirbelthier-Morphologie so weit fortgeschritten, dass ich gern eine gedraengte Zusammenstellung publiciren möchte. In den „Mittheilungen aus der Zool. Station" habe ich die Series der „Studien zur Urgeschichte des Wirbelthierkoerpers" angefangen, und werde sie unentwegt fortsetzen, wahrscheinlich noch während eines Decenniums[348]; es geht aber langsam, da es viel Ausarbeitung von Detail verlangt. Zu einer Zusammenfassung wünschte ich ein andres Local, als diese Zeitschrift, und dachte daran, ob Sie geneigt waeren, eine solche gut durchgearbeitete Condensation in der Akademie vorzulegen. Folgende Punkte würden darin eine neue und wie ich mir schmeichle, klare Erledigung finden: 1) Bedeutung u. Ursprung der Kiemen. Zurückweisung der geltenden Theorie, die Kiemen als eine Differenzirung des vorderen Darmabschnittes zu betrachten: sie sind vielmehr ursprünglich Anhaenge der Haut, die allmälig in die Kiemenspalten hineinrückten, und schliesslich bei Petromyzon, Amphioxus u. Ascidien ganz im Darm endeten.

<u>Ursprung u. Bedeutung der Flossen</u>, sowohl der paarigen als der unpaaren. Habe diese uralte Frage dahin gebracht, in den Flossen Kiemen nachweisen zu koennen, durch genaues Studium des Ursprungs ihrer Muskeln. Die paarigen Flossen sind die verschmolzenen aeusseren Kiemen der Anneliden: zwischen Brust- u. Bauchflosse bestanden gleichfalls Kiemen, die aber verloren sind: <u>die dazugehoerigen Muskeln werden noch im Haifisch-Embryo gebildet, abortiren aber bald darauf</u>. Die unpaare Bauchflosse, die hinter den paarigen Bauchflossen anfaengt, ist entstanden durch die kielartige Verschmelzung der paarigen. Die unpaarige Rückenflosse entspricht den Fussstummeln [sic!] der Anneliden: auch ihre Muskulatur wird in entsprechender Weise paarig angelegt.

<u>Nachweis durch die Anlage der Augenmuskeln u. ihrer Nerven</u> dass 2–3 Kiemen resp. entsprechende Koerpersegmente in die Bildung des jetzigen Bulbus aufgegangen sind, dass die jetzige Linse einer aeusseren Kiemeneinstülpung entspricht, dass der Pecten eine Kieme war, dass die Glandula chorvidalis dessgl. war, dass die embryonalen Linsengefässe der Mammalien Kiemengefässe waren. Ehe diese Processe stattfanden, lag eine Cuticularlinse hinter der Retina, also an der Endfläche der Stäbchen.

<u>Nachweis dass die ursprüngliche Gehörblase</u> gleichfalls eine Kiementasche war, dass facialis u. acusticus nicht 1 Paar, sondern mehreren Spinalnerven entsprechen.

<u>Nachweis, dass die Schilddrüse eine unvollendete</u>, d. h. rudimentär-gewordene, vor der vordersten, jetzigen Spritzlochkieme, liegende Kieme war, welche bei der merkwürdigen Degeneration der Cyclostomen eine neue Entwicklung nahm u. dadurch jenes merkwürdige, von Schneider fälschlich secernirend genannte, Organ[349] pro-

ducirte, das bei den Ascidien zur Hypobranchialrinne (Endostyl)
und beim Amphioxus zu einer sog. räthselhaften, abgeschnürten
Schlunddrüse ward.

Nachweis, dass die Thymus Abkoemmling der oberen Enden mehrerer Kiemenspalten ist.

Schliesslich Behandlung der Hirnnerven, des Vagus, des Sympathi-
cus und aller dazu gehörigen Ganglien, auf deren verwickelte u. zum
Theil stark missverstandene Verhaltnisse neues Licht geworfen wird.
Auch auf den Lobus electricus kaeme ich zu sprechen und die ur-
sprüngliche Natur der electrischen Nerven des Torpedo.

Vergessen habe ich noch, dass es mir auch gelungen ist, eine Vermuthung Johannes Müllers zu erweisen: dass nämlich die langen fa-
denförmigen aeusseren Kiemenfäden der Haifisch-Embryonen factisch dazu dienen, Dotter aus dem Dottersack, offenbar pr. End-
osmose aufzunehmen u. dem Blut beizumischen, — ein sehr inte-
ressantes Factum, da es beweist, wie der Embryo selbstaendig an die
Gestaltung seiner Organe gehen kann.

Auch die vollkommene, und sehr einfache u. klare Gliederung des
Muskelsystems ergibt sich aus meinen Forschungen, — — und ne-
benher eine Fülle negativer Befunde, d.h. Correcturen von z.Th.
sehr schlimmen Denk- u. Beobachtungsfehlern der grossen Herren
Gegenbaur, Haeckel, Huxley, Semper, — auch meines verstorbenen
Freundes Balfour.

Alles in Allem: es ist das Ergebniss aufrichtigen, vieljährigen
Nachdenkens u. Arbeitens, das ich zu kurzer Darstellung verdichten
will, um darauf einige weitgreifende Folgerungen zu bauen, und zu
erweisen, dass auf dem Gebiete der Stammesgeschichte sichre und feste Schritte gethan werden koennen; dass die Ergebnisse weit über
das unmittelbare Problemgebiet hinausreichende Bedeutung haben,
dass sie zugleich revolutionär u. beruhigend sind, und — dass sie
nicht von jedem Hans Dampf gefunden werden koennen.

Persönlich gewährt mir die Sache eine lang ersehnte Genugthuung: die Firma Haeckel-Gegenbaur, die mir erst in Jena, nachher in
der ganzen Zoolog. Welt das Leben schwer, und mich mundtodt machen wollte, wird vor Gericht gefordert, und wird in einem Monstre-
Process verurtheilt werden: auch die Welt der allgemein Gebildeten
wird von der Haeckel'schen Popular-Autorität befreit. [ˣˣ]

Wenn ich nun noch zum Schluss dieser langen Epistel einen
Wunsch ausdrücken dürfte, so waere es der: auf irgend eine Weise
das Factum in die Oeffentlichkeit gelangen zu lassen, dass bei der

Neu-Besetzung der Berliner Professur an mich gedacht worden ist.
Ob auf die einzige Art u. Weise, in der ich eine etwaige Berufung mit
meinen hiesigen Pflichten vereinigen koennte, eingegangen werden
kann, weiss ich nicht, aber für meine weiteren Plaene würde es von
grosser Foerderung sein, wenn auf schickliche Weise jene Berufungs-
Frage oeffentlich würde. Ich hatte schon die Absicht, Sie zu bitten,
vielleicht einmal an Blaserna [350] oder Todaro zu schreiben, und darauf hinzuweisen, dass man in Berlin in allen Kreisen darauf rechne,
dass Italien doch auch einmal in den Beutel griffe, um die Ziele der
Zool. Station zu fördern, und dass Sie hofften, Italien werde in der
Beschaffung der Mittel für das physiol. Laboratorium meinen Wünschen gefällig sein: Virchow wollte in diesem Sinne mit Baccelli [351]
sprechen; ob er es gethan, weiss ich nicht. Wenn Sie, wenn vielleicht
Helmholtz in dieser Weise intervenirten (event. direkt an Sella oder
an Baccelli) so glaube ich, hat die Sache keine Schwierigkeiten. Ich
würde die event. Berufung nach Berlin in die richtige Beleuchtung
bringen, und dadurch den Druck erzeugen, der erforderlich ist.

Dass die Erhöhung der Reichs-Subvention um 10,000 Mk. im vorigen Jahre gescheitert, lag an Bismarck: ich habe aber mit dem hier
krank liegenden Minister v. Boetticher [352] so freundliches Verhältniss, dass er mir versprochen, seinen Einfluss aufzubieten, um die Sache zu remediren. Auch noch weitere Hilfen stehen in Aussicht aus
privaten Kreisen, so dass ich Hoffnung habe, mein Programm vollkommen zur Ausführung zu bringen. — —

Und nun, last not least:

Wenn alle Cautelen befolgt, wenn Ruhe beobachtet, Verdauungs-
u. Diätfehler vermieden, wenn Seereise statt Landweg, (Genova–Napoli) gewählt, wenn direct vom Schiff das Sie Alle von Genova nach
Napoli bringt, der Steamerino bestiegen wird, um Sie in Casamicciola zu landen, und dort langsam die Hitze ertragen gelernt wird, — so
mag die Reise ohne Gefahr gemacht werden. Ich rathe zu folgender
Vertheilung der Zeit:

14 Tage Casamicciola, 2 Tage Capri. 2–3 Tage Amalfi (Ravello,
Seefahrt an Küste), 2 Tage La Cava von dort Hin- u. Herfahrt nach
Pompei, Fahrt nach Sorrento dort 1 Tag (Bajae ecc. von Ischia aus
pr. Steamerino) zuletzt Museo Borbonico, Aquarium, Camaldoli, —
dann ab nach Rom, wo sehr vorsichtig zu leben, im Hotel d'Angleterre, das gesund, — so wird Ihr väterliches Herz in Ruhe nach Berlin
zurückkehren koennen. Aber Vorsicht beim Eintritt in Italien! Keine
Früchte! Wenig Wasser! Keine Anstrengung, weder physische noch

psychische; triviale Ernährung pr. Beefsteak u. Cotelettes, mässig im
Wein, viel Suppe, — so werden Sie die Jugend gesund erhalten u. lei-
stungsfähig. Von Natur bin ich nicht Philister, — aber in dieser Sache ist das Philisterhafteste das Beste. Für billige Pensionen will und
kann ich sorgen. Im Uebrigen, heute und immerdar.

Ihr

Anton Dohrn.

Meine Frau reclamirt die noch nicht ausgerichteten Grüsse, — ich
eile mich anzuschliessen.

Eben war Kiepert hier, um mich gleichfalls in der Professoren-
Frage zu sondieren. Ich habe ihm dasselbe gesagt.

CXX

Dohrn an du Bois-Reymond

Stazione Zoologica di Napoli
6. Januar 1884.

Verehrtester Herr GehRath!

Zwar eine Woche nach Neujahr, aber hoffentlich noch immer zur
Zeit wünsche ich Ihnen und Ihrer ganzen Familie ein glückliches
neues Jahr, und den Ueberschuss von Sonnenschein, der uns nun
schon volle 4 Wochen hier erfreut. —

Ich würde früher geschrieben haben, aber die Feste und die Pflichten des Jahresschlusses haben mich stark in Anspruch genommen, so
dass ich nicht im Stande war, mein Programm zu vollführen. Dazu
kommen eine Reihe offizieller Actenstücke, welche „flüssig" wurden
zufolge des Kronprinzlichen Besuches in Rom, und die Abfassung
von allerhand vorbereitenden Schriften, welche Hrn. v. Keudell's bevorstehende Hierherkunft, quâ Commissar des Reiches, erforderlich
macht. Sonst hätte ich nicht warten lassen.

Uebrigens wird es Sie freuen zu hören, dass mein geduldiges Warten und Bohren doch zur Folge haben wird, dass auf Kosten der italienischen Regierung dicht neben der alten Station ein neues Gebäude aufgeführt werden wird, das uns die definitive u. umfangreiche
Herrichtung des so lange erstrebten Physiol. Laboratorii erlaubt.
Liegen auch noch einige Stationen zwischen jetzt und dem definitiven Beginn, so habe ich doch die Zuversicht, dass ich <u>durch</u>komme:
schwer war es, — und das Quantum von Unbildung, Unzuverlässig-
keit, Gewissenlosigkeit zu besiegen, was so ein italien. Unterrichtsministerium enthält, ist keine Kleinigkeit. Es gab die sonderbarsten
Discussionen zwischen mir und dem Minister selber, seinen Räthen
ecc. Man nennt mit vollem Recht das Unterrichts-Ministerium „il
Ministero della Pubblica <u>Di</u>struzione". Doch das geht mich nichts
an, mögen die Italiener sehen, wie sie aus diesem Malaria-Terrain ihre geistigen Interessen herausziehen. —

249

Mit dem Kronprinzen kam ich dreimal in Rom zusammen. Ich wohnte bei Keudell im Caffarelli und habe den ganzen Trouble miterlebt. „Fritz" war sehr gut gelaunt, und ging mit grösster Liebenswürdigkeit darauf ein, mir einige Kastanien aus dem Feuer zu holen. Ich bat ihn, die Gelegenheit wahrzunehmen und Koenig u. Koenigin [354] für meine Ziele zu interessiren, — was er auch so gründlich that, dass auf einem Luncheon im Pal. Caffarelli, das dem Kronprinzen zu Ehren en pétit comité gegeben ward, der Koenig auf mich zukam und mir die Hand mit dem Worte gab „Quattrini!" worauf wir denn weiter von den Dingen redeten. Auch Margherita war sehr affabel, und Beide kündigten mir ihren Besuch in der Station an sobald sie wieder nach Neapel kommen würden.

Mit Hrn. v. Normann habe ich abgesprochen, dass der Kronprinz die Initiative ergreifen sollte, zur Bildung eines Comité's, um den grösseren Dampfer [355] zu beschaffen. Die Maschine desselben incl. Kessel, wird der „Vulcan" in Stettin zu sehr günstigen Bedingungen bauen, den Rumpf u. die innere Einrichtung werden wir hier in Neapel machen; ich warte noch auf detaillirte Zeichnung der Maschine; sobald sie eintrifft, werde ich die Zeichnung des ganzen Schiffes machen lassen und Ihnen senden. Die Gesammtlaenge wird ca. 90 Fuss sein.

Der Vaporetto läuft immer noch bei ruhiger See; aber bei staerkerem Wellengang lasse ich ihn nicht mehr heraus. Sobald der neue Dampfer fertig ist, wird der Vaporetto einen neuen Rumpf u. neuen Kessel kriegen, und dann wird er wieder auf 10 Jahre laufen koennen. Diessmal werde ich den Rumpf aus Teak-Holz machen, das für unsre Zwecke besser sein wird, als Stahl oder Eisen, auch billiger. Uebrigens hat er 8 Jahre gedient, — ohne Kessel u. Maschine erneuert oder ernstlich reparirt zu haben. Und waere nicht von Anfang an die Wahl des Stahls verfehlt gewesen, so würden wir auch jetzt noch keinen neuen Rumpf nöthig haben. — Die innere Einrichtung, Masten, der grösste Theil der Maschine ecc. ecc. sind in bestem Stande, so dass der Umbau nicht alzu [sic!] kostspielig werden wird. —

Nun erlaube ich mir noch die Anfrage, ob Sie mir in der Akademie behilflich sein würden, im Hinblick auf das beigeschlossene Circular von Neuem eine Zubusse zu den Kosten des Jahresberichts zu erwirken. Vor 3 Jahren bekam ich 2 000 Mk.; das war die letzte Spende, die ich von der Akademie erbeten: es wird also nicht unbescheiden erscheinen, wenn ich im Hinweis auf die veröffentlichten Ziffern und den anerkannt hohen Werth des Jahresberichts von Neuem um eine

Subvention bitte. Mir waere ein [sic!] laufende Subvention lieber,
aber da die Verfassung der Akademie eine solche nicht gestattet, so
möchte ich fragen, ob ich event. 2000 Mk. erbitten darf für das laufende Jahr. Ich bemühe mich, von andern Seiten auch Beitraege zu
erhalten u. hoffe auf langsames Ansteigen des Absatzes. Die Publication hat viel Bedeutung für den geordneten Haushalt der Zoologie,
und wir sind stetig darauf bedacht, sie immer vollstaendiger u. practischer zu gestalten. —

In der Hoffnung, dass diese Zeilen Sie im besten Wohlsein treffen
und mit herzlichsten Grüssen von Haus zu Haus

Ihr stets aufrichtig ergebner

Anton Dohrn

Ich habe eine reichliche Zahl Torpedo-Embryonen: kann also davon
abgeben, wenn Prof. Fritsch derselben bedarf. Er soll die Grösse andeuten.

Geh. Rath E. du Bois-Reymond. Berlin.

Dohrn an du Bois-Reymond

Stazione Zoologica di Napoli
23. Januar 1884.

Verehrtester Herr GehRath!

Als Reconvalescent von einem hartnäckigen Intestinal-Catarrh, der
meine Kraefte etwas mitgenommen hat, eile ich Ihre Vorschrift
schriftlicher Eingabe (die sich für mich übrigens von selbst verstand)
noch vor Ablauf des von Ihnen gesteckten Termins zu befolgen. Anbei folgt dieselbe. Hoffentlich hat sie Erfolg, der um so nöthiger ist,
als mir wieder eine Intrigue des Hrn. Leuckart den Sächsischen Tisch
abgespannt hat,[356] im Moment, wo 3 Candidaten dafür sich melden.
Die Objectivität dieser Herren ist sehr gross. Grade hoffe ich die Anstrengungen Semper-Selenka[357] siegreich in München bekaempft zu
haben, da kommt der nicht genug von mir beschmeichelte Hr. Leuk-
kart hinterrücks mit seinem Geschoss heraus; u. in Tübingen brütet
Prof. Eimer[358] aehnliche Dinge.

>„Doch seines Bellens lauter Schall
>„Beweist nur, dass wir reiten."

Nun auch diese Periode wird ihr Ende haben, die alten Dynastien
wollen sich nicht ohne Kampf ergeben, — habeunt sibi.
Aber erschreckt hat mich Gegenbaur's Wahl in die Akademie. Ich
erneuere meine Bitten: leisten Sie jeden erdenklichen Widerstand, um
seine Uebersiedlung nach Berlin zu hintertreiben. In wenigen Wochen wird der erste Kanonenschuss mit lautem Prasseln in die Papp-
Festung seines Ruhms einschlagen: ich werde die ersten Separata an
Sie, Helmholtz, Virchow, Waldeyer[359] u. wer sonst noch in erster Linie für die Frage nach Gegenbaur's Berufung steht, absenden. Es
waere tragisch für Berlin, wenn nach endlicher Befreiung von Peters-
Reichert[360] sofort ein aehnlicher Griff gemacht würde. Sie wissen,
dass ich nicht am Pruritus der Reklame u. des Eclats leide: ich habe

15 Jahre Zeit genommen um die gewaltige Arbeit einer Wirbelthier-Morphologie in aller Stille vorzubereiten: jetzt folgt Schuss auf Schuss, und die ersten Erschossenen sind Gegenbaur u. Huxley. Dass ich einen Krieg mit den Würdenträgern des alten Régime's führen muss, wusste ich von vornherein, u. habe meine Batterieen entsprechend mit Munition versorgt: aber die Zoolog. Station ist ein gewaltiges Arsenal, und der Erfolg ist mir keinen Augenblick mehr zweifelhaft. Videat Consul ne quid detrimenti capiat Universitas Berlinensis!!

Wollen Sie von mir Jemand genannt haben, der besser an der Stelle sein würde als Gegenbaur, so empfehle ich Fürbringer [361] in Amsterdam, auch Wiedersheim [362] in Freiburg, obschon er geschmacklos u. tactlos gegen Peters war. Ferner Kupffer [363] in München, für den ich in erster Linie stimmen würde, besonders da er auch ein feiner, gesellschaftlich empfehlenswerther Mann ist, und in der aufsteigenden wissenschaftlichen Curve arbeitet.

Meine mühseligen Anstrengungen, ein neues Gebäude neben der Station zu errichten, werden hoffentlich mit Erfolg gekrönt: in Rom gewinne ich zusehends an Terrain, d. h. Geld. Damit waere denn der lang gehegte Wunsch, ich darf sagen das Schoosskind meiner Plaene, das physiol. Laboratorium glaenzend gesichert, und der heilige Geist Joh. Müllers wird versöhnt sein, wenn er sieht, dass die in ihm verkoerperten beiden Disciplinen nun doch noch mal Hand in Hand gehen u. sich gegenseitig unterstützen werden.

Ich rechne mit Sicherheit darauf, dass ich Sie Selbst noch einladen darf, darin zu experimentiren, und dass Sie einmal Torpedo "comme il faut" behandeln koennen. Dies soll mein Dank für die vieljährigen Hilfen sein, die Sie mir unentwegt geboten.

Heute grüsse ich von Haus zu Haus und wünsche Alles Beste, vor Allem zähe Gesundheit gegenüber dem Monstrum Carneval.

Ihr

Anton Dohrn

Hrn. GehRath E. du Bois-Reymond
Berlin.

Dohrn an du Bois-Reymond

[Neapel] 26. Januar 84.

Verehrtester Herr GehRath!

Soeben bemerke ich, dass ich die eigentliche Eingabe an die Akademie <u>nicht</u> abgesandt habe, vielmehr ein andres Actenstück, — wahrscheinlich eine Eingabe an den Consiglio Provinciale di Napoli, der sich bereit erklaeren soll, für Neapolitaner 2 Tische zu miethen.

Ich eile, das Versehen gut zu machen und hoffe, dass ich noch zur Zeit komme.

Mit eiligen aber herzlichsten Grüssen

Ihr

Anton Dohrn

CXXIII

du Bois-Reymond an Dohrn

[14. 9. 1884, Potsdam][364]

Herzlichen Dank für Ihre Karte. Ich war im Begriff Ihnen zu schreiben um Ihnen unsere Sorge mitzutheilen und Sie zu bitten uns wo
möglich zu beruhigen. [365] Wir glaubten daß Sie Weib und Kind in
Ischia hätten, nach Ihrer Karte scheint es fast nicht so zu sein. Möge
ein gütiges Geschick Sie und die Ihrigen und das ganze Personal vor
den tückischen Kommabacillen   schützen! Beste Grüße
und Wünsche
von Haus zu Haus!

Ihr

E du Bois-Reymond

<u>An</u>
Hrn. Professor Anton Dohrn
Stazione Zoologica
Napoli
Italia

du Bois-Reymond an Dohrn

15 Neue Wilhelm Str.
Berlin, N.W.
17. Nov. '84.

Verehrter Herr und Freund,

Meine Frau und ich bitten Sie Sonnabend Abend, falls Sie noch hier sind und nichts Besseres vorhaben, bei uns (in nicht allzugroßem Kreise) den Thee trinken zu kommen. Ich habe heut am Schluß meiner Vorlesung, in der gegen 800 Zuhörer zugegen waren, das Nöthige gethan, und wir haben nachher, des Rectors Magnificenz, die Geheimräthe Polenz und Spieker, der Bauinspektor Klutmann und ich, alle Anordnungen für Ihren Vortrag getroffen. Die Einladung des Hrn. Ministers [366], ohne Karten, verstehe ich nicht recht. Wie soll man die Damen hineinbringen, wenn man, wie ich, vorher Senatssitzung hat?

Ganz Ihr

E du Bois-Reymond

Dohrn an du Bois-Reymond

Stazione Zoologica di Napoli
4. December 1885.

Verehrtester Herr GehRath!

Dass ich den Rath Ihres zweiten Briefes sehr gern befolge, brauche ich kaum zu bekraeftigen, nachdem mir durch die Mittheilungen Ihres ersten die Handlungsweise des Hrn. Frenzel[367] in neuem Licht erschienen. Es handelt sich bei ihm nicht um grobe Tactlosigkeit, sondern um Speculationen, und er hat sich nicht genirt, dabei auf meine Kosten zu verfahren. Offenbar hofft er jetzt auf Geld für eine egyptische Reise, und darum schreibt er dilatorisch über mein Anerbieten ihm doch noch die früher verlangten Instrumente zu gewähren. Dass er sich schliesslich in die Lage des Edlen bringt, der keinen H—— hat, wird er wohl gewahr werden und damit sei ihm der Laufpass gegeben. — —

Es wird Sie interessiren zu hoeren, dass der englische Concurrent unsres Jahresberichts die ersten Symptome der Abzehrung zeigt: ein Schmerzensschrei ergeht, worin von "ever lasting disgrace to English Science" geredet wird, wenn dieses unentbehrliche Werk (Zoolog. Record) zu Grunde gehen müsste. Ich bereite Alles vor, um an demselben Tage, wo das Verscheiden offiziell zugestanden wird, als Candidat für die ihm bisher gegebnen Subventionen von je 150 £. der Royal u. Zoolog. Society aufzutreten mit dem Anerbieten, den systematischen Theil unsres Berichtes Englisch zu geben, oder diesen Theil als Uebersetzung neben dem Deutschen erscheinen zu lassen. Obschon es unklug waere, diese Absicht eher kund zu thun, ehe der Concurrent wirklich todt ist, — da der Nationaleifer jenseits des Canals in wissenschaftlichen Dingen sehr accentuirt ist — so möchte ich doch um Ihr Urtheil bitten, ob die Akademie diese Concession an den Englisch lesenden Theil der Wissenschaft billigen würde, — ich sollte meinen: Ja!, und denke dabei, dass Sie besonders für eine solche Maassregel Sympathie haben und dieselbe event. in der Akademie unterstützen würden. Es ist unzweifelhaft nützlicher, <u>einen</u> Jahresbericht zu haben, als drei, die sich den Absatz gegenseitig streitig machen, und da England, America und die Colonieen doch ein gehoeriges Absatzgebiet repraesentiren, so verdienen sie auch Ihre Sprache berücksichtigt zu sehen. Dadurch koennte allmälig der Jahresbericht selfsupporting werden, resp. die ihm noch weiter bewilligten Subventionen zur Verbesserung u. Vervollstaendigung seiner Organisation dienen.

Dass ich heut schon diese Betrachtungen anstelle, geschieht in der Absicht, völlig gerüstet zu sein, wenn der Tod des Concurrenten eintritt u. um zu verhindern, dass nicht ein andrer Ausweg gefunden wird, denn Speculanten werden sich allmälig schon finden. Wirft die Zoologische Station aber sofort eine englische Ausgabe auf den Markt, so blaest sie solchen Versuchen das Lebenslicht aus. Sind wir aber erst einmal der unbestrittene Herr der Lage, so koennen wir danach sie frei gestalten und ausschliesslich wissenschaftliche Interessen zu Rathe ziehen. —

Ein interessanter Schriftwechsel zwischen der Brit. Association u. der Zool. Station findet so eben statt, [368] den ich mir erlauben werde, Ihnen nach Abschluss mitzutheilen: auch darin werden Sie den wachsenden Einfluss der organisirenden Tendenzen wahrnehmen durch deren Vertretung die Station einen grossen Theil ihrer Bedeutung erlangt hat.

Und so hoffe ich, dass ich ohne Unbescheidenheit auch auf die Zukunft rechnen kann, die den Vertrauenswechsel einloesen wird, den ich auf sie, eingedenk des „nec temere nec timide", gezogen habe.

Heut geht meine Unterschrift der Convention mit dem italien. Marine-Ministerium wegen des Zukunfts-Dampfers ab: [369] auch diese Convention ist ein Triumpf, und Ihnen dieselbe zu schicken, soll mir eine grosse Freude sein. Sie werden mehr, als Andre, die Filiation erkennen, die sie mit dem „Steamerino" verbindet. Q.d.b.v.!

Und nun beste Wünsche u. Grüsse!

Ihr

Anton Dohrn

CXXVI

Dohrn an du Bois-Reymond

Stazione Zoologica di Napoli
14. Januar 1886.

Verehrter Herr GehRath!

Nur eine Kette fataler Neujahrs-Affairen hat mich übersehen lassen, dass die schon nach Eintreffen Ihres letzten Briefes [370] unternommene Nachforschung in Sachen „Joh. Müller-De Martini" [371] nicht zum Abschluss gelangt war. Ich bitte Sie aufrichtigst, mir diesen Lapsus memoriae, — denn einen schlimmeren werden Sie mir nicht zutrauen — nicht aufs Kerbholz zu schreiben und eile, Ihnen die Schritte zu detailliren, die ich gethan, um definitive Gewissheit zu erlangen.

Fünf hiesige Verleger wussten nichts von Joh. Müller oder De Martino. Die Universitäts-Bibliothek hat nur eine französische Uebersetzung "par A.J.L. Jourdan" [372]. Der Bibliothekar Minervini brachte auf die richtige Fährte, dass als vermeintlicher Uebersetzer wahrscheinlich der alte u. sehr angesehene Prof. de Martini betrachtet werde. Somit ward der Stier bei den Hoernern gepackt, und De Martini persönlich interpellirt. Er hat keine Uebersetzung gemacht, aber früher seine Vorlesungen danach gehalten. Er hat Joh. Müller hier kennen gelernt [373] und mit ihm zusammen am Amphioxus gearbeitet (?); auch hat er, wie er sagt, ein Buch über Embryologie publicirt. Haec hactenus! —

Preyer [374] hat, am Tage seiner hiesigen Ankunft, auf der Strasse mein Baby [375] an der Marinekappe erkannt, welche den Namen „Joh. Müller" auf dem Bande trug: Sie sehen, der grosse Mann wirft seine Schatten noch fortdauernd an Parthenope's [376] Strande, — und ich hoffe eine sehr umfangreiche Arbeit über die Pseudobranchie der Fische und ihre Bedeutung für die Auflösung der immer zahlreicher werdenden Räthsel der Kopf-Composition bis zum nächsten Jahre zu Stande zu bringen, und will sie den Manen des Riesen Go-

259

liath widmen, der vor 50 Jahren in der Myxinoiden-Arbeit klar sah
u. aussprach „er stehe nicht an, die Verhältnisse der Pseudobranchie
zu den wunderbarsten Erscheinungen der Vergl. Anatomie zu zählen",[377] — was freilich nicht verhinderte, dass der Pseudo-Goliath
in Heidelberg die Ergebnisse dieser sorgfältigen, most painstaking
Arbeit Joh. Müllers mit einer beiläufigen Notiz in seinem Handbuch
der Vergl. Anatomie bei Seite schob[378] und dadurch den groben
Fehler der Vorgaenger Müller's wieder in die Literatur allgemein
gültig einführte. „Wer über gewisse Dinge den Verstand nicht verliert, — ecc."

Von Willy Pr. ist zunächst nicht viel zu sagen. Er maltraitirt einige
Seesterne, um ihrer Seele näher zu rücken, und ist alle Tage in verschiedenen Ecstasen.

An seiner Frau, „geb. Freiin v. Hofmann"[379] und seinem 8-jähri-
gen Buben Axel hat er reichlich zu schleppen, und allerhand Comica
bleiben nicht aus.

Mehr Interesse habe ich an W. Krause[380], den ich mit grösster
Ausdauer auf den ihm offenbar ganz fremden Weg der embryonalen
Untersuchung zu draengen suche. Ich bin überzeugt, dass er dort
Schoenes leisten wird, aber die ganze Betrachtungsweise und Unter-
suchungs-Methodik ist ihm fremdartig, so dass es fast täglicher Gespraeche u. Conferenzen bedarf, um seine histologischen Gesichtspunkte mit denen des Embryologen u. Phylogenetiker's in Einklang
zu bringen. Ich sehe mit Sicherheit voraus, dass er noch einen Winter
hier zubringen muss, — bei ihm scheint der Geldbeutel aber knapp
zu sein.

Die Station ist im Uebrigen bis auf den letzten Platz gefüllt, und
zwischen den mancherlei Nullen sind doch mehrere entschiedene
Eins!

Im Uebrigen, — wenn Sie über den grimmen Winter klagen, so haben wir auch davon ein Lied zu singen, — aber trotz gehabter 2° unter Null heize ich doch nicht in den Räumen, in denen ich arbeite, —
so sehr habe ich mich italienisirt. Früher brauchte ich wenigstens
15 °Réaum, heut arbeite ich geduldig bei 11 °Celsius!

Trotzdem schliesse ich mit den waermsten Grüssen u. Wünschen
von Via Amedeo[381] in die Neue Wilhelmstrasse

Ihr

Anton Dohrn

Dohrn an du Bois-Reymond

Stazione Zoologica di Napoli
17. II. 86.

Verehrter Herr GehRath!

Durch Geh. Rath Virchow habe ich erfahren,[382] dass ein Antrag des Hrn. Dr. Semon[383] zu dem, für mich nicht schmeichelhaften Missverstaendnisse geführt hat, als sei die Petition um 1 000 Mk., die der genannte Herr an die Akademie gerichtet, von mir inspirirt worden.

Ich habe sofort an Virchow geschrieben, und diese Supposition ad absurdum geführt. Es scheint der Winter der Streber u. Missverstaendnisse zu sein, denn nach der Affaire Frenzel kommt die Affaire Semon, und dazwischen spielt sich im ungarischen Parlamente ein Cravall zwischen dem dortigen Unterrichtsminister u. dem Deputirten Otto Hermann[384] ab, in dem gleichfalls die Zool. Station eine unverschuldete Rolle spielt.

Es ist eigentlich wohl selbstverstaendlich, dass die Urheber dieser drei Intermezzi moralische Lazzaroni sind, — aber erfreulich ist es doch nicht, — tamen aliquid ecc.

Ich schreibe diese Zeilen nur, um Sie zu bitten, auch Ihrerseits auf das Entschiedenste der Auffassung den Boden zu entziehen, als hätte ich Herrn Semon zu seinem Schritt bewogen. So umgedreht liegt die Sache, dass ich ihn zur Rede gestellt habe, wesshalb er mir die ganze Sache verschwiegen, — ich vermuthe, weil er instinctiv merkte, dass ich ihm entgegengetreten waere.

Er wollte hier Assistent werden, und da ich ihm das Gegentheil von Avancen gemacht, so ist wohl dieses Misstrauen in ihm erwachsen. Und da in Geldsachen ausser der Gemüthlichkeit noch manches Andre aufhoert, so ...

Dieses nur wollte ich erzählen und nochmals bitten, mir meinen Leumund rein zu erhalten.

Mit herzlichsten Grüssen von Haus zu Haus

Ihr
Anton Dohrn

Prof. Krause ist gefallen u. scheint sich ein Stück des Rectus femoris geplatzt zu haben. 14 Tage muss er wenigstens stille liegen! Thut mir für ihn recht leid, er wollte grade abreisen.

Hrn. GehRath E. du Bois-Reymond. Berlin

Dohrn an du Bois-Reymond [385]

Tarvis (Kaernthen)
14. Sept. 1886.

Verehrter Herr GehRath!

Leider muss ich mich auch bei Ihnen entschuldigen, wenn ich zu der grossen Berliner Versammlung [386] nicht erscheine. Die Gesundheit meiner Frau ebenso wie die Neapel bedrohende Cholera machen es mir unmöglich, mich von den [...].

Es thut mir das umso mehr leid, als ich einen [...] Vortrag fertig hatte und mancherlei wichtige Dinge in Berlin zu besprechen wünschte. [...] der Reihe meiner Studien z. Urgeschichte des Wirbelthierkoerpers erscheinen, hoffentlich [...] und die geschäftlichen Dinge muss ich theils brieflich, theils im nächsten Juni behandeln, wo ich sicher in Deutschland zu sein erwarte.

Ich schicke diese <u>wenigen</u> Zeilen, weil ich voraussetze, dass Sie sehr beschäftigt sind. Wenn der Sturm und Drang der Versammlung vorüber, werde ich ausführlicher schreiben.

Mit herzlichen Grüssen von Haus zu Haus

Ihr Anton Dohrn

Das neue Laboratorium ist [...] Grundfläche 400 □ Meter.

CXXIX

Dohrn an du Bois-Reymond [387]

Stazione Zoologica di Napoli
14. October 1886

Verehrtester Herr GehRath!

Dass ich in diesem Herbste nicht habe nach Berlin kommen koennen, thut mir in vielfachen Beziehungen sehr leid, — aber das Befinden meiner Frau und die Neapel von Neuem bedrohende Cholera [388] machten es mir unmöglich.

Nun hoerte ich die hoffentlich unbegründete Nachricht, dass Sie Sich nicht in vollem Wohlsein befänden und habe bis jetzt gezögert, Ihnen mit meinen Angelegenheiten zu kommen.

Leider aber draengen allerhand ungünstige Umstaende und zwingen mir die Feder in die Hand ohne dass ich Gelegenheit faende, zuvor mich zu vergewissern, ob ich Ihnen nicht recht laestig komme. Sollte es der Fall dennoch sein, so rechnen Sie es mir wenigstens nicht als Rücksichtslosigkeit an!

Zunächst hätte ich gern mit Ihnen wegen des Academie-Tisches Rücksprache genommen. Es ist natürlich meine Absicht, denselben fortdauern zu lassen, nur hätte ich u. A. eine Bitte ausgesprochen: i.e. denselben vor allen Dingen an Angehoerige derjenigen Deutschen Staaten ⟨Aber welche sind dies?⟩ [389] zu vergeben, welche über keinen Tisch Seitens ihrer Regierungen verfügen koennten. In zweiter Linie an Diejenigen, welche wegen bereits erfolgter Besetzung ihres Regierungstisches nicht angenommen werden koennen. Wie die Praxis herausgestellt hat, finden viele Herren es bequemer, sich ohne Weiteres an die Akademie zu wenden, ehe Sie an Ihr Ministerium schreiben; das hat zur Folge, dass die Regierungstische leer stehen und event. nicht erneuert werden, wenn der Vertrag abläuft.

Gegenwaertig haben Prof. Chun u. Dr. Brandt [390] den Akademietisch inne, während die Preussischen Tische unbesetzt sind: der aus-

264

gesprochene Grund, wesshalb Beide sich an die Akademie gewandt, ist Aversion, in Discussion mit Althof [sic!] [391] zu gerathen, der die ganze Welt vor den Kopf stoesst. Mir ist das aber nicht erwünscht, dass Althof event. faende, Preussen habe <u>zu viel</u> Tische, und Sie werden mir beistimmen, dass ohne Noth solch Argument nicht Platz greifen darf.

Die zweite Sache betrifft das Physiol. Laboratorium der Station. Aber da die Ereignisse dafür sorgen, dass ich langsamer gehen muss als ich wünschte, so kann ich hoffentlich im nächsten Frühjahr noch rechtzeitig mit Ihnen mündlich hierüber sprechen. Die lieben Italiener haben dafür gesorgt, dass ich sehr langsam bauen musste; durch die Auflösung der Kammer im Frühjahr kam kein Budget zu Stande, infolgedessen wurden alle Extraordinaria nicht gezahlt, von den Ordinarii nur die Hälfte, so dass ich statt im Juli etliche 40.000 frs. zu beziehen, bis jetzt auch wegen andrer Unpünktlichkeit nicht <u>Einen</u> franc erhalten habe. Von Januar erhalte ich die Hälfte der Ordinarien und etwa im Februar den Rest.

Ich muss also mit Bauen still stehen! Unter Dach habe ich das Haus, aber innere Einrichtungen kann ich nicht machen.

Sollte nun gar noch ein europaeisches Unwetter losbrechen, so ist damit der weiteren Entwicklung Halt geboten, — wie die Dinge nachher sich gestalten, ist gar nicht abzusehen.

Die dritte Angelegenheit, die ich Ihnen vorlegen wollte, betrifft den Zool. Jahresbericht, für den ich wieder um eine Subvention von 2000 Mk. einkommen möchte. [392]

Unter dem 4. Dec. 1885 schrieb ich Ihnen, dass Aussicht bestünde, den Zool. Record der Englaender eingehen zu sehen, wodurch sich die Lage unsres Jahresberichts wesentlich bessern müsste. Seitdem habe ich nachfolgendes offizielles Schreiben erhalten: [393]

"The Government Grant Committee of the Royal Society having passed the following resolution

"that Mr. Stainton be requested to consider the expediency of combining with the foreign Editors of similar works instead of continuing the British Zool. Record as a separate publication"

"I have been requested by the Council of the Zool. Record Association to call Your attention to this Resolution.

"The Council [394] wished me to add that however willing they may be to unite the two Records, the difficulties especially of publication in two languages appear to be too serious.

"At the same time I was requested to ask You, if after the experience You have now had with the Jahresbericht You could suggest any mode in which the two publications could be combined."

Hierauf habe ich geantwortet, dass ich event. bereit sein würde, die Abschnitte über Systematik der Vertebrata, Mollusca und Arthropoda in Englischer Sprache zu geben, falls mir Seitens der Zool. Record-Association zugesichert würde, dass entsprechender Absatz u. Subvention Englischer Seits beschafft werden koennte. Bescheid steht noch aus.

Der Record der Englaender ist in Wirklichkeit nur eine Aufzählung der neuen Gattungen u. Arten in usum der Museen u. Sammler. Er bildet an Umfang kaum die Hälfte des Jahresberichts und steht an Qualität der Arbeit erheblich hinter demselben zurück. Dies ist eben auch das einstimmige Urtheil aller Englischen Biologen, soweit nicht eben die Systematiker in Betracht kommen. Letztere aber bilden die Majorität und ihnen glaube ich entgegenzukommen, wenn ich die betr. Abschnitte unsres Berichts Englisch edire. Dass dabei einige des Englischen unkundige Deutsche Sammler geschaedigt würden, waere unvermeidlich, aber gelaenge die Fusion auf der obigen Basis, so waere doch ein grosser Vortheil gegeben, der Absatz um 100–150 Exemplare gehoben und eine Subvention von rd. £.100 wohl als gesichert anzusehen.

Ich theile Ihnen das Vorstehende privatim mit, da ich nicht wünschen kann, derlei unabgeschlossene Verhandlungen zur Kenntniss Vieler gebracht zu sehen, Ihnen gegenüber aber den Hintergrund meines Vorgehens klar halten möchte.

Aus den Beilagen zu meiner offiziellen Eingabe werden Sie auch die erfreuliche Thatsache entnehmen, dass trotz der Zunahme an Bogen-Zahl doch die Kosten des Berichtes eher ab- als zugenommen haben, was durch Ersparniss an Redactions-Gehalt ecc. bewirkt worden. Zugleich aber geht auch aus jenen Beilagen hervor, dass wir langsam in der Eroberung des Marktes fortschreiten und dass alte Jahrgaenge nachgekauft werden. Immerhin ist das Missverhältniss zwischen Einnahme und Ausgabe noch sehr beträchtlich: der Absatz müsste sich verdoppeln, um die Kosten zu decken. Gelingt die Fusion mit den Englaendern so waere ein grosser Schritt vorwaerts gemacht, aber selbst im günstigsten Falle würde die Fusion nicht vor 1888 herzustellen sein, — und bis dahin möchte ich noch dringend gebeten haben, von der Akademie unterstützt zu werden, — und zwar um so mehr, als die Station nach wie vor an der Cholera einen

grimmen Feind hat, der die normalen Aquariums-Einnahmen um
Tausende von Francs herabdrückt und die Weltverhältnisse noch
ganz andre Gefahren heraufbeschwoeren. ——

Meine Frau sendet die herzlichsten Grüsse und bitte Ihre Frau Gemahlin noch nachträglich entschuldigen zu wollen, dass der seiner
Zeit durch Elisabeth Roth in Auftrag gegebne Kamm in so sonder-
barer Weise abgesandt ward: er sollte zusammen mit einer Yucca-
Blüthe unsres Gartens abgehen, aber ein Versehen der Absender liess
sie getrennt reisen.

In der Hoffnung von Ihnen bald zu hoeren, dass es Ihnen und all
den Ihren gut gehe, sende ich herzlichste Wünsche von Haus zu Haus
und hoffe, Sie nächsten Mai wiederzusehen.

Ihr   Anton Dohrn

Ich habe um Unterstützung meines Gesuches auch bei Schulze u.
Virchow gebeten, will auch noch an Waldeyer schreiben.

Dohrn an du Bois-Reymond

[Napoli] 27. Novemb. 1886.

Verehrtester Herr GehRath!

Es freut mich von Herzen, ein so entschiedenes Dementi der über Ihr Befinden zu mir gelangten Nachrichten zu lesen. Ob bei den letzteren wirklich der Wunsch Vater des Gedankens war, möchte ich bezweifeln — vom rein menschlichen Standpunkte freilich nicht, denn mit jedem weiteren Lebensjahre wächst eben die Ueberzeugung, dass der Mensch durchschnittlich eine Bestie ist. Vor zwei Jahren sagte ich dem allzu optimistischen Gossler, er möchte aus den Comités die Zoologie-Professoren herauslassen. „Warum?" „Weil über die Hälfte der Herren sich einen Festtag draus machen würde, wenn die Zoologische Station mich in ihren Trümmern begrübe". Er sah das als einen ungerechtfertigten Ausdruck der Verbitterung an: ich glaube indess, der Prozentsatz sei noch zu gering gegriffen.

Garda-See u. Rapallo werden allerdings kräftiges Gegengift gegen die Naturforscher-Versammlung abgegeben haben: ich meinerseits bedauerte zwar, nicht nach Norden gegangen zu sein, um alte Beziehungen frisch zu erhalten, aber dazu hätte ich am allerwenigsten die Monstre-Versammlungs-Zeit benutzen koennen und habe einen aesthetischen Widerwillen gegen Menschenmassen.

Für die günstige Prognose in der 2000 Mk. Subventionsfrage meinen besten Dank. Sie verkünden mir freilich einen gefährlichen Concurrenten, Dr. Hilgendorf[395] unser Ägide Eilh. Schulze's. Indess dieser Bericht ist der seit vielen Jahren bestehende des „Archiv's f. Naturgeschichte["] (Wiegmann, Erichson, Troschel Martens jetzt Hilgendorf) der eben seiner gaenzlichen Insuffizienz halber den unsrigen hervorrief. Von der Thatkraft dieses Berichtes mag Ihnen der Umstand Beweis sein, dass vor 14 Tagen erst der Abschnitt „Wirbelthiere" für das Jahr 1884 erschien! Natürlich schreiben diese Herren uns aus, das thut auch der Englische Bericht.

Es ist nun aber gar nicht eine Frage der Eigenliebe, die mich zur Herausgabe des Zool. Jahresberichts gedraengt hat, sondern die Ueberzeugung, für die Wissenschaft ein nothwendiges Hilfsmittel zu schaffen. Erst seit unser Bericht Sieben Jahrgaenge lang gezeigt hat, dass bei gewissenhafter Handhabung etwas sehr viel Besseres und Geschwinderes zu schaffen war, bemühen sich auch die beiden aelteren Collegen, mehr ihre Pflicht zu thun; aber es bleibt doch ein grosser Abstand.

Mein Wunsch ist aber, diese Verschwendung von Mitteln, Kräften und Zeit zu hintertreiben. — und eine Fusion zu erreichen. Durch directe Verhandlungen würde es kaum gelingen, wenn nicht, wie in England die Royal Society so in Deutschland die Berliner Akademie den Anstoss dazu gäbe: ich möchte also an Sie die Bitte, — natürlich sub rosa — richten, bei der Bewilligung der 2000 Mk. die Zoologische Station aufzufordern, von Neuem den Versuch zu machen, mit den beiden andern aehnlichen Unternehmen eine Vereinigung zu erstreben. Kaeme eine solche Aufforderung an mich, so würde ich antworten, dass ich sehr geneigt dazu sei, und die Akademie bitten möchte, dazu ihre Vermittlung in so weit geltend zu machen, als es eben ihr Character als höchste wissenschaftliche Koerperschaft erlaubt, sei es durch Abordnung eines Mitgliedes (oder mehrerer um vor Einseitigkeit zu schützen) zu gemeinsamen Conferenzen oder durch ihre Initiative bei der Regierung oder bei anderen Academieen den allgemein nützigen Character einer solchen Bericht-Erstattung zu betonen und zu einer allgemeineren Betheiligung an den Kosten aufzufordern. — Sollte aber auch eine solche weitere Action der Akademie <u>nicht erwünscht</u> sein, so waere doch schon die blosse Aufforderung, eine Fusion zu versuchen, <u>sehr opportun</u>, und ich glaube, da die Zool. Station kein Interesse daran hat, einen Bericht selbst herauszugeben, sondern nur daran, dass ein <u>guter</u> Bericht überhaupt erscheint, es koennte dann gelingen die Englaender, Berliner und Neapolitaner unter einen Hut zu bringen, — ein sehr erstrebenswerthes Ziel. Ich würde als Morgengabe für diese Vereinigung italienische u. Ungarische, vielleicht auch Russische Beisteuern bringen: und ehe ich nach Berlin kaeme, um die Sache persönlich zu betreiben koennte ich mich dieser Beisteuern auch versichern, wodurch meine Vox bei den Verhandlungen ihren Nachdruck behielte.

Mag dann der Bericht unter dem Titel des „Archiv's f. Naturgeschichte" und in dem Verlage der Nicolai'schen Buchhandlung erscheinen, wenn nur seine räumlichen und zeitlichen Bedingungen
wissenschaftlichen nicht kaufmännischen Gesichtspunkten gemaess
geordnet werden. Ich getraue mir wohl, dies ganze Schema befriedigend zu gestalten, aber eine Aufforderung dazu Seitens der Akademie waere sehr erwünscht. Ich denke auch, die Academie praejudicirt
sich dadurch in keiner Weise.

Was Sie über die Schwierigkeit sagen, das zukünftige physiologische Laboratorium sachgemaess zu „häupten", ist mir sehr klar: zwei
Leiter habe ich von vornherein in Aussicht genommen, wegen der
chemisch-physikalischen Richtungs-Divergenz. Die Sorge, dass Pa-
rität ange„strebt" werden koennte, halte ich für nicht so gefährlich,
faende ich nur überhaupt die richtigen Leute. Indess wird es damit
so gehen, wie mit den jetzigen Assistenten der Station: Manche sind
berufen, Wenige auserwählt. Anfaenglich wird es langsam u. mühse-
lig gehen: findet sich aber ein umgaenglicher und zugleich einigermaassen competenter Mann einer der beiden Richtungen, so halte
ich ihn für 1–2 Jahre fest und versuche einen Crystallisirungsprozess:
dann passiren Physiologen hier durch und ich lerne sie kennen;
kommt dabei der richtige Mann der andern Richtung zum Vorschein, so suche ich ihn auch zu halten. Ausbieten werde ich die Stellungen nicht, sonst würde gewiss die Falstaffsgarde sich brav vor-
draengen. Doch all das spare ich auf mündlichen Verkehr für
nächstes Jahr: möge bis dahin Friede bleiben und Ihnen u. mir
Gesundheit und Familien-Stoerungen keinen Querstrich machen.
Das Jahr 1886 hat mir reichlich zugesetzt: ich habe ein gutes 1887
verdient.

Und somit herzlichsten Dank u. herzlichste Grüsse von Haus zu
Haus!

Ihr

Anton Dohrn

Geh.Rath E. du Bois Reymond. Berlin.

Dohrn an du Bois-Reymond

[Napoli] 2. Januar 1888

Verehrter Herr GehRath!

Nachdem die Neujahrsgratulationen überstanden sind, wozu ausnahmsweise auch die Sonne schien, bin ich dabei auch in die Ferne meine herzlichsten Wünsche zu senden und beginne mit der Neuen Wilhelmstr. 15.

Sie werden vielleicht bei Schnee u. Eis denken: Wie gut hat er [sic!] Der da unten am Golfo incantevole, aber da er diese Zeilen bei 10° Waerme im Zimmer schreibt, und das monotone Fallen der dicken Tropfen aus den Dachrinnen obligate Begleitung bildet, so hemmen Sie nur die Empfindungen sonst begreiflichen Neides und seien Sie sicher, dass Sie momentan wenigstens und für den ganzen verflossenen Dezember bei einem Tausche kein gutes Geschaeft gemacht haben würden.

Dass im Uebrigen die Last der Geschäfte nicht geringer geworden ist als im Vorjahre liegt an einer Reihe sachlicher und persönlicher Missstaende [sic!], die nur von „Wissenden["] geschätzt werden koennen; man schlägt sich damit herum wie man kann, und muss froh sein, wenn Aerger und schlechter Schlaf das einzige Zoll bleibt, den man für sonstiges Gelingen zahlt. Denn was man auch jetzt erreicht, Alles behält den Character des Provisorischen und Problematischen, so lange das europaeische Gewitter am Himmel steht und fortdauernd alles consequente Wollen und Vollbringen fast lächerlich erscheinen laesst.

So bin ich auch nicht in der Lage, mit dem physiolog. Laboratorium weiter zu gehen, als es einzurichten. Nach laengeren Verhandlungen habe ich dafür den Dr. v. Schröder[396] in Strassburg engagirt, der die chemische Abtheilung zunächst herstellt. Er wird im Februar damit beginnen. Seine etwaigen Forderungen bei mehrjährigem Bleiben zu bewilligen, bin ich noch nicht im Stande, und muss abwarten, ob es spaeter möglich wird. —

Wie ich Ihnen in Berlin mittheilte habe ich unter dem Datum des 25. November der Akademie den Tisch auf weitere fünf Jahre zur

Verfügung gestellt. Ich habe das in einem Schreiben gethan, in welchem ich in der aufrichtigsten Weise und im Angedenken der alten Zeiten der Akademie gegenübergetreten bin. Darauf ist mir eine Antwort[397] geworden, die mich einigermaassen frappirt hat durch das, was sie <u>nicht</u> enthält.

Ob mein Eindruck recht oder unrecht ist, weiss ich nicht. Ich erlaube mir Ihnen eine Abschrift der beiden Schriftstücke zu übersenden und hoffe, Sie werden mir Ihre Auffassung über diesen Schriftwechsel nicht vorenthalten. Als ich bei Ihnen war, glaubten Sie mich versichern zu koennen, dass mein Anerbieten als Das empfangen werden würde, als was ich es intendirte, — was die Franzosen "hommage" nennen. Dass die von Curtius unterschriebene Antwort kein Woertchen des Dankes, der Anerkennung meines guten Willens enthält, hat mich gelinde gesagt, froissirt, — indess bei Curtius weiss man nie, ob <u>er</u> wusste, was er schrieb, — und so bitte ich Sie, mir zu sagen, wie die Sache liegt. Danach würde ich mein weiteres Verhalten einrichten. —

Bis vor wenigen Tagen war mein alter 81 jähriger Vater hier: Sie koennen denken, welche Extra-Zeit u. Arbeit mir das gemacht hat. Wieder habe ich Tag für Tag von 4–6 Uhr Nachm. mit ihm Whist gespielt, und meine kindliche Pflicht zum Nachtheil meiner allzu sitzenden Lebensführung erfüllt. Jetzt hoffe ich auf gutes Wetter, um den Schaden auszugleichen.

Die Station füllt sich wieder bis auf den letzten Platz, sogar ein Japanese[398] ist dabei, der als Amanuensis von Weissmann [sic!] eingeschmuggelt ist. Marey hat mich auch wieder besucht, — weiss es der Himmel, bin ich stumpf oder ist er langweilig, — eines oder Beides ist sicher der Fall, denn unsre Unterhaltung kam nicht aus der Stelle. Viel lebendiger ist Sir Henry Roscoe[399], der hier auf sightseeing aus ist, aber nichts als Regen erndtet; mit ihm habe ich allerhand heitere Gespraeche.

Nun nehme ich Abschied und entledige mich der Aufträge, die mir von meiner Frau an Ihre verehrte Frau Gemahlin und ganze Familie in Gestalt herzlichster Neujahrsgrüsse gegeben sind. Auch Elisabeth Roth wünscht Alles Beste und ich selbst hoffe, dass auch dies neue Jahr mir Ihre freundliche Theilnahme unverkürzt erhalten möge.

Stets

Ihr dankbarer
Anton Dohrn

Dohrn an du Bois-Reymond

Stazione Zoologica di Napoli
24. Januar 1888.

Verehrter Herr GehRath!

Sie koennen denken, wie froh ich bin, dass durch Ihren privaten Brief und das gestern eingetroffene officielle Schreiben die Angelegenheit des Academie-Tisches wieder in das richtige Geleise gebracht ist und dass mein Gefühl persönlicher Anhaenglichkeit und Dankbarkeit an die Koerperschaft, welche, was auch viele ihrer Componenten als Individuen vermissen lassen mögen, doch als solche immer noch die Vertreterin des vornehmen deutschen Geistes ist, nicht durch persönliche Empfindlichkeit verletzt und vermindert wird. Freilich, — dieser Geist lebt so lange, wie er lebendige Träger findet, die durch ihre weitausholende Ueberlegenheit die Dei minorum gentium zur Anerkennung derselben zwingen, und ob für den Tag, da auch Unsterbliche den Tribut der Sterblichkeit entrichten müssen, das heilige Feuer weiter genährt wird, und ob Bedacht darauf genommen wird, dass Berufungen an die Berliner Universität meist eo ipso Berufungen in die Akademie bedeuten — das muss nach so manchen Erfahrungen der letzten Jahre mehr als zweifelhaft erscheinen.

Ist es nicht vielleicht wahr, dass die moderne Periode der grossen Institute eine Abnahme der schoepferischen Kraft der, sie in lebendige Wirkung zu Bringenden nach sich zieht? Theils erdrückt die Verwaltungslast, die viele Reibung der in ihnen vereinigten Dinge und Menschen den Schöpfer derselben, theils muss er eo ipso an sich das Faust'sche oder Mephistophelische "und schliesslich haengen wir doch ab von Creaturen, die wir schufen" erfahren und muss des lieben Friedens willen Dinge geschehen lassen, die ihm selbst fremd sind. Ich suche für mich selbst nach einer Formel, die mir erlaubte, diesem unbarmherzigen Satze zu entgehen, aber ich fürchte, er ist mächtiger, als all mein Ringen, ihm Widerstand zu leisten. Und als ich kürzlich aufgefordert ward, für zwei Lehrstühle geeignete Candidaten zu nennen,[400] und mir die Liste der Vierhundert Namen vornahm, deren Träger bisher durch den Engpass der Zoolog. Station ihre geistige und menschliche Persönlichkeit durchgezwaengt haben, — ach wie arm war das kleine Verzeichniss Derjenigen, von denen ich, ohne Voreingenommenheit prô et contrâ, mich getraute zu sagen: diese da empfehle ich!

Und nach Ihrem Briefe und meinen vergeblichen Bemühungen scheint es in der Physiologie nicht besser zu sein. Für die chemische Physiologie habe ich den Dr. von Schroeder in Strassburg engagirt, zunächst nur zur Einrichtung des Laboratoriums, — ob für weitere Führung desselben muss von weiteren mündlichen Verhandlungen abhaengen und von der Gestaltung der Stations-Finanzen. Für die physikalische Physiologie habe ich aber Niemand, — ich muss von der Zeit erwarten, dass der richtige Mann kommt. Auch mit Marey sprache ich über den mangelnden Nachwuchs, — er klagt grade so darüber! Und wenn Stellungen wie die Christiani's[401] nicht zu besetzen sind, was soll ich erst machen! Ja, vielleicht wenn ich 4–5 000 frs. jährlich dafür auswerfen koennte! Von derselben Seite, von der schon einmal sehr bestimmte Anerbietungen ergangen sind,[402] habe ich zwar neuerdings wieder die Bereitwilligkeit erfahren, — aber

> was man nicht kriegt, das eben brauchte man, —
> und was man kriegt, kann man nicht brauchen.

Doch aber bleibt meine Ueberzeugung felsenfest bestehen, dass Physiologie und Morphologie wieder eng zusammengehen müssen, und dass, wenn auch kein neuer Johannes Müller erstehen sollte oder überhaupt erstehen koennte, doch die Zoolog. Station dazu wesentlich beitragen muss, die geschiedenen Geschwister wieder zusammenzuführen und sie durch die Macht der Interessen zusammen zu halten. Es schwebt mir eine Situation vor, in der ich in die Lage kommen koennte, auch Ihr schwerwiegendes Zeugniss hiefür anzurufen: ich hoffe, Sie werden den alten Schützling vertreten, wie die Englaender sagen "back him up"!

Als ich Ihnen das letzte Mal schrieb, hatte ich recht, auch unsern Winter anzuklagen, — seitdem aber hat er sich glaenzend herausgebissen: ein Sonnentag nach dem andern, so dass meine Rosen im Garten ununterbrochen blühen und ihre Vegetation auch nicht einen Tag Stillstand erlebt hat. Narcissen, Iris, Primeln und eine Menge

Sträucher blühen und gestern fanden wir auch schon in Capri einen blühenden Mandelbaum.

Zu Ostern werde ich meinen aeltesten Jungen nach Karlsruhe auf das Gymnasium bringen; bei der Gelegenheit gedenke ich auch wieder nach Berlin zu kommen und hoffe Sie dann, nach überwundener Carnevals-Zeit schon etwas ausgeruht, wieder zu begrüssen.

Meine Frau trägt mir die herzlichsten Botschaften an Ihre Frau Gemahlin auf, ich schliesse mich mit gebührendem Respecte an und wiederhole Ihnen Selbst nochmals den herzlichsten Dank für Ihre ebenso wirksame wie wohlthuende Intervention in der Akademie.

In alter Ergebenheit und Treue

Ihr   Anton Dohrn

Geh. Rath E. du Bois-Reymond
   Berlin.

Unser kleinster Junge hat uns seit drei Wochen in lebhafter Sorge gehalten mit einer Lungen-Entzündung. Glücklicherweise sind wir mit blauem Auge davon gekommen; er ist in voller Reconvalescenz.

275

Zoologische Station an du Bois-Reymond[403]

Dubois-Reymond.

Berlin, Neue Wilhelmstr. 15

Verspätet aber von Herzen gratulirt

Zoologische Station

13. 2. 93

Anmerkungen

Wenn nicht anders angegeben, bezeichnen Signaturen (z. B. <u>Ba 651</u>) Dokumente aus dem Dohrn-Archiv, Zoologische Station Neapel.

[1] Erschienen in: Heuss, 1962, 414–416; auch in: <u>Naturwiss.,</u> 28 (1940) 816 (nach Heuss, 1. Aufl., 1940).

[2] Vermerk von Marie Dohrn (s. Anm. 83), rote Tinte.

[3] 7000 Quadratfuss $\hat{=}$ 704 m^2.

[4] 1 Thaler = 3 Mark.

[5] Carl August Dohrn (1806–1892), bekannter Amateur-Entomologe und Herausgeber der <u>Stettiner Entomologischen Zeitung</u> (1840–1887). C. A. Dohrn hatte von seinem Vater, dem Mitbegründer der Pommerschen Provinzial Zuckersiederei (1817), einem der ersten industriellen Unternehmen Preussens, ein beträchtliches Vermögen geerbt.

[6] Charles Darwin (1809–1882), Brief an Anton Dohrn, 4. Januar 1871, Down, Anlage zu Brief V des Darwin-Dohrn Briefwechsels (Groeben, 1982), heute in der Universitäts-Bibliothek Genf. Von Anfang an ermutigte Darwin Dohrn in seinem Plan, in Neapel eine zoologische Station zu gründen, und unterstützte ihn mit Buch- und Geldspenden. — Thomas Henry Huxley (1825–1895), englischer Zoologe und vergleichender Anatom, enger Freund von Darwin und Interpret der Darwinschen Theorien. Dohrn und Huxley lernten sich 1867 kennen, daraus erwuchs eine warme Freundschaft zwischen Dohrn und der ganzen Familie Huxley. Dank Huxleys Einfluss und tätiger Hilfe fand Dohrn während der ersten schwierigen Jahre besonders in England Hilfe und Unterstützung. Dohrn bezieht sich wahrscheinlich auf Huxleys Brief vom 30. April, 1870, Jermyn, den dieser bezeichnender Weise mit "My dear Whirlwind" beginnt und dann fortfährt: "I hope I need not say how heartily I enter into all your veins and how glad I shall be to see your plan for 'Stations' carried into effect —. Nothing could have greater influence upon the progress of Zoology." (Huxley Collection, Imperial College of Science and Technology, London; s. a. Groeben, Müller, 1975, 86). — Rudolf Leuckart (1823–1898), seit 1870 Professor der Zoologie in Leipzig. Leuckart gehörte von Anfang an zu den Befürwortern der Zoologischen Station, die er 1884 selbst besuchte. Dohrn nahm seinen Brief vom 30. Juli 1871 (<u>Ba 765</u>) in seine gedruckte Sammlung von Gutachten zu Gunsten von Zoologischen Stationen auf (Dohrn, 1871a, 5–6). — Ernst Haeckel (1834–1919), Professor der Zoologie an der Universität Jena, Lehrer und Freund von Anton Dohrn und einer der einflussreichsten Vertreter der Darwinschen Theorien in Deutschland. Die Freundschaft mit Dohrn ging bald in die Brü-

che, als dieser Haeckels wissenschaftlichen Theorien und philosophischen Interpretationen der Darwinschen Lehre nicht länger zustimmen konnte. Dies führte u. a. zu persönlicher Polemik und hinderte viele von Haeckels Schülern daran, an der Zoologischen Station zu arbeiten. Am 3. Juli 1871 sandte Haeckel ein Gutachten zu Gunsten von Zoologischen Stationen (Dohrn, 1871 a, 4–5; Original nicht erhalten). — Johann Nepomuk Czermak (1828–1873), Professor der Physiologie in Budapest, Jena — dort lernte Anton Dohrn ihn kennen — und Prag. 1869 richtete er sich in Leipzig ein privates Labor ein. Czermak und seine Frau Marie Czermak-Lümel gehörten zu den Freunden, die durch beträchtliche Darlehen zur Deckung der Baukosten für die Zoologische Station beitrugen (1872–73). Czermaks Brief vom 13. Juli 1871 ist nicht erhalten. In einer kommentierten Liste ausgewählter Briefe, die er von 1895 an für seine Erinnerungen zusammenstellte, fasste Dohrn den Inhalt folgendermassen zusammen: „Empfiehlt Actien auszugeben. Empfehlung an Banquier Herrn R. H. Goldschmidt in Berlin, (der mir die Geschichte von Baring u. dem Amsterdamer Banquier im Zool. Garten erzählte, sonst aber passiv blieb.) Gibt allgemeinen platonischen Rath." (Ha 1871, 13).

[7] Hermann von (1883) Helmholtz (1821–1894), Physiologe, seit 1871 Professor der Physik an der Universität Berlin. Ebenso wie in du Bois-Reymond fand Dohrn auch in dessen Freund Helmholtz einen einflussreichen Befürworter der Zoologischen Station. Bei seinen zahlreichen Aufenthalten in Berlin war Dohrn stets ein willkommener Gast im Haus von Helmholtz, einer der gesellschaftlich bedeutendsten Residenzen in Berlin. Helmholtz' Brief vom 5. August 1871 ist in der Sammlung von Gutachten abgedruckt (Dohrn, 1871a, 5, gez. H. Helmholz [sic!]), das Original ist nicht erhalten.

[8] Anton Dohrn, blaue Tinte.

[9] Abgedruckt in: Dohrn, 1871 a, 3.

[10] Anton Dohrn, blaue Tinte.

[11] Johannes Müller (1801–1858), seit 1833 Professor der Physiologie und vergleichenden Anatomie an der Universität Berlin. Müller gilt als Vater der modernen Physiologie und Wiederentdecker der Meeresbiologie. du Bois-Reymond studierte und arbeitete seit 1834 bei Müller und wurde 1858 sein Nachfolger auf dem Lehrstuhl für Physiologie, der nach Müllers Tod von dem der vergleichenden Anatomie getrennt wurde.

[12] George Rolleston (1829–1882), Professor der Anatomie und Physiologie in Oxford. — Wyville Thomson (später Sir, 1830–1882), schottischer Biologe und Ozeanograph, wissenschaftlicher Leiter der Challenger Expedition (1872–76). Thomson scheint den irischen Botaniker Ed. Percival Wright (1834–1910), den Dohrn noch elf Tage vorher in einem Brief an Darwin erwähnt, ersetzt zu haben (Groeben, 1982, Brief VIII, S. 33). — Philip Lutley Sclater (1829–1913), Englischer Naturforscher und Tiergeograph, Sekretär der Zoological Society, London. — Edwin Ray Lankester (1847–1929), Professor der vergleichenden Anatomie in Oxford, enger Freund von Anton Dohrn (Report of the Committee, 1871). Ein Jahr vorher, auf der 40. Jahresversammlung der British Association for the Advancement of Science in Liverpool hatte die Generalversammlung den folgenden Beschluss verabschiedet: "That Dr. Anton Dohrn, Professor Rolleston, and Mr. P. L. Sclater be a Committee for the purpose of promoting the foundation of Zoological Stations in different parts of the world, recognizing the foundation of a Zoological Station at Naples as a decisive step in this direction; That Dr. Anton Dohrn be the Secretary." (Rep. Brit. Ass. Adv. Sci. Liverpool 1870 (1871) LXI.) Dies Comité blieb bei wechselnder Mitgliederzahl bis 1876

im Amt, als es umbenannt wurde in "Committee … appointed for the purpose of arranging (with Dr. Dohrn) for the occupation of a Table at the Zoological Station at Naples".

[13] Darwin gab seine Einwilligung am 8. September (Groeben, 1982, 36); Huxley hatte mündlich zugestimmt (Groeben, 1982, 34), Leuckart, Gegenbaur und Haeckel wahrscheinlich ebenso, während Helmholtz, den Dohrn auch gebeten hatte, ablehnte mit der Begründung, er traue sich in zoologischen Fragen kein fachgerechtes Urteil zu (Brief vom 26. September 1871, Ba 764). — Carl Gegenbaur (1826–1903), Professor der vergleichenden Anatomie in Jena und Heidelberg (1870), enger Freund von Ernst Haeckel und Lehrer von Anton Dohrn. Gegenbaur befürwortete zwar den Plan zoologischer Stationen (Dohrn, 1871 a, 3–4), hegte jedoch Zweifel in Bezug auf Dohrns wissenschaftliche Qualifikation. Mit seiner Annelidentheorie (Ringelwürmer als Vorfahren der Wirbeltiere, die im Allgemeinen, so auch von Gegenbaur, von den Ascidien und dem Lanzettfisch Amphioxus abgeleitet werden) geriet Dohrn bald darauf in scharfen wissenschaftlichen Gegensatz zu Gegenbaur, der auch der persönlichen Polemik nicht entbehrte.

[14] Louis Agassiz (1807–1873), schweizer-amerikanischer Zoologe, Geologe und Tiefseeforscher, Gründer des Museum of Comparative Zoology, Harvard University. Dohrn hatte Agassiz am 19. September 1871 gebeten, die zukünftigen Jahresberichte mit zu unterzeichnen (Dohrn an Agassiz, MCZ Archives, bAg 278.10.2), Agassiz willigte am 4. Oktober mit den Worten ein: „Gern will ich als Rapresentant Ihres großartigen Unternehmens hier fungiren u. eine Stelle in Ihrem Comittee füllen." (Ba 651; Abschrift in: Dohrn, Memoiren, Anhang, 95 u. 97.) — Japetus Johann Smith Steenstrup (1913–1897), dänischer Biologe, Professor der Zoologie in Kopenhagen. Briefe aus dieser Zeit sind nicht erhalten. Vier Briefe von Steenstrup (1874–86) befinden sich im Dohrn-Archiv, Neapel, 12 Briefe von Anton Dohrn (1872–87) in der Königlichen Bibliothek, Kopenhagen. — Carl Ernst von Baer (1792–1876), deutsch-russischer Zoologe und Anatom in Königsberg, St. Petersburg und Dorpat. von Baer, ein Freund und Korrespondent von Anton Dohrns Vater, verfolgte die Gründung der Zoologischen Station von Anfang an mit Zustimmung und aktiver Hilfe.

[15] Anton Dohrn, Der Gesammt-Organisationsplan der Zoologischen Stationen. (September 1871), o. O., 2 S.

[16] Anton Dohrn, blaue Tinte.

[17] Die ersten Pläne für das neue physiologische Institut reichen zurück in das Jahr 1865, eröffnet wurde das Institut jedoch erst am 6. November 1877 in der Neuen Wilhelmstrasse 16 (Ruff, 1981, 65).

[18] Anton Dohrn, Aufforderung. Stettin. 19. September 1871, 2 S.

[19] Carl Theodor von Siebold (1804–1885), Professor der Zoologie und vergleichenden Anatomie in München (1853). von Siebold, ein Freund und Kollege von Anton Dohrns Vater, half und unterstützte Dohrn mit seinem Einfluss wesentlich bei der Gründung der Zoologischen Station.

[20] Edouard van Beneden (1846–1910), Professor der Zoologie, Anatomie und vergleichenden Physiologie an der Universität von Liège (1874). Mehrere Briefe von van Beneden und Dohrn aus den Jahren 1870–71 sind belegt, aber nicht erhalten. 1881 arbeitete van Beneden als Gastforscher an der Zoologischen Station.

[21] Marie Dohrn, rote Tinte.

[22] Adalbert Falk (1827–1900), Preussischer Minister der geistlichen Unterrichts- und Medicinal-Angelegenheiten (1872–79).

[23] Richard Owen (1804–1892), englischer Biologe (Wirbeltier-Paläontologie, vergleichende Anatomie), Vorsteher der Abteilung für Naturgeschichte am British Museum (1856). — Sir John Lubbock (1834–1913), englischer Bankier und Naturforscher, Freund und Korrespondent von Anton Dohrns Vater. — George James Allman (1812–1898), Professor für Naturgeschichte in Edinburgh und Präsident der Linnean Society in London.

[24] Rudolf von (1896) Delbrück (1817–1903), Staatssekretär und Präsident des Reichskanzleramtes (bis 1. Juni 1876).

[25] Anton Dohrn, Der gegenwärtige Stand der Zoologie und die Gründung zoologischer Stationen. Preuss. Jb., 30 (1872) 137–161. Italienische Übersetzung in Nuova Antologia, Januar 1873, 1–24.

[26] Anton Dohrn, blaue Tinte.

[27] Wilhelm Peters (1815–1883), Professor der Medizin (1853) und der Zoologie (1858) sowie Direktor des Zoologischen Museums in Berlin. Nach fast zweijährigem Studium in Berlin (1863–65) fiel Dohrn im Juli 1865 bei Peters durch das Doktorexamen, was Peters noch Jahre später voreingenommen gegen Dohrn sein liess, als er als Vertreter der Zoologie in der Akademie der Wissenschaften um Gutachten für Dohrns Neapler Pläne gebeten wurde. — Karl Bogislaw Reichert (1811–1883), Professor der Anatomie an der Universität Berlin. — Christian Gottfried Ehrenberg (1795–1876), Biologe, Professor der Medizin an der Universität Berlin (1826), Mitglied der Akademie der Wissenschaften seit 1827.

[28] Nathanael Pringsheim (1823–1894), Pflanzenphysiologe, Professor der Botanik in Berlin (1868). — Alexander Braun (1805–1877), Professor der Botanik in Berlin (1851) und Direktor des Botanischen Gartens.

[29] Das Archäologische Institut in Rom (Istituto di corrispondenza archeologica) wurde 1829 gegründet und von der preussischen Regierung subventioniert; 1874 wurde es in ein Reichsinstitut umgewandelt und zusammen mit einem ähnlichen Institut in Athen zentral von Berlin aus verwaltet unter Mitwirkung des preussischen Ministerresidenten Christian Karl Josias von Bunsen (1791–1860)

[30] Dohrn an Delbrück, 12. Oktober 1872, Neapel (Ea 70, Entwurf) mit der Bitte um eine Reichssubvention von 1 000 Talern, auf die folgenden drei Jahre verteilt. In einem weiteren Schreiben vom 22. November (Ea 71) erwähnt Dohrn auch die Zusicherung du Bois-Reymonds, dass die Akademie ein positives Gutachten ausstellen würde, sollte Delbrück ein solches verlangen. — Dohrn an Falk, 10. Oktober 1872, Neapel, mit Anlagen über Bau- und Unterhaltskosten der Station und einer Eingabe zur Anmietung von zwei Arbeitstischen für Preussen (Ea 51/52).

[31] Hugo Eisig (1847–1920), deutscher Zoologe, Schüler von Ernst Haeckel (1869) und erster Assistent der Zoologischen Station (1872–1909). — Nikolaus (Nikolai N.) Kleinenberg (1842–1897), baltischer Zoologe, Schüler und Assistent von Ernst Haeckel (1869–71), zu dem er später in starken Gegensatz geriet; Assistent an der Zoologischen Station (1872–75), später Professor in Messina und Palermo. Kleinenberg wurde vor allem durch seine klassische Studie über Hydra (1871) bekannt — Dohrn nannte ihn daraufhin einmal „Hydriot" — ebenso wie durch seine Beiträge zur Entwicklung von mikroskopischen, Färbe- und Konservierungs-Methoden (I. Müller, 1973).

[32] Friedrich Theodor Frerichs (1819–1885), Arzt und Pathologe, Professor in Berlin (1859). — Edoardo Graf de Launay (1820–1892), italienischer Diplomat, Gesandter (1867) und Botschafter (1875–92) in Berlin.

[33] Joseph M. A. Graf Brassier de Saint-Simon Ballade (1798–1872), deutscher Diplomat, seit 1871 deutscher Gesandter in Rom.

[34] Anton Dohrn, blaue Tinte.

280

[35] Antonio Scialoja (1816–1877), italienischer Staatsmann, 1872–74 Unterrichtsminister.

[36] Quintino Sella (1827–1884), italienischer Staatsmann, Professor der Geometrie (1856) und Mineralogie (1860) in Turin; 1862, 1864–65 und 1869–73 Finanzminister; reorganisierte die Accademia Nazionale dei Lincei (Rom) als deren Präsident (1873).

[37] Giovanni Lanza (1815–1882), 1869–73 italienischer Ministerpräsident.

[38] 1873 hatten Hans von Marées (1837–1887) und Adolf von Hildebrand (1847–1921) für diesen Raum einen Freskenzyklus mit Szenen aus dem neapolitanischen Leben geschaffen, ebenso wie die beiden Büsten von Charles Darwin und Carl Ernst von Baer. Der Freskensaal hatte jedoch schon bald der Bibliothek zu dienen, während wenige Jahre später das Privathaus Anton Dohrns, die Casa Dohrn, mit Bechsteinflügel und Konzerten zum kulturellen Gegenpol der Zoologischen Station wurde — ganz wie es Dohrn in diesem Brief vorschwebt (M. Boveri, 1943).

[39] Anton Dohrn, blaue Tinte.

[40] König Johann von Sachsen (1801–1873), verheiratet mit Amalie Augusta von Bayern (1801–1877).

[41] Alexander L. Fürst zu Lynar (1834–1886), Geschäftsträger der deutschen Botschaft in Rom.

[42] Emil du Bois-Reymond, Ueber die Grenzen des Naturerkennens. In der zweiten allgemeinen Sitzung der 45. Versammlung Deutscher Naturforscher und Aerzte am 14. August 1872 gehaltener Vortrag. Leipzig, Veit, 1872. Auch in Reden I, 105–140. Dieser Vortrag wurde berühmt durch die seither viel zitierte Schlussfolgerung „Ignorabimus"; er erfuhr zahlreiche Neuauflagen und Übersetzungen (1873, serbisch; 1874 englisch und französisch). Eine erste italienische Übersetzung erschien 1883: Sopra i limiti della filosofia naturale. Giornale internazionale delle scienze mediche, Napoli, 5 (1883) 262–268; 534–538. Übersetzung aus dem Deutschen nach der 5. Auflage von Vincenzo Meyer.

[43] Anton Dohrn, blaue Tinte.

[44] = Spiegel-Galvanometer, elektr. Meßgerät.

[45] anton Dohrn, blaue Tinte.

[46] Der italienische Verdienstorden Maurizio e Lazzaro wurde 1434 als geistlicher Orden gegründet, 1868 reorganisiert und mit neuen Statuten versehen. Anton Dohrn wurde im Januar 1880 das Offizierskreuz verliehen.

[47] Augsburger Abendzeitung, eine der ältesten deutschen Zeitungen (gegr. 1826), deutschnational ausgerichtet.

[48] David Friedrich Strauss, Der alte und der neue Glaube. Bonn, 1872. Der Theologe und Philosoph David Friedrich Strauss (1809–1874) hatte bereits in seinem ersten grösseren Werk Das Leben Jesu, kritisch betrachtet (2 Bände, 1835–36) versucht, zwischen den historischen Tatsachen und den mythischen Berichten des Neuen Testamentes zu unterscheiden, und damit eine starke kritische Bewegung eingeleitet. In seinem letzten Werk Der alte und der neue Glaube, das zahlreiche Neuauflagen erfuhr (11 in 9 Jahren), stellte er der christlichen eine evolutionistische Weltanschauung entgegen. (Vgl. auch Anm. 90).

[49] George Bancroft (1800–1891), amerikanischer Historiker und Diplomat, Gesandter der Vereinigten Staaten in Berlin (1867–74).

[50] James Dwight Dana (1813–1895), amerikanischer Geologe, Mineraloge und Zoologe. Alexander Agassiz hatte Dana gebeten, der Neapler Bibliothek seine Werke zu schenken (Agassiz an Dohrn, 3. Juli 1872, Ba 653). Dana sandte daraufhin im Oktober 1872 sein Werk Corals and Coral Islands. New York,

1872. — Der amerikanische Biologe, Geologe und Ozeanograph Alexander Agassiz (1835–1910) zeigte ebenso wie sein Vater Louis (Anm. 14) ein lebhaftes Interesse an der Gründung der Zoologischen Station. Von 1893 bis 1896 mietete er einen Tisch in Neapel, den sogenannten "Harvard-" oder "Agassiz-Table", für den er grösstenteils aus seiner eigenen Tasche bezahlte. Warum Agassiz' Haltung sich kurz darauf plötzlich änderte und er unter der Hand aktiv eine amerikanische Beteiligung in Neapel zu hintertreiben suchte, lässt sich noch immer nicht ausreichend erklären.

[51] In einem Brief vom 12. Juli 1872 aus Newport verspricht Agassiz, der Bibliothek alle ihm zugänglichen Bücher "bearing upon the subject of the sea" zu schicken; er berät Dohrn ferner, an welche amerikanischen Gesellschaften er sich mit der Bitte um deren Publikationen wenden könnte, und fährt dann fort: "I doubt very much if we are ready as yet to start such Stations as yours except in connection with some of our Universities. I am partially engaged here to see what can be done at Newport in this line. If I find it a sufficiently good collecting and working place it may be possible to organize a large Aquarium which will be patronized by the fashionable people who crowd this place every summer sufficiently to pay the expenses of a Building to accomodate [sic!] a few students who are interested in Zoology every summer and extend invitations to working Zoologists to avail themselves of the advantages offered by the place on condition of allowing the Students to see them work and profit by their example." (A. Agassiz an Dohrn, 12. Juli 1872, Ba 654).

[52] Anton Dohrn, blaue Tinte.

[53] Anton Dohrn, blaue Tinte. Das Vorhandensein dieses Briefes in Dohrns Akten lässt vermuten, dass Bancroft die Zoologische Station letzten Endes doch nicht besucht hat.

[54] Geheimrath Wilckens hatte u. a. auch mit einem Darlehen von 500 Talern zur Deckung der Baukosten der Station beigetragen.

[55] Italienische Zeitschrift für Literatur, Wissenschaft und Kunst, erschien seit 1866 in Rom.

[56] Anton Dohrn, blaue Tinte. Eine Abschrift dieses Briefes findet sich in: Dohrn, Memoiren, 82–83.

[57] Laut Dohrns Postbuch abgesandt am 11. Dezember, nicht erhalten.

[58] Dohrn erhielt diesen Brief am 23. Dezember, seine Reaktion war prompt: nur zwei Tage später klopfte er bereits an du Bois-Reymonds' Tür, sehr zu dessen Überraschung. In den folgenden drei Wochen besuchte Dohrn all seine offenen und vermuteten Gegner — vor allem Peters (vgl. Anm. 27); es gelang ihm auf diese Weise, die Mitglieder der Akademie und die Vertreter der Behörden von der Ernsthaftigkeit, der Bedeutung und der Selbstlosigkeit seines Neapler Unternehmens zu überzeugen.

[59] August Schenk (1815–1891), seit 1868 Professor der Botanik in Leipzig. — Carl Ludwig (1816–1895), seit 1865 Professor der Physiologie in Leipzig, das durch Ludwigs Institut zu einer bedeutenden und einflussreichen internationalen Forschungs- und Ausbildungsstätte für Physiologen wurde. Ludwig gehörte zu den engsten Freunden von du Bois-Reymond (s. auch Anm. 75).

[60] Karl Friedrich Wilhelm von Gerber (1823–1891), Professor der Rechte in Leipzig, seit 1871 sächsischer Kultus- und Unterrichtsminister in Dresden.

[61] C. T. von Siebold (Anm. 19). — Carl Wilhelm von Naegeli (1817–1891), seit 1857 Professor der Botanik und Direktor des Botanischen Gartens in München. — Theodor Ludwig Wilhelm von Bischoff (1807–1882), seit 1854 Professor der Anatomie und Physiologie an der Universität München. — Karl Alfred von Zittel (1839–1904), seit 1866 Professor der Paläontologie in Mün-

chen. — Justus von Liebig (1803–1873), Professor für chemische Physiologie in München seit 1852.

62 Moritz (Maurice) Schiff (1823–1896), seit 1863 Professor der Physiologie in Florenz. Schiff ging nicht nach Rom, stattdessen gründete er in Florenz ein physiologisches Institut und folgte 1876 einem Ruf nach Genf.

63 George Pouchain, Cabinettschef des italienischen Unterrichtsministers. — Justus Olshausen (1800–1882), Professor für Orientalistik in Kiel und Königsberg, 1858–74 vortragender Rat im preussischen Kultusministerium.

64 Seit seiner Entdeckung durch Oronzio-Gabriele Costa 1834 in Neapel war der kleine Lanzettfisch Amphioxus lanceolatus bzw. Branchiostoma von besonderem Interesse für Zoologen — unter ihnen auch Johannes Müller (s. Anm. 11 u. 373). Auf Grund seiner einfachen morphologischen Struktur gilt Amphioxus als das einfachste bzw. eine Urform der Wirbeltiere.

65 Zusätze von Anton Dohrn, blaue Tinte.

66 Der erste Vertrag zwischen Anton Dohrn und der Stadt Neapel, der erst am 12. Dezember 1875 unterzeichnet wurde, setzte in § 12 fest, dass das Grundstück und das Gebäude nach Ablauf von 30 Jahren in den Besitz der Stadt übergehen sollte. Falls Dohrn vorher stürbe, sollte eine von ihm ernannte deutsche oder italienische Universität bis zum Ablauf der Frist seine Nachfolge antreten. Die Vertragsdauer wurde später auf 90 Jahre verlängert (Partsch, 1980, 31–36).

67 Anton Dohrn, blaue Tinte.

68 Henry Thomas Buckle (1822–1862), englischer Kulturhistoriker, dessen Hauptwerk History of Civilization in England (1857–61) im In- und Ausland viel gelesen und wegen seiner materialistischen und rein kausalen Betrachtungsweise heftig diskutiert wurde.

69 Emil du Bois-Reymond, Ueber facettenförmige Endigung der Muskelbündel. Mber. preuss. Ak. Wiss., (1872) 791–814; auch in Abhandlungen II, 40–60. — Ders., Rede zur Feier des Leibnizschen Jahrestages in der öffentlichen Sitzung der Königlichen Akademie der Wissenschaften am 4. Juli 1872. Berlin, G. Vogt, 1872; auch in Reden II, 349–358 (Ueber Geschichte der Wissenschaft).

70 Anton Dohrn, Die Bibliothek der Zoologischen Station zu Neapel. Verzeichniss der daselbst bis zum Ende des Jahres 1873 vorhandenen Bücher. Leipzig; W. Engelmann, 1874. 91 S. Das Heft kam als Beilage zur Zeitschrift für wissenschaftliche Zoologie zur Verteilung.

71 Anton Dohrn, blaue Tinte.

72 Anton Dohrn, blaue Tinte.

73 Dohrn hatte der Bibliothek der Zoologischen Station bereits seine eigenen Exemplare der Arbeiten Müllers über Myxinoiden und Echinodermen geschenkt (Dohrn, 1874, 49–51). Die Bibliothek erhielt die Monatsberichte der Akademie (ab 1881 Sitzungsberichte) regelmässig ab 1874.

74 Gerber an Dohrn, 2. Mai 1873, Dresden (Ea 61). Dank der wiederholten Bemühungen von Dohrn und seinen Freunden mietete das Königliche Ministerium aus Mitteln der König Johann Stiftung im März 1875 dann doch einen Arbeitstisch, der bis auf eine kurze Unterbrechung (1884–85) bis zum ersten Weltkrieg bestand.

75 Während eines Besuches im Januar 1873 in Leipzig hatte Dohrn von Rudolf Leuckart erfahren, dass Ludwig sich geweigert habe, ein von Kollegen der Leipziger Universität verfasstes Schriftstück zu Gunsten eines sächsischen Tisches in Neapel mit zu unterzeichnen. Ludwig hielt die Tischmiete für zu hoch für ein kleines Land wie Sachsen, zumal Preussen nur doppelt soviel zu zahlen habe, und meinte, selbst wenn er mehr über die Zoologische Sta-

tion wüsste, ein fachgerechtes Urteil in zoologischen Dingen doch ablehnen zu müssen. In seinen Memoiren fasst Dohrn Ludwigs Brief an Leuckart vom 8. Dezember zusammen; die von ihm erwähnte, in seinem Archiv befindliche Abschrift ist nicht erhalten (Dohrn, Memoiren, 89). Ludwig änderte seine skeptische Haltung jedoch, nachdem er die ersten wissenschaftlichen Resultate der Station gesehen hatte. So konnte Dohrn im Oktober 1875 Hugo Eisig berichten: „Und nun knöpfen Sie die Ohren auf! Ludwig schwärmt für die Station! Er sieht in ihr einen Wendepunkt der Zoologie." (Ba 3809).

[76] Stiftung Preussischer Kulturbesitz (Sammlung Darmstädter), Berlin, Lc 1870 (11) Dohrn, Bl. 1–4: §§ I–XXI des Vertrages zwischen der Stadt Neapel und Anton Dohrn. Handschriftlich von Hugo Eisig mit einigen Korrekturen, Streichungen und Kommentaren von Anton Dohrn. Entwurf. Der endgültige Vertrag vom 20. Dezember 1875 enthielt nur 19 §§; §§ 3, 4 entfielen, wie bereits von Dohrn auf dem Entwurf angegeben. Diskussion in Partsch, 1980, 31–33.

[77] Robert von Keudell (1824–1903), Diplomat, Freund und Vertrauter Bismarcks, der ihn 1863 in das Auswärtige Amt berief. Als Botschafter in Rom (1873–87) setzte Keudell sich in Berliner Regierungskreisen sehr für die Interessen der Zoologischen Station ein (s. Anm. 187). Keudell und Dohrn mit ihren Familien wurden enge Freunde.

[78] Otto Fürst von Bismarck (1815–1898), Staatsmann und Reichskanzler. Dohrn bewunderte Zeit seines Lebens Bismarcks Persönlichkeit und diplomatisches Geschick und bedauerte stets, dass es nie zu einer persönlichen Begegnung kam.

[79] Von diesen Plänen wurde nur der kleine Dampfer zur Beschaffung täglich frischen Tiermaterials aus dem Golf verwirklicht (s. Anm. 97), während die kleine Station in Messina in Verbindung mit einer Ausbildungsstätte unter der Leitung von N. Kleinenberg (Anm. 31) nicht über das Planungsstadium hinauskam (1880).

[80] Louis Agassiz an Dohrn, 10. Juni 1873, Cambridge, Mass., (Ba 658). Dohrn nahm einen Teil dieses Briefes in den Anhang zu seinen Memoiren auf (Dohrn, Memoiren, "95 u. 97"). Teile des Briefes, in englischer Übersetzung, sind abgedruckt in Report, 1873, 410. John Anderson, ein reicher New Yorker Tabak-Fabrikant, hatte Agassiz die kleine Penikese Insel in der Buzzard's Bay, Cape Cod, Mass., geschenkt, zusammen mit 50 000 $ für eine kleine Sommer-Station für Unterricht und Forschung. Die Anderson School of Natural History öffnete im Sommer 1873, wurde im Sommer 1874 unter der Leitung von Alexander Agassiz fortgesetzt, musste jedoch im darauffolgenden Jahr kurz vor Beginn des dritten Kurses geschlossen werden. Die Idee einer nicht permanenten Station am Meer, die Lehre und Forschung miteinander verband, blieb jedoch bestehen und führte zur Gründung ähnlicher Institutionen wie z. B. des Marine Biological Laboratory in Woods Hole, Massachusetts, das 1888 von Charles Otis Whitman (1842–1910) gegründet wurde, einem der Teilnehmer in Penikese und zugleich dem ersten amerikanischen Gastforscher in Neapel (1881–82).

[81] Graf Dimitrij Andrewitsch Tolstoy (1823–1889), 1866–80 russischer Unterrichtsminister. Russland mietete im April 1874 einen ersten und im Januar 1875 einen weiteren Tisch in Neapel.

[82] Aufforderung. (Privatim). 2 S., o. O. (Okt./Nov. 1874), unterzeichnet von E. du Bois-Reymond, Rudolf Leuckart, Carl Theodor von Siebold und Rudolf Virchow. Der Pathologe und Politiker R. Virchow (1821–1902) war Anton Dohrns Lehrer in Berlin gewesen und gehörte später mit zu den einflussreichen Förderern der Zoologischen Station. Ein Entwurf, der auch die Namen

von Haeckel, Gegenbaur und Helmholtz enthält (Juni 1874), sowie eine Abschrift von Anton Dohrn, unterzeichnet von Siebold und Leuckart, werden im Dohrn-Archiv aufbewahrt (<u>Eb 3a</u>, <u>Eb 3a1</u>). Diese Subskriptionssammlung, die aus verschiedenen Gründen erst einige Jahre später ausgeführt wurde, sollte die zur Einrichtung der Laboratorien notwendigen Mittel beschaffen, ähnlich wie die Subskriptionssammlung englischer Wissenschaftler vom April 1874, die, angeführt von Darwin, in wenigen Monaten das gesetzte Ziel von 1 000 £ erreicht hatte.

[83] Am 4. Juni 1874 hatte Anton Dohrn in Warschau die aus polnisch-russisch-deutscher Familie stammende Maria de Baranowska (1856–1918) geheiratet. Ihr Vater Georg Ivanovich (1821–1914), Gouverneur zweier russischer Provinzen, hatte 1861 den Staatsdienst aus politischen Gründen verlassen. Dohrn hatte die Familie Baranowski 1868 in Messina kennengelernt, wo er den Winter zu meeresbiologischen Studien verbrachte.

[84] Julius Wilhelm Ewald (1811–1891), Professor der Paläontologie in Berlin und Mitglied der Akademie der Wissenschaften seit 1855.

[85] Am 25. September (1874) hatte Dohrn auf der 47. Versammlung Deutscher Naturforscher und Ärzte in Breslau einen Vortrag über die Zoologische Station gehalten (Dohrn an Marie Dohrn, 24.–25. September 1874, Breslau, <u>Bd 0178</u>).

[86] Isidor Steiner (1849–1914) arbeitete vom 8. August bis zum 7. Oktober 1874 in Neapel und später noch wiederholt in den Jahren 1886, 1887, 1889 und 1891. Die Ergebnisse seines ersten Aufenthaltes veröffentlichte Steiner in: Ueber die Immunität der Zitterrochen (Torpedo) gegen ihren eigenen Schlag. <u>Arch. Anat. Physiol.</u>, (1874) 684–700.

[87] Siehe Anm. 82.

[88] E. du Bois-Reymond, La Mettrie. In der Friedrichs-Sitzung der Akademie der Wissenschaften am 28. Januar 1875 gehaltene Rede. <u>Mber. preuss. Ak. Wiss.</u>, (1875) 85–112; auch in <u>Reden</u> I, 178–210.

[89] Gemeint ist Ernst Haeckel. Im Vorwort zu seinem Buch <u>Anthropogenie oder Entwickelungsgeschichte des Menschen</u> (Leipzig, 1874; wiederabgedruckt in der 3. Auflage, Leipzig, 1877, XII–XVIII) hatte Haeckel behauptet, dass du Bois-Reymond mit seinem „Ignorabimus" (Anm. 42) den Fortschritt der Wissenschaft hindere und einschränke und sich damit mit denen auf eine Linie stelle, die sich der Freiheit des Wissens und der Erkenntnis widersetzen. In <u>La Mettrie</u> (Anm. 88, <u>Reden</u> I, 198) fertigt du Bois-Reymond Haeckel daraufhin mit den folgenden Worten ab: „Vollends Hr. Haeckel, für dessen jugendlich kühne Phantasie ja auch die Schöpfungsgeschichte kaum mehr ein Räthsel hat, kann nach einer neueren Aeusserung, da La Mettrie Grenzen unseres Wissens anerkennt, folgerichtig in ihm, wie in mir, nur einen Finsterling und verkappten Jesuiten sehen."

[90] Siehe Anm. 48. In seinem Buch "Der alte und der neue Glaube" hatte Strauss Dichtung und Musik als Ersatzmittel für die Kirche empfohlen (3. Aufl., Leipzig, 1872, 299–302), was du Bois-Reymond als völlig unzureichend angesichts menschlichen Leidens abtat (<u>La Mettrie</u>, Anm. 88, <u>Reden</u> I, 201).

[91] Ludwig van Beethoven, Heiliger Dankgesang eines Genesenen an die Gottheit, a-Moll, op. 132, 3. Satz.

[92] Am 11. April 1875, über ein Jahr nach der Eröffnung der Zoologischen Station, fand eine offizielle Feier in Gegenwart von italienischen und deutschen Regierungsvertretern statt (Anon., 1875; Eisig, 1875).

[93] Kronprinz Friedrich Wilhelm von Preussen (1831–1888), der spätere Kaiser Friedrich III., besuchte die Station überraschend im April 1875.

94 Corona d'Italia, Orden der italienischen Krone. Das Offizierskreuz wurde Anton Dohrn am 7. Juni 1875 offiziell verliehen (Orden und Urkunde im Dohrn-Archiv).

95 Ernst Curtius (1814–1896), Geschichts- und Altertumsforscher, ab 1865 Professor in Berlin, ständiger Sekretär der historisch-philosophischen Klasse der Akademie der Wissenschaften.

96 H. E. [= Hugo Eisig], Die Einweihung der Zoologischen Station in Neapel. <u>Preuss. Jb.</u>, 35 (1875) 542–556; Anton Dohrns Rede: S. 546–555.

97 Während eines Besuches von Dohrn im Juli 1875 in Berlin hatte Hermann Helmholtz Dohrn vorgeschlagen, die Akademie der Wissenschaften solle die Mittel zum Erwerb eines dringend benötigten Dampfers für die Zoologische Station bewilligen (Heuss, 1962, 205–207). Dohrns Antrag vom Oktober 1875 wurde zunächst abgelehnt (8. November). Wie Dohrn später erfuhr (Dohrn an Eisig, 5. August 1876, <u>Ba 1126</u>), war es vor allem Theodor Mommsen (Anm. 151, 179), der den Einwand erhoben hatte, die Gewährung entsprechender Mittel käme praktisch einem ausländischen Staat zu Gute, da die Station in absehbarer Zeit — nach 30 Jahren — in den Besitz der Stadt Neapel überginge (Partsch, 1980, 104). Im April 1876 bewilligte die Akademie dann doch 18 000 Mark und das preussische Unterrichtsministerium weitere 6 000 Mark. Der kleine Dampfer kam im Mai 1877 in Neapel an. Dohrn taufte ihn im Andenken an den grossen Physiologen „Johannes Müller".

98 Ministerialdirektor im preussischen Unterrichtsministerium. Zwei Jahre zuvor hatte Greiff Dohrn mit den Worten empfangen „Na, das ist doch mal eine That!" und damit als einer der ersten seine vorbehaltlose Zustimmung zu Dohrns Plänen ausgedrückt (Dohrn an Marie Dohrn, 19. Oktober 1875, <u>Bd 4</u>).

99 Karl Rudolf Friedenthal (1827–1890), preussischer Staatsmann, 1874–79 Landwirtschaftsminister.

100 August Wilhelm von (1888) Hofmann (1818–1892), deutscher Chemiker, 1845–62 Direktor des Royal College of Chemistry in London, seit 1865 Professor der Chemie in Berlin und Gründer der Deutschen Chemischen Gesellschaft (1868), Mitglied der Akademie der Wissenschaften seit 1865. 1875 verlieh die Royal Society Hofmann die Copley Medaille. Dohrn hatte Huxley am 25. November aus Berlin ein Telegramm gesandt — Huxleys Antwort vom 28. November ist nicht erhalten — und dankte ihm am 20. Dezember: „Dass die Abstimmung in der Akademie <u>ein</u>stimmig zu meinen Gunsten ausgefallen ist, habe ich wahrscheinlich Ihnen zu verdanken —" (<u>Ba 348</u>, Fragment).

101 Siehe Anm. 13.

102 Anton Dohrn, blaue Tinte.

103 Werner von (1888) Siemens (1816–1892), Ingenieur und Industrieller, Mitbegründer der Berliner Firma Siemens & Halske (1847), seit 1874 Mitglied der Akademie der Wissenschaften, gemeinsamer Freund von Dohrn und du Bois-Reymond.

104 Heinrich Robert Goeppert (1838–1882), seit 1868 vortragender Rat im preussischen Unterrichtsministerium.

105 Robby Kossmann (1849–1909), Privatdozent und Professor der Zoologie und Embryologie in Heidelberg (1873–90), arbeitete an der Zoologischen Station in den Jahren 1874, 1880–81 und 1883. Nach einem Medizinstudium praktizierte Kossmann als Gynäkologe in Berlin (1894). Dohrn und Kossmann hatten sich im Sommer 1872 in Würzburg kennengelernt. Im November desselben Jahres hielt Kossmann sich kurz in Neapel auf, um dann nach

Messina weiterzufahren, wo er seine Habilitationsschrift vorbereiten wollte (Suctoria und Lepadidae. Untersuchungen über die durch Parasitismus hervorgerufenen Umbildungen in der Familie der Pedunculata. Würzburg, 1873; wieder abgedruckt in Arb. Zool.-zoot. Inst. Würzburg, 1 (1874) 179–207). In seiner Arbeit Der Ursprung der Wirbelthiere erwähnte Dohrn in einer Anmerkung (Dohrn, 1875, 86, 87) seinen Beitrag zu Kossmanns Ergebnissen. In einem offenen Brief an Carl Semper betonte Kossmann daraufhin die Originalität seiner Arbeit (Kossmann, 1875). Im Januar 1876 verfasste Dohrn eine Entgegnung (Dr. Kossmann und die Wurzelkrebse, undatierter Entwurf: A, 1876; Titel und letzte Seite der endgültigen Fassung: Fa 38), die er zwar drucken liess (vgl. Briefe XLIV, XLV; Druckfahnen mit du Bois-Reymonds Korrekturen nicht erhalten), aber du Bois-Reymonds Rat befolgend nicht veröffentlichte (Notiz an Marie Dohrn, undatiert, A, 1876). Laut Dohrn hatte er Kossmann zwei Exemplare von Anelasma squalicola überlassen, die er selbst erst nach einigen Mühen von dem schwedischen Zoologen Sven Lovén (1809–1895) erhalten hatte. Ausserdem hatte er das Rhizocephalusproblem ausgiebig mit Kossmann diskutiert. Es ging Dohrn dabei nicht so sehr um Prioritätsansprüche als vielmehr um Kossmanns Mangel an Aufrichtigkeit und Wahrheitstreue.

[106] Francis Maitland Balfour (1851–1882), englischer Embryologe an der Universität Cambridge. Balfour arbeitete dreimal in Neapel (1874, 1875, 1877) und war einer der eifrigsten Befürworter und Förderer der Zoologischen Station in England. In Erinnerung an den früh verstorbenen Freund nannte Anton Dohrn den zweiten, kleineren Stationsdampfer „Frank Balfour" (1883). Balfour wurde seiner Beiträge zur Geschichte und Embryologie der Selachier wegen bekannt, die zum grössten Teil auf Studien beruhten, die er in Neapel ausgeführt hatte.

[107] Francesco Todaro, Sopra lo sviluppo e l'anatomia delle salpe. Atti R. Accad. dei Lincei, ser. II, t. 2 (1874–75) 720–792. Der aus Messina stammende italienische Anatom Francesco Todaro (1839–1918) war seit 1871 Professor an der Universität in Rom, wo er sich vor allem auch in Regierungskreisen unermüdlich für die Zoologische Station einsetzte. Todaro arbeitete 1879 und 1885 selbst an der Station, überwiegend an Salpen.

[108] Anton Dohrn, blaue Tinte.

[109] Hermann von Helmholtz, Über die Methoden, kleinste Zeitteile zu messen und ihre Anwendung für physiologische Zwecke. Königsberger Naturwissenschaftliche Unterhaltungen, 2 (1851) 189 ff. Vortrag, gehalten am 13. Dezember 1850 vor der physikalisch-ökonomischen Gesellschaft in Königsberg. — Emil du Bois-Reymond, Ueber thierische Bewegung. Im Verein für wissenschaftliche Vorträge zu Berlin am 22. Februar 1851 gehaltene Rede. Berlin, G. Reimer, 1851; auch in Reden II, 29–54. du Bois-Reymond erwähnt dies erstaunliche Beispiel von Gleichzeitigkeit bereits in einem Brief vom 31. März an seinen Freund Carl Ludwig (Cranefield, 1982, 64).

[110] Alexander von Humboldt (1769–1859), Naturforscher. du Bois-Reymond lernte von Humboldt 1841 während seiner Studienzeit bei Johannes Müller kennen. Alexander von Humboldts grosszügige Bereitschaft zu persönlichem Einsatz in der Förderung junger Wissenschaftler erstreckte sich auch auf du Bois-Reymond ebenso wie Jahre früher (1832) auf Anton Dohrns Vater Carl August (Heuss, 1962, 28–31).

[111] Carlo Matteucci (1811–1868), italienischer Physiker, Professor in Bologna (1832), Ravenna (1838) und Pisa (1840), Direktor des italienischen Telegraphendienstes (1860) und Unterrichtsminister (1862). Matteucci erwies sich als der hartnäckigste von du Bois-Reymonds „Flöhen". 1840 hatte Matteuc-

ci einen Essai sur les phénomènes électriques des animaux (Paris, 1840) veröffentlicht. Alexander von Humboldt, der selbst an diesem Thema interessiert war — 1797 hatte er in 2 Bänden Versuche über die gereizte Muskel- und Nervenfaser veröffentlicht —, machte Johannes Müller auf dieses Werk aufmerksam, der seinerseits seinen Schüler du Bois-Reymond damit beauftragte, Matteuccis Experimente zu überprüfen (Ruff, 1981, 19; Risse, 1973, 220–221). Dies sollte der Beginn von du Bois-Reymonds Lebenswerk werden. Er veröffentlichte seine ersten Ergebnisse und seine scharfe und teilweise übertriebene Kritik an Matteucci unter dem Titel „Vorläufiger Abriss einer Untersuchung über den sogenannten Froschstrom und über die electromotorischen Fische." Annln. Phys., 58 (1843) 1–30.

[112] Ludimar Hermann (1838–1914), Schüler von du Bois-Reymond, Professor der Physiologie in Zürich (1868) und Königsberg (1884). Der lebenslange Konflikt zwischen Hermann und du Bois-Reymond begann 1867/68, als Hermann die „Molekulartheorie" du Bois-Reymonds überprüfte und kritisierte. Hermann durfte daraufhin seine Experimente nicht länger in du Bois-Reymonds Institut ausführen; er richtete sich im Haus seiner Eltern ein eigenes Labor ein (1868) (vgl. Cranefield, 1982, 105, 156–157 Anm. 225; Risse, 1973, 222, 228–229). du Bois-Reymond veröffentlichte zwei wesentliche Entgegnungen auf Hermanns Ergebnisse, 1867: „Widerlegung der von Ludimar Hermann kürzlich veröffentlichten Theorie der elektromotorischen Erscheinungen in Muskeln und Nerven". Mber. preuss. Ak. Wiss., (1867) 597–646; wiederabgedruckt in Abhandlungen II, 319–360; und im Jahre 1876: „Ueber die negative Schwankung des Muskelstromes bei der Zusammenziehung. 3. Abt. Ueber die Rolle der parelektronischen Strecke bei der negativen Schwankung, die beiden Arten der Nachwirkung, und die Entstehung der Parelektronomie. Widerlegung der Hermann'schen Theorie der negativen Schwankung." Arch. Anat. Physiol., (1876) 123–166; 342–381; wiederabgedruckt in Abhandlungen II, 532–598.

[113] Julius Ludwig Budge (1811–1888), Professor der Physiologie in Greifswald (1856). du Bois-Reymond erörtert und kritisiert Budge ausführlich in: „Ueber das Gesetz des Muskelstromes, mit besonderer Berücksichtigung des M. gastroknemius vom Frosch". Arch. Anat. Physiol., (1863) 521–709; auch in Abhandlungen II, 63–182. — Georg Carl Friedrich Meissner (1829–1905), Professor der Physiologie in Göttingen (1860). Als Reaktion auf die scharfen Angriffe seiner Kollegen veröffentlichte Meissner nach 1872 nichts mehr von seinen Ergebnissen. du Bois-Reymond erörtert und kritisiert Meissner vor allem in: „Ueber die negative Schwankung des Muskelstromes bei der Zusammenziehung" (Abt. 1). Arch. Anat. Physiol., (1873) 517–620. (Cranefield, 1982, 105, 157 Anm. 226). — William Alfred Grünhagen (1842–1912), Physiologe, a. o. Professor in Königsberg (1872). In dem Vorwort zu seinen Gesammelten Abhandlungen (Bd. I, S. VII) schreibt du Bois-Reymond: „Mein ganzes wissenschaftliches Ansehen war wie auf eine Karte gestellt, ja ein Knabe, der meine Thatsachen nicht achtete, weil er selber keine fand, und der sich einbildete, den für ihn doch etwas zu festen Bau meiner Hypothesen umgeworfen zu haben, durfte fragen, was nach seinen Thaten denn von mir noch übrig bleibe?" In einem Brief an Carl Ludwig vom 30. November 1875 erläutert du Bois-Reymond, dass mit dem „Knaben" Grünhagen gemeint sei (Cranefield, 1982, 115).

[114] Obwohl nicht durch einen Buchstaben von Dohrn gekennzeichnet, handelt es sich hier um den unter „r" von Dohrn in seiner Liste ausgewählter Briefe (vgl. S. XCII) aufgeführten Brief.

[115] Dominique François Arago (1786–1853), französischer Physiker und Astronom, Professor an der Ecole polytechnique (1809) und Direktor des Observatoriums (1830) in Paris; enger Freund von du Bois-Reymond.

[116] Anton Dohrn, blaue Tinte.

[117] Zusatz von Anton Dohrn, blaue Tinte.

[118] Jeannette geb. Claude (1833–1910), eine entfernte Verwandte von E. du Bois-Reymond, war in Chile geboren und in England aufgewachsen; die Heirat fand 1853 statt.

[119] Justus Roth (1818–1892), Professor der Geologie und Mineralogie in Berlin (1867). Seine Tochter Elisabeth (1854–1939) heiratete später den deutschen Zoologen Wilhelm Giesbrecht (1854–1913), seit 1882 Assistent an der Zoologischen Station.

[120] Victor Hensen (1835–1924), Professor der Physiologie in Kiel (1871–1911), Begründer der quantitativen Meeresbiologie; prägte den Begriff „Plankton". Nach einem ungefähr siebenwöchigen Aufenthalt an der Zoologischen Station (März/April 1876) veröffentlichte Hensen einen Bericht über seine persönlichen Erfahrungen und Eindrücke von der Station und konnte damit Klagen und Anklagen entgegentreten und zurückweisen (Hensen, 1876). — Wilhelm His (1831–1904), Professor der Anatomie an der Universität Leipzig, arbeitete als Gastforscher in den Jahren 1876, 1877, 1886, 1891, 1894 und 1897 in Neapel. Als im April 1897 das 25-jährige Jubiläum der Gründung der Zoologischen Station gefeiert wurde, überreichte His als einer der ältesten Gastforscher eine von ihm vorbereitete Grussadresse an Anton Dohrn, die von nahezu 2000 Wissenschaftlern und Freunden aus aller Welt unterzeichnet war (Dohrn, 1897, 11–17).

[121] Karl Edler von Stremayr (1823–1904), seit 1870 österreichischer Unterrichtsminister. Als im Frühjahr 1873 der Zoologe Carl Claus (1835–1899) auf dem Wege nach Messina die noch unvollendete Zoologische Station besuchte, schlug er Dohrn vor, das Österreich zwei Tische mieten sollte, die auf Tauschbasis fortgesetzt würden, sobald die kleine Station in Triest eröffnet würde, die Claus zur Bedingung für seine Annahme des Lehrstuhls für Zoologie in Wien gemacht hatte. In der Hoffnung, dass dies nicht so bald der Fall sein würde, willigte Dohrn in einen bezahlten Tisch, der 1874 und 1875 gemietet wurde, sowie in einen zweiten, zukünftigen Tausch-Tisch ab. Als bereits 1876 die Station in Triest eröffnet wurde, — Claus hatte einfach ein kleines Gebäude gemietet und einen Verwalter eingestellt —, zog Dohrn es vor, den Vertrag ganz zu kündigen. Trotz Claus' Intrigen wurden im Jahr 1888 dann doch wieder 2 Tische für Österreich gemietet dank der Initiative einer Gruppe von Professoren anderer österreichischer Universitäten (Dohrn, Memoiren, 96–98; Dohrn an Carl Rabl, 4. März 1886, Ca IV, 4, 5; Dohrn an Marie Dohrn, 23. Oktober 1875, Bd. 5).

[122] Im September 1875 kam der deutsche Zoologe Ernst Calberla (1847–1878), zu jener Zeit Assistent am physiologischen Institut in Heidelberg, als Gastforscher für drei Wochen auf den sächsischen Tisch nach Neapel. Calberla war ausserdem von dem sächsischen Ministerium um einen Bericht über die Zoologische Station gebeten worden — eine Tatsache, die er Dohrn verschwieg. Aus Mangel an notwendigen Informationen musste sein Bericht daher falsch und ungeschickt klingen, sehr zum Schaden der Station (Dohrn, Memoiren, 130).

[123] Karl Friedrich Alexander von Preussen (1801–1883), dritter Sohn von Friedrich Wilhelm III, verheiratet mit Marie von Sachsen-Weimar (1808–1877).

[124] Anton Dohrn, Erster Jahresbericht der Zoologischen Station in Neapel. Leipzig, W. Engelmann, 1876. 92 S.

125 William (später Sir) Siemens (1823–1883), Bruder von Werner von Siemens und Leiter des englischen Zweiges der Firma Siemens & Halske.

126 Daniel Christian Friedrich Krüger (1819–1896), Bundesratsbevollmächtigter für Lübeck, Bremen und Hamburg.

127 Helmuth Graf von Moltke (1800–1891), preussischer Feldmarschall (1871) und Mitglied des Reichstages.

128 Johannes Reinke (1849–1931), Professor der Botanik in Göttingen (1873) und Kiel, arbeitete 1875 als erster Botaniker an der Zoologischen Station. Reinke veröffentlichte seine Neapler Ergebnisse in: „Ueber das Wachsthum und die Fortpflanzung von Zanardinia collaris, Crouan (Z. prototypus, Nardo)." Mber. preuss. Ak. Wiss., (1876) 565–578.

129 Ferdinand Freiligrath (1810–1876), bekannter und erfolgreicher deutscher Lyriker; bereits seine erste Gedichtsammlung (1838) erfuhr zahlreiche Neuauflagen (20. Aufl. 1860; 43. Aufl. 1883); lebte wegen seiner patriotischen und revolutionären Gedichte zeitweise im Exil; bekannt auch durch die Wahl exotischer Themen und Schauplätze.

130 Im Anschluss an eine Ausbildung als Apotheker studierte Paul Mayer (1848–1923) bei Ernst Haeckel in Jena Zoologie (1874). 1875 kam Mayer als Gastforscher nach Neapel und wurde 1878 als Assistent angestellt. Bis zu seiner Pensionierung 1913 war Mayer verantwortlicher Redakteur der drei Publikationsreihen der Zoologischen Station und leistete ausserdem wesentliche Beiträge zur Mikroskopie und zu Schneide-, Färbe- und Fixierungs-Techniken (Ankel, 1963).

131 Anton Dohrn, blaue Tinte.

132 Bathybius haeckelii — eine von Thomas Henry Huxley 1868 in conservierten Tiefseeschlammproben entdeckte Substanz ohne Zellkern und ohne Membran, in der er eine neue Form der von Haeckel beschriebenen Moneren, der einfachsten Organismen, sah. Anfang 1876 veröffentlichten John Young Buchanan (1844–1925) und John Murray (1841–1914) die Ergebnisse ihrer Beobachtungen während der Challenger-Expedition (1875), in denen sie nachwiesen, dass Bathybius haeckelii eine anorganische Substanz ist (Kalziumsulfat), die sich bildet, wenn Seewasser enthaltende Proben mit einem Überschuss an Alkohol vermischt werden (Rehbock, 1975, besonders S. 528–529).

133 Otto Beer (1824–1891), deutscher Honorarkonsul in Neapel. Beer verwaltete die Finanzen der Zoologischen Station und unterzeichnete ab 1879 auch die jährlichen Tätigkeitsberichte an das deutsche Reich.

134 Ernst Haeckel, Die Perigenesis der Plastidule oder die Wellenerzeugung der Lebensteilchen. Berlin, 1876, S. 27.

135 Gustav Wendt (1827–1912), Gymnasialdirektor in Karlsruhe, verheiratet mit Anton Dohrns Schwester Anna (1831–1892).

136 Entwürfe oder endgültiger Vertrag nicht im Dohrn-Archiv erhalten. Die erwähnte Klausel bezog sich auf die begrenzte Gültigkeit (30 Jahre) des Vertrages zwischen Dohrn und der Stadt Neapel (siehe Anm. 66).

137 Baron Giovanni Nicotera (1828–1894), italienischer Staatsmann, von März 1876 bis Dezember 1877 Innenminister.

138 Dohrn hatte wohl die Druckfahne, noch ohne Unterzeichner, einer Subskriptionsaufforderung von 50 000 Mark geschickt, die zur Deckung von Schulden dienen sollte. Die endgültige Fassung wurde wiederum von E. du Bois-Reymond, R. Leuckart, C. Th. von Siebold und R. Virchow unterzeichnet: Aufforderung. (1876), o. O., 2 S. Im Dohrn-Archiv befinden sich 2 undatierte Entwürfe (Ea 4a/4b), noch ohne Unterzeichner und ohne Angabe

der Bank, die die Beiträge entgegennehmen sollte. H. Delbrück (Anm. 144) akzeptiert erst am 16. Oktober 1876.

139 E. du Bois-Reymond, Die Akademie der Wissenschaften Hrn. Heinrich Wilhelm Dove am 4. März 1876. Mber. preuss. Ak. Wiss., (1876) 190–194; auch in Reden II, 546–549. — Ders., Ueber die negative Schwankung des Muskelstromes bei der Zusammenziehung. 3. Abt. Arch. Anat. Physiol., (1876) 123–166; 342–381; auch in Abhandlungen II, 402–598 (Abt. 1–3).

140 Benno Gabriel (gest. 1881), Zoologe, Privatdozent in Breslau, arbeitete von März bis Juli 1877 in Neapel.

141 Freiherr von Normann, Kammerherr des Kronprinzen Friedrich Wilhelm von Preussen.

142 Wilhelm Löwe-Calbe (1814–1886), Arzt und Politiker, Mitglied des Reichstages (liberal). — Eduard Lasker (1829–1884), Rechtsanwalt, seit 1867 Mitglied des Reichstages, Mitbegründer und Führer der national-liberalen Partei.

143 Karl von (1882) Hofmann (1827–1910), seit 1876 Präsident des Reichskanzleramtes als Nachfolger von Rudolf von Delbrück (Anm. 24).

144 Heinrich Delbrück, Bankier (Delbrück, Leo & Co., Berlin), Vetter von Rudolf von Delbrück (Anm. 24).

145 Anton Dohrn, blaue Tinte.

146 Dohrn an den Präsidenten des Reichskanzleramtes Hofmann, 12. Oktober 1876, Berlin, 7 S. (Litograph: Eb 2). Nach einer ausführlichen Beschreibung des Erreichten und der Gründe für die noch nicht erfolgte Deckung noch ausstehender Verpflichtungen, stellt Dohrn den Antrag, dass die Deutsche Regierung (1.) die zehn, von den einzelnen deutschen Staaten gemieteten Tische auf das Reich übernimmt; (2.) 6 000 Mark als Reisefond zur Verfügung stellt sowie (3.) 3 000 Mark für Gehälter und Geräte. Diese Forderungen wurden abgelehnt, auch hier wieder wegen der 30-Jahr-Klausel (Partsch, 1980, 105).

147 Carl Chun (1852–1914), Zoologe, später Professor in Königsberg, Breslau und Leipzig (1898). Chun arbeitete des öfteren in Neapel. Die Ergebnisse seines ersten Aufenthaltes führten zu mehreren Veröffentlichungen und vor allem zu der grossen Monographie Die Ctenophoren des Golfes von Neapel und der angrenzenden Meeres-Abschnitte. Leipzig, W. Engelmann, 1880 (Fauna & Flora, 1).

148 Die Monographienreihe Fauna und Flora des Golfes von Neapel und der angrenzenden Meeres-Abschnitte wurde zunächst auf Subscription verkauft. Vor allem die schönen und perfekten Tafeln sollten auch das breite Publikum ansprechen. Vollständige Liste in: Groeben, Müller, 1975, 64–68. Band 40 ist 1982 erschienen: L. Schmekel, A. Portmann, Opisthobranchia des Mittelmeeres. Berlin, Heidelberg, Springer, 1982 (Fauna & Flora, 40).

149 Die Verlängerung der Landkonzession von 30 auf 90 Jahre wurde im August 1877 genehmigt, jedoch erst 1885 vertraglich festgelegt.

150 Anton Dohrn, blaue Tinte.

151 Theodor Mommsen (1817–1903), Historiker, seit 1858 Professor in Berlin (vgl. auch Anm. 97, 179).

152 Paul Falkenberg (1848–1925), Professor der Botanik in Göttingen und Rostock (1887), Assistent der Botanik an der Zoologischen Station 1877–78.

153 Johann Wilhelm Spengel (1852–1921), Professor der Zoologie in Göttingen und Giessen, Assistent an der Zoologischen Station 1877–78.

154 Rudolf von Bennigsen (1824–1902), Politiker, Führer der national-liberalen Partei.

155 du Bois-Reymond, schwarze Tinte.

[156] Catharina Dohrn (1876–1877), zweites Kind von Anton und Marie Dohrn.

[157] Anton Dohrn, blaue Tinte.

[158] Carl Sachs (1853–1878). Nach seiner Rückkehr aus Venezuela wurde Sachs Assistent der mikroskopisch-biologischen Abteilung in du Bois-Reymonds physiologischem Institut. Die Ergebnisse seiner Reise wurden von du Bois-Reymond posthum veröffentlicht: Carl Sachs, Untersuchungen am Zitteraal Gymnotus electricus. Nach seinem Tode bearbeitet von Emil du Bois-Reymond, mit zwei Abhandlungen von Gustav Fritsch. Leipzig, Veit, 1881. 446 S.

[159] Anton Dohrn, blaue Tinte.

[160] Otto Hermes (1838–1910), Chemiker und Politiker, seit 1871 neben Alfred Brehm (1829–1884) Direktor des Berliner Aquariums, wo er u. a. für die Herstellung des künstlichen Seewassers verantwortlich war.

[161] Alfred Brehm (1829–1884), Naturforscher und Zoologe, erster Direktor des Zoologischen Gartens in Hamburg (1863–66), wo er auch Anton Dohrn kennenlernte, und Direktor des neugegründeten (1869) Berliner Aquariums (1867–74), Verfasser des populären und einflussreichen Werkes „Brehms Tierleben" (2. Aufl. 1876–79, 10 Bände).

[162] Henri de Lacaze-Duthiers (1821–1901), französischer Zoologe, Professor an der Sorbonne und Mitglied der Académie des Sciences (1871), eine sehr einflussreiche Persönlichkeit mit starken nationalistischen Gefühlen, die eine französische Beteiligung in Neapel für lange Zeit verhinderten (Fischer, 1980). 1872 gründete Lacaze-Duthiers eine marinebiologische Station in Roscoff, 1882 eine weitere in Banyuls-sur-mer, nahe der spanischen Grenze (s. auch Anm. 310).

[163] Anton Dohrn, blaue Tinte. Postkarte.

[164] Postkarte, Datum des Poststempels.

[165] Ernst Eduard Kummer (1810–1893), Professor der Mathematik in Berlin (1855–84), Sekretär der Akademie der Wissenschaften (1863–78). Dohrn sandte seinen Brief an Kummer am 26. Dezember 1877 ab. Teile von Dohrns Bericht vom 23. Dezember 1877 über die Vorteile des Akademiedampfers für die Tätigkeit der Zoologischen Station wurden im Reichsanzeiger abgedruckt (Berlin, 5. Februar 1878, Nr. 31, Abendausgabe: Auszug aus einem Brief des Dr. Anton Dohrn an die Königliche Akademie der Wissenschaften zu Berlin).

[166] Mehrere Jahre lang hatte Dohrn davon geträumt, die schön gelegene Villa Grotta San Giovanni, Via Posillipo 50, zu erwerben, die ausreichenden Platz für Gäste, ein kleines Labor, einen Anlegeplatz für den Dampfer und Aufbewahrungsraum für besondere Sammlungen bieten sollte. Der Besitzer, Marquis Gibot, hatte die Villa seiner jungen Frau Maria geb. Mac Allister hinterlassen, die in Frankreich lebte und die Villa verkaufen wollte. Der Besitz wurde jedoch erst 1919 von einem neapolitanischen Rechtsanwalt erworben.

[167] Die lange Uferstrasse von Mergellina bis zum Castell dell'Ovo (Via Caracciolo) wurde 1877/78 gebaut und schnitt damit den direkten Zugang der Station zum Meer ab.

[168] Die Beziehung begann 1876, als der französische Physiologe Etienne Jules Marey (1830–1904) zum ersten Mal in der Station um Torpedo bat. Marey besass eine Villa am Posillipo und verbrachte praktisch jeden Winter in Neapel. Er arbeitete nie als Gastforscher an der Station, wurde jedoch ein guter Freund Anton Dohrns, der ihm später auch half, seine Villa an Hertha Harries-Siemens, die Tochter von Werner von Siemens, zu verkaufen.

[169] Eugen von (Eugenio de) Peters(s)en (1834–1893), russisch-deutscher Ingenieur und Techniker an der Zoologischen Station (1877–88), verantwortlich u. a. für die Schiffe und den Bau des zweiten Stationsgebäudes und der Casa Dohrn, dem Privathaus Anton Dohrns.

[170] J. W. Spengel, Das Urogenitalsystem der Amphibien. 1. Theil. Der anatomische Bau des Urogenitalsystems. Arb. Zool.-zoot. Inst. Würzburg, 3 (1876) 1–114.

[171] Die Monographie der Gephyreen ist nie erschienen. Spengel veröffentlichte seine Ergebnisse in zwei Beiträgen: Beiträge zur Kenntniss der Gephyreen I. Mitt. Zool. St. Neapel, 1 (1879) 357–419; II. Die Organisation des Echiurus Pallasii. Zs. wiss. Zool., 34 (1880) 460–538.

[172] J. W. Spengel, Die Enteropneusten des Golfes von Neapel und der angrenzenden Meeres-Abschnitte. Berlin, Friedländer, 1893 (Fauna & Flora, 18).

[173] Archibald Liversidge (1847–1927), englischer Chemiker, Professor der Chemie an der Universität Sydney (1873–1908). Spengel betreffende Korrespondenz ist nicht erhalten.

[174] Ludwig von Graff (1851–1924), Professor der Zoologie und vergleichenden Anatomie an der Universität Graz. Graff arbeitete zu jener Zeit in Neapel.

[175] Boguslaw (Bux) Dohrn (1875–1960), Wolfgang (Wolf) Dohrn (1878–1914), die beiden ältesten Söhne von Marie und Anton Dohrn. Bux sollte zunächst der Nachfolger seines Vaters werden, wandte sich jedoch später der Landwirtschaft zu und übernahm die Verwaltung des Familiengutes in Hökendorf bei Stettin, während Wolf sich politisch engagierte in dem Kreis um Friedrich Naumann und die Gartenstadt in Hellerau bei Dresden gründete, wo er auch die Lehre von Rhythmik und modernem Tanz durch die Berufung des Genfer Musikpädagogen Emil Jaques-Dalcroze (1865–1950) förderte.

[176] Die sogenannte „Pergola-Freske" stellt die Freundesgruppe dar, wie sie sich während des Sommers 1873, als die Fresken geschaffen wurden (s. Anm. 38), abends zum Glas Wein in einer Taverne des Palazzo Donn'Anna am Posillipo trafen: Anton Dohrn, Nikolaus Kleinenberg, der schottische Dichter Charles Grant (1841–1889), Hans von Marées und Adolf von Hildebrand.

[177] Während seiner Studienzeit in Jena hatte Dohrn einen Abguss der Zeuss-Büste in seinem Zimmer.

[178] Otto Camphausen (1812–1896), preussischer Finanzminister (1869) und Vizepräsident des preussischen Staatsministeriums (1873–78).

[179] Erst im Juni 1888 sollte Mommsen (Anm. 151) die Station endlich persönlich besuchen, eingeführt von einer Berliner Bekannten Dohrns, die vorschlug, diesen Feind auf dem „Kampfdampferchen" zu besonders schönen Plätzen im Golf zu fahren, um Mommsen von seiner Nützlichkeit zu überzeugen (Nadine Helbig an Dohrn, Juni 1888, Berlin, A, 1888, M.).

[180] Sammlungen von konservierten Seetieren wurden am 31. Dezember 1877 an Peters und Reichert abgesandt. In seinem Dank an Dohrn schreibt Peters: „Sie haben uns mit der Sendung eine grosse Freude gemacht, denn die Sachen sind so schön erhalten, wie wir noch nichts Ähnliches gesehen haben." (Peters an Dohrn, 8. Februar 1878, Berlin, A, 1878, P.).

[181] Siehe Anm. 165.

[182] E. du Bois-Reymond, Ueber das Nationalgefühl. In der Sitzung der Akademie der Wissenschaften zur Geburtstagsfeier des Kaisers und Königs am 28. März gehaltene Rede. Mber. preuss. Ak. Wiss., (1878) 224–243; auch in Reden I, 307–332.

[183] Emil Heinrich Max Hödel (1857–1878) verübte am 11. Mai 1878 ein Attentat auf Kaiser Wilhelm I. — Karl Eduard Nobiling (1848–1878) verübte am 2. Juni 1878 einen Anschlag auf den Kaiser.

[184] Wie du Bois-Reymond in einer späteren Ausgabe seines Artikels bestätigte, hatte er tatsächlich auf den schottischen Mathematiker und Physiker Peter Guthrie Tait (1831–1901) und besonders auf dessen Lectures on Some Recent Advances in Physical Science with a Special Lecture on Force (2. überarb. Aufl. London, 1876) angespielt. Er beschuldigte Tait des wissenschaftlichen Chauvinismus, worauf Tait wiederum in der 3. Auflage seiner Lectures (1885) einging (Ueber das Nationalgefühl, Anm. 182, Reden I, 329, 331–332 Anm. 13).

[185] Dohrn spielt wahrscheinlich auf Hermann von Helmholtz an.

[186] John Tyndall (1820–1893), Professor der Physik an der Royal Institution, London (1853–1887).

[187] Auf eine Anregung von Werner von Siemens hin verfasste Rudolf Virchow am 12. August 1878 eine Petition zu Gunsten der Zoologischen Station an den Bundesrat. Zu den Mitunterzeichnern gehörten die folgenden Akademie-Mitglieder: H. Helmholtz, E. du Bois-Reymond, N. Pringsheim, W. Peters, J. W. Ewald und Werner Siemens. Diese Petition sowie die 39 Seiten lange Denkschrift vom 1. August 1878 von Robert von Keudell (Denkschrift betreffend die Uebernahme einer Subvention für die Zoologische Station in Neapel auf den Etat des Auswärtigen Amtes) trugen wesentlich zum positiven Ergebnis bei, als der Reichstag im März 1879 darüber beriet, der Zoologischen Station eine Subvention zu gewähren (siehe Anm. 197; Bc 35–40: Briefe von Dohrn an Siemens, Mai–August 1878; Bc 41: Siemens, Circularschreiben, August 1878, Maschinenabschriften im Dohrn-Archiv, Originale im Siemens-Archiv, München; Partsch, 1980, 106–107).

[188] Wohnung von Rudolf Virchow.

[189] Keiner der vier von Dohrn in seinem Korrespondenzbuch von du Bois-Reymond für 1878 verzeichneten Briefe ist erhalten.

[190] Julius von Kennel (1854–1939), Professor der Zoologie in Dorpat (1886–1926), arbeitete 1879 (Juni–September) auf dem bayrischen Tisch in Neapel.

[191] J. von Kennel, Beiträge zur Kenntniss der Nemertinen. Arb. Zool.-zoot. Inst. Würzburg, 4 (1877–78) 305–381.

[192] Arnold Lang (1855–1914), Schüler von Ernst Haeckel, Assistent an der Zoologischen Station 1878–85, später Professor der Zoologie und Anatomie in Zürich (s. Anm. 400), Verfasser der Monographie Die Polycladen (Seeplanarien) des Golfes von Neapel und der angrenzenden Meeres-Abschnitte. Leipzig, Engelmann, 1884 (Fauna & Flora, 11).

[193] du Bois-Reymond beschreibt diese Mumiensargdeckel in „Ueber lebend nach Berlin gelangte Zitterwelse aus Westafrika." Mber. preuss. Ak. Wiss., (1858) 84–111; auch in Reden II, 111–142: 125–126.

[194] Siemens an Dohrn, 12. November 1878, nicht erhalten.

[195] Richard Hertwig (1850–1937), Professor der Zoologie in Jena (1878), ab 1885 in München, und sein Bruder Oskar (1849–1922), Professor der Anatomie in Jena (1878) und Berlin (1888), besuchten die Zoologische Station kurz im Jahr 1876 auf der Durchreise nach Messina; sie waren von den guten Arbeitsmöglichkeiten in Neapel überrascht. Im April 1879 kamen sie für einen Monat als Gastforscher nach Neapel, Richard auf den Akademie-Tisch, Oskar auf den sächsischen Arbeitstisch. 1884 kamen sie noch einmal, aber ein unerfreulicher Zwischenfall — Selbstgefühl und Stolz wurden verletzt — führte zu überstürzter Abreise und entwickelte sich zu einer „Hertwig-Af-

faire" (Weindling, im Druck). Als Folge davon blieb Neapel vielen von Hertwigs Studenten lange verschlossen (vgl. Goldschmidt, 1956, 83–84, obwohl ungenau und stellenweise falsch in der Wiedergabe).

196 Helmholtz besuchte Neapel und die Station Ende September/Anfang Oktober 1878 (s. Belloni, 1982, Brief 9, S. 135).

197 Memorandum von Anton Dohrn, geschrieben in Berlin, wo Dohrn sich von Mitte Februar bis Mitte März 1879 aufhielt. Teile des Memorandums wurden in die Eingabe an den Reichstag vom 6. März 1879 aufgenommen, die von Hermann Helmholtz, Rudolf Virchow und Emil du Bois-Reymond unterzeichnet wurde; die Unterzeichner beantragten, den Bestand und die Unterstützung der Zoologischen Station zu gewährleisten (Die Zoologische Station in Neapel. Eingabe. 6. 3. 1879; wiederabgedruckt in Simon, 1980, 49–51; zur Erörterung s. Heuss, 1962, 237–239; Partsch, 1980, 107–108). Am 20. März stimmte der Reichstag für eine jährliche Subvention von 30 000 Mark aus dem Extraordinarium des Auswärtigen Amtes (Titel 6, Kap. 13: Unterstützung von deutschen Schulen und anderen patriotischen Einrichtungen im Ausland). Die gedruckte Fassung des mündlichen Berichtes der Budget-Kommission an den Reichstag vom 19. März 1879 befindet sich in Berlin (Lc 1870 (11) Bl. 122) zusammen mit der Mitteilung der positiven Entscheidung an Hermann Helmholtz (28. März 1879) mit Sichtvermerk von R. Virchow vom 19. Juni 1879 (Berlin, Lc 1870 (11) Bl. 123).

198 Casimir von Baranowski (1856–1879). Marie Dohrns Mutter Catharina geb. von Timler starb 1876, ihre Schwester Helene 1877.

199 Leopold Kronecker (1823–1891), Professor der Mathematik in Berlin, hielt sich im Mai und Juni 1879 für mehrere Wochen in Neapel auf.

200 Der Ursprung des mittleren Wortes $\dot{\alpha}\gamma(\nu)\ \omega\sigma\vartheta\eta\acute{\iota}o\sigma$ ist unbekannt. Es gibt eine Tempelaufschrift: Keiner soll ohne Wehklage hineingehen. Ferner existiert eine Aufschrift von der Akademie in Athen: $M\eta\delta\varepsilon\iota\sigma\ \dot{\alpha}\gamma\varepsilon o\mu\acute{\varepsilon}\acute{\iota}\varrho\iota\chi o s\ \acute{\varepsilon}\iota\sigma\acute{\iota}\acute{\iota}\omega$, etwa: „Kein Geometrie-Unwissender soll hineingehen".

201 $\varkappa\alpha\grave{\iota}\ \tau\grave{\alpha}\ \lambda o\iota\pi\grave{\alpha}$ (= und das Übrige)

202 Hermann Graf zu Solms-Laubach (1842–1915), Professor der Botanik in Strassburg, arbeitete wiederholt an der Station und verfasste für die Fauna & Flora die Monographie Die Corallinen-Algen des Golfes von Neapel und der angrenzenden Meeres-Abschnitte. Leipzig, Engelmann, 1881. (Fauna & Flora, 4).

203 Anton Dohrn, Bleistift.

204 Karl Brandt (1854–1931), bis 1882 Assistent der mikroskopischen Abteilung an du Bois-Reymonds Institut; 1882–84 Assistent an der Zoologischen Station u. a. verantwortlich für die Bibliothek, später Professor in Königsberg und Kiel. Brandt arbeitete als Gastforscher in den Jahren 1879, 1882 und 1886–87 an der Station, hauptsächlich an Radiolarien (s. a. Anm. 318, 319).

205 Otto Finsch (1839–1917), Zoologe und Forschungsreisender, Direktor des Naturhistorisch-Ethnologischen Museums in Bremen (1864–78) und seit 1904 des Ethnographischen Museums in Braunschweig. Finsch reiste u. a. nach Siberien (1876), Polynesien (1879–82) und Neu Guinea.

206 Heinrich Adolf Bardeleben (1819–1895), seit 1868 Professor der Chirurgie in Berlin.

207 Arthur Heinrich Hobrecht (1824–1912), Politiker, Oberbürgermeister von Breslau (1863) und Berlin (1872); 1878 bis Juli 1879 Finanzminister, Reichstagsmitglied (1882–84) und einer der Führer der national-liberalen Partei. — Ludwig Windthorst (1812–1891), seit 1867 Mitglied des Reichstags, katholische Zentrumspartei. — Georg Freiherr von Franckenstein (1825–1890),

Reichstagsabgeordneter seit 1871, erster Vizepräsident (1879) und Führer der Zentrumspartei.

[208] Karl Möbius (1825–1908), Professor der Zoologie in Kiel und Berlin (1887) und, durch Anton Dohrns Vermittlung, Direktor des Berliner Naturkunde-Museums.

[209] Im Juli 1879 überliess die italienische Marine der Zoologischen Station einen Scaphander-Tauchapparat als Leihgabe, der besonders der botanischen und ökologischen Forschung gute Dienste leistete, ausserdem aber auch für Gäste und Angehörige der Station eine ganz besondere Attraktion bedeutete (Dohrn, 1881, 500–502).

[210] Robert Victor von Puttkamer (1828–1900), preussischer Staatsmann und Reichstagsabgeordneter (1874); Nachfolger von Adalbert Falk als Unterrichtsminister (1879).

[211] Im Jahre 1878 hatte der italienische Marineminister Dohrn um die Empfehlung eines geeigneten Wissenschaftlers gebeten, der während einer geplanten Weltumsegelung Pflanzen und Tiere sammeln sollte. Dohrn empfahl stattdessen, einen der Offiziere im Sammeln und Konservieren von Meeresorganismen auszubilden. Als erster wurde der Italiener Gaetano Chierchia an der Station entsprechend unterrichtet. Während der Weltumsegelung der Vettor Pisani (1882–85) sammelte Chierchia über 1 600 Exemplare, die anschließend von Forschern aus aller Welt bearbeitet wurden. (Chierchia, 1885; Dohrn, 1885, 138–140). Es folgte eine Reihe von Offizieren, obwohl ein Tisch von der italienischen Marine erst 1883 für 5 Jahre gemietet wurde (G.XLIX.87).

[212] Dohrn an die Akademie der Wissenschaften, 5. September 1879, Neapel; Abschrift von Marie Dohrn im Dohrn-Archiv (Ea 134).

[213] Ernest Renan (1823–1892), französischer Orientalist und Schriftsteller, Professor für Hebräisch am Collège de France, seit 1859 Mitglied der Berliner Akademie. Renan besuchte Neapel und Ischia in den Jahren 1875, 1877 und 1879 (August–September; Buchner, 1968, 391–393).

[214] z. B.: Aus der Zoologischen Station Neapel. Vossische Zeitung, Berlin, 11. September 1879; s. auch Brief LXXXIV.

[215] Das Original des Briefes liegt in Berlin (Lc 1870 (11) Bll. 132, 133), eine Presskopie in Neapel (Ba 3387). Zusatz von Dohrn auf Presskopie.

[216] A. Lang, s. Anm. 192. — Angelo Andres, Le Attinie. Leipzig, Engelmann, 1884. (Fauna & Flora, 9). — C. Chun. s. Anm. 147. — Carlo Emery, Le specie del genere Fierasfer nel Golfo di Napoli e regioni limitrofe. Leipzig, Engelmann, 1880. (Fauna & Flora, 2).

[217] s. Anm. 172.

[218] s. Anm. 171.

[219] Hugo Eisig, Die Capitelliden, nebst Untersuchungen zur vergleichenden Anatomie und Physiologie. Berlin, Friedländer, 1887. (Fauna & Flora, 16).

[220] Paul Mayer, Die Caprelliden des Golfes von Neapel und der angrenzenden Meeres-Abschnitte. Leipzig, Engelmann, 1882. (Fauna & Flora, 6).

[221] Der holländische Zoologe A. A. W. Hubrecht (1853–1915) arbeitete 1874, 1878 und 1905 als Gastforscher in Neapel, vor allem an Nemertinen; zu einer Monographie für die Fauna & Flora kam es jedoch nicht.

[222] Hubert Jakob Ludwig, Die Seesterne des Mittelmeeres. Berlin, Friedländer, 1897. (Fauna & Flora, 24).

[223] Anton Dohrn, Die Pantopoden des Golfes von Neapel und der angrenzenden Meeres-Abschnitte. Leipzig, Engelmann, 1881. (Fauna & Flora, 3).

[224] Obwohl am 28. August begonnen wird dieser Brief erst nach Dohrns Briefen vom 4. und 12. September (LXXXII, LXXXIII) wiedergegeben, weil der

zweite, ausführlichere Teil vom 15. September bereits auf die beiden Briefe Dohrns eingeht. In der Zwischenzeit hatte Dohrn auch, wie im Brief erwähnt, eine vorläufige Antwort von J. du Bois-Reymond erhalten (12.9. 1879; A, 1879, B).

225 Anton Dohrn, Bleistift.

226 Kronprinzessin Victoria (1840–1901), Tochter von Königin Victoria, verheiratet mit Kronprinz Friedrich Wilhelm (1858); ab 1888: Kaiserin Friedrich.

227 Dohrn, 5. Oktober 1879, Neapel, Entwurf im Dohrn-Archiv (Ea 134a).

228 Anton Dohrn, Bleistift.

229 Bernhard Ernst von Bülow (1815–1879), Staatssekretär im Auswärtigen Amt Berlin (1873–79).

230 Johann Friedrich Wilhelm Henzen (1816–1887), Archäologe, seit 1856 erster Sekretär des Archäologischen Institutes in Rom.

231 Anton Dohrn, Bleistift.

232 s. Anm. 158.

233 August Graf zu Eulenburg (1838–1921), Kammerherr und Hofmarschall des Kronprinzen, seit 1890 Oberhofmarschall des Kaisers Wilhelm II.

234 Synonym für Carapus, vermutlich von gr. phieros = phiaros (glänzend) und lat. ferre (Tragen); kleiner, in Holothurien lebender Eingeweidefisch.

235 Henri Milne Edwards, Leçons sur la Physiologie et l'Anatomie de l'Homme et des Animaux. 14 Bde., 1857–1880/81; über lebendgebärende Fische: Bd. 8 (1863) 466–468.

236 Louis Agassiz, On Extraordinary Fishes from California, Constituting a New Family. Am. J. Sci. Arts, V.XVI, 2nd series (1853). Deutsche Übersetzung von F. H. Troschel: Ueber eine neue Familie von Fischen aus Californien. Arch. f. Nat. gesch., 20, 1 (1854) 149–162.

237 Heinrich Rathke, Bildungs- und Entwickelungsgeschichte des Blennius viviparus oder des Schleimfisches. In Abhandlungen zur Bildungs- und Entwikkelungsgeschichte des Menschen und der Thiere. Leipzig, 1833, Th. II, 1. Abhandlung, S. 1–68.

238 Richard Schmidtlein, österreichischer Zoologe, Schüler von Oskar Schmidt (1823–1886) in Graz; Assistent an der zoologischen Station von 1875 bis 1881, als er Neapel aus Gesundheitsgründen verlassen musste. R. Schmidtlein, Beobachtungen über die Lebensweise einiger Seethiere innerhalb der Aquarien der zoologischen Station. Mitt. Zool. St. Neapel, 1 (1879) 1–27, 489–514.

239 Franz Boll (1849–1879), Schüler und Assistent von du Bois-Reymond, seit 1873 Professor für vergleichende Anatomie und Physiologie in Rom (Belloni, 1980; 1982).

240 Albert von Bezold (1836–1868), Professor der Physiologie in Jena (1859) und Würzburg (1865). — Hermann Roeber (1842–1871). — Carl Sachs, s. Anm. 158.

241 Carl Vogt (1817–1895), deutsch-schweizer Zoologe und Politiker, Professor der Geologie (1852) und Zoologie in Genf. Vogt hatte lange vor Dohrn mehrere Male versucht, eine zoologische Station zu gründen, so 1863 z. B. auch in Neapel, Dohrn bezeichnete ihn deshalb einmal als den „Urvater" des Planes. Vogt war stets bereit, vor allem durch Artikel in Zeitungen und Zeitschriften, die Interessen der Zoologischen Station zu fördern. Im Winter 1883–84 arbeitete Vogt selbst als Gastforscher in Neapel auf dem Schweizer Tisch, zu dessen Zustandekommen er wesentlich beigetragen hatte.

242 Bernhard von Bülow (1849–1929), Diplomat im Auswärtigen Amt, 1893–97 deutscher Botschafter in Rom, später Reichskanzler.

243 Dohrn an Geheimrath von Philipsborn, Auswärtiges Amt Berlin, 8. September 1879 (Ba 437, Presskopie).

244 Allen Thomson (1809–1884), Professor der Anatomie an der Universität von Glasgow.

245 Robert von Keudell an Dohrn, 16. November 1879, Rom, mit einer Abschrift des Schreibens vom Auswärtigen Amt Berlin vom 12. November (G.VII.27). Dohrn an Keudell, 21. November 1879 (G.VII.28., Entwurf).

246 Otto von Bismarck, s. Anm. 78.

247 Rudolf von Bennigsen (1824–1902), Politiker, Führer der national-liberalen Partei. — E. Lasker, s. Anm. 142. — Hermann Roemer (1816–1894), Geologe und Politiker (national-liberale Partei). — Albert Haenel (1833–1918), Jurist und Politiker, Reichstagsabgeordneter (Fortschritts-Partei). — L. Windthorst, s. Anm. 207. — August Reichensperger (1808–1895), Mitglied des Reichstages, Führer der klerikalen Zentrumspartei. Brief an Dohrn, 17. Februar 1880, Berlin (A, 1880, R.).

248 Reinhard Dohrn (1880–1962), der dritte Sohn von Marie und Anton Dohrn, wurde am 13. März (1880) geboren. 1909 trat er die Nachfolge seines Vaters als Direktor der Zoologischen Station an (Groeben, 1983).

249 August Weismann (1834–1914), Professor der Zoologie in Freiburg (1867–1912), arbeitete 1877, 1881–82 und 1887 als Gastforscher in Neapel (s. auch Anm. 302).

250 Lebewesen, Geschöpf

251 Grand Etablissement Photographique George Sommer, Naples, Janvier 28, 1880 (A, 1879, B.).

252 s. Anm. 223.

253 Hugo Kronecker (1839–1914), 1878–84 Abteilungsleiter am Physiologischen Institut in Berlin, ab 1885 Professor der Physiologie in Bern. Wie Dohrn richtig vermutet, arbeitete Kronecker in Neapel an Schildkrötenherzen (24. 9.–29. 11. 1880) und erhielt auch nach seiner Abreise noch Schildkrötenpräparate aus Neapel (Brief an Dohrn, 11. Januar 1881, A, 1881, K.).

254 Im Vorwort zu seinem Buch Der thierische Wille (Leipzig, Abel, 1880, VII–XV), das er Ernst Haeckel zueignete, beschuldigte Georg Heinrich Schneider Anton Dohrn, ihm anvertraute Gelder zu seinem persönlichen Vorteil verwandt zu haben. Er kritisierte auch das Gebäude der Station als zu verschwenderisch und prächtig für ein wissenschaftliches Institut und bemängelte Dohrns Verwaltungspolitik. Dohrn hatte Schneider während seiner Zeit als Privatdozent in Jena (1868–70) kennengelernt und sich bemüht, Schneider in seinen Freundeskreis einzubeziehen. Er traf ihn in Neapel wieder, wo Schneider seit 1878 an der deutschen Schule unterrichtete und gleichzeitig seine tierpsychologischen Studien weiterverfolgte. Zu diesem Zweck wurde ihm gestattet, in der Schule einige Aquarien zu halten und die Bibliothek und das Aquarium der Station zu besuchen. Aus technischen — Schneider besass keine wissenschaftliche Qualifikation — wie aus persönlichen Gründen widersetzte Dohrn sich jedoch Schneiders Zulassung auf einen der deutschen Arbeitstische als Gastforscher. Dohrn verfasste eine ausführliche Entgegnung auf Schneiders Behauptungen (Dohrn, 1880; ursprünglich als offener Brief an C. Th. von Siebold konzipiert, Ea 137) und übergab der Bibliothek der Station Schneiders Buch mit der lakonischen Widmung: „Der Bibliothek der Zoologischen Station geschenkt von ihrem Erbauer. Anton Dohrn".

255 Die Zoologische Station nahm an der Fischerei-Ausstellung in Berlin (März/April 1880) mit einer Sammlung von konservierten Seetieren, die ihr eine Goldmedaille einbrachte (im Dohrn-Archiv), sowie mit einem Holzmodell

der Station und eines Tisches, mit Photographien und Fischereigeräten teil. Der Ehrenpreis — einer von zwölf — bestand in einem Trinkhorn, das Dohrn zu seinem Bruder nach Stettin sandte (vgl. Dohrn, 1881, 511).

256 Die von Edmund Hartnack (1826–1891) 1870 in Potsdam gegründete Firma hatte das 20 000. Mikroskop ihrer Produktion der Berliner Akademie der Wissenschaften überreicht, die es ihrerseits nach Neapel weitergab zur ausschliesslichen Verfügung der Benutzer des Akademie-Tisches.

257 Datum des Poststempels, Postkarte.

258 Filippo Pacini (1812–1883), Professor der Anatomie und Histologie in Florenz (1849): Sulla struttura intima dell'organo elettrico del Gimnoto e di altri pesci elettrici, sulle condizioni elettro-motrici di questi organi, e loro comparazione a diverse pile elettriche. Gazzetta medica italiana, Firenze, anno IV, serie II, t. II (1852) 305–307; 321–324; 329–333; 340–343.

259 Kronprinzessin Victoria von Preussen.

260 Nicht erhalten.

261 Julius Schmidt (1815–1884), Astronom; Direktor der Sternwarte in Athen (1858).

262 s. Anm. 258.

263 Max Schultze, Zur Kenntniss der electrischen Organe der Fische. Erste Abtheilung. Malapterurus. Gymnotus. Halle, 1858. M. Schultze (1825–1874) war Professor der Anatomie in Bonn und gründete 1865 das Archiv für mikroskopische Anatomie.

264 s. Anm. 254.

265 Gemeint ist Muraena Helena, über deren Schwimmbewegungen du Bois-Reymond aus Dohrns Brief vom 24. Januar 1880 zitiert (Sachs, 1881, § XIII, 104–107: 105).

266 Eugen Baumann (1846–1896), Schüler von du Bois-Reymond, Leiter der chemisch-physiologischen Abteilung im Physiologischen Institut (1877–83), ab 1883 Professor für klinische Chemie in Freiburg.

267 Kronecker verliess Berlin erst 1884 (s. Anm. 253). Sein Nachfolger als Leiter der physiologischen Abteilung wurde Johannes Gad (1842–1926).

268 Fritz Meyer (gest. Oktober 1880) war seit Januar 1879 Assistent an der Zoologischen Station; vorher hatte er in Leipzig mikroskopische Präparate kommerziell hergestellt. Unter Meyers Leitung begann die Station auch mit dem Verkauf mikroskopischer Präparate (Dohrn, 1881, 13–14; 1885, 130–131).

269 Thoas, König von Tauris, Gestalt in Goethes Iphigenie auf Tauris (1787, Prosafassung 1779). In einem Brief vom 6. März 1779 aus Apolda an Charlotte von Stein klagt Goethe darüber, dass die Realität seine schöpferische Phantasie behindere: „Hier will das Drama gar nicht fort, es ist verflucht, der König von Tauris soll reden, als wenn kein Strumpfwürker in Apolde hungerte." (Goethes Werke. Hamburger Ausgabe in 14 Bänden. Bd. 5, S. 403, Hamburg, Wegener, 4. Aufl. 1960.).

270 Sachs, 1881, 135–145: § XVIII. Dr. Sachs' instrumentale Ausrüstung.

271 Stefano Delle Chiaie (1794–1860), Professor der Anatomie in Neapel. — Rudolph Wagner (1805–1864), Professor der Physiologie und vergleichenden Anatomie in Göttingen. — Alexander Babuchin (1827–1891), Histophysiologe an der Universität Moskau. Im Gymnotus Buch lässt du Bois-Reymond R. Wagner aus und bezeichnet „Delle Chiaie's und Hrn. Babuchin's Satz von der Praeformation der elektrischen Elemente" nach dem, der ihn zuerst aufgestellt, und dem, der ihn zuletzt vertreten hat (Sachs, 1881, 30–31).

272 Gustav Schwalbe (1844–1916), Professor der Anatomie in Jena (bis 1880) und Königsberg, ab 1883 Professor der Anatomie und Anthropologie in Strassburg.

273 Carl Wilhelm Ritter von Kupffer (1829–1902), Professor der Anatomie in Königsberg (1876) und München (1880).

274 Christoph Theodor Aeby (1835–1885), Bern, Schüler von E. du Bois-Reymond.

275 Walther Flemming (1843–1905), Professor der Anatomie in Kiel.

276 Oskar Hertwig, s. Anm. 195.

277 Ausführlich berichtet darüber Uschmann, 1959, 96–100.

278 Das sogenannte „Pompeiorama", das Dohrn kurz darauf tatsächlich mietete und als physiologisches Labor einrichtete (s. Brief CXV).

279 Gottfried Berthold (1854–1937), Assistent der botanischen Abteilung an der Zoologischen Station (1879–80), später Professor der Botanik in Göttingen, schrieb für die Fauna & Flora die Monographie Die Cryptonemiaceen des Golfes von Neapel und der angrenzenden Meeres-Abschnitte. Leipzig, Engelmann, 1884. (Fauna & Flora, 12).

280 Zoologischer Jahresbericht für 1879, (1880), veröffentlicht von der Zoologischen Station und herausgegeben von Julius Victor Carus (1823–1905), ab 1883 von Paul Mayer (Anm. 130). Dies Referatenorgan fand dank der Genauigkeit und Schnelligkeit seines Erscheinens schon bald grosse Zustimmung. Der letzte Band (für 1913) erschien 1924.

281 Das Archiv für Naturgeschichte erschien seit 1835 in zwei Bänden, der erste enthielt Originalbeiträge, während der zweite über Veröffentlichungen in Zoologie und angrenzenden Gebieten berichtete.

282 Der Zoological Record erschien seit 1864 und wurde von 1871 an durch die Zoological Record Association getragen (gegründet am 11. Januar 1871).

283 Alexander Ecker, Die Anatomie des Frosches. 1. Abth., Braunschweig, 1864. Teil 2 und 3, herausgegeben von R. Wiedersheim, erschienen 1881–82.

284 Henry Cavendish (1731–1810), englischer Chemiker, der als erster die genaue Zusammensetzung von Luft und Wasser bestimmte.

285 Arthur Christiani (1843–1887), seit 1877 Leiter der physikalisch-physiologischen Abteilung in du Bois-Reymonds Institut.

286 s. Anm. 160.

287 Humboldt-Stiftung für Naturforschung und Reisen, 1860 vor allem zur Unterstützung von Forschungsreisen gegründet und von der Berliner Akademie der Wissenschaften verwaltet.

288 Postkarte, Datum des Poststempels.

289 Am 4. März 1881 hatte ein Erdbeben die Insel Ischia heimgesucht und vor allem das höher gelegene Zentrum von Casamicciola zerstört, 124 Menschen kamen ums Leben und 2 200 wurden obdachlos. Im Sommer 1883 hatte der Tourismus sich bereits wieder erholt, als am 28. Juli ein noch stärkeres Erdbeben Casamicciola traf. 1 200 Häuser wurden zerstört und über 2 300 Menschen getötet (Buchner, 1968, 413–429). Personal und Schiffe der Station waren unter den ersten, die Hilfe leisteten.

290 Postkarte.

291 s. Anm. 119.

292 Die geplante Monographie von Dohrn und Emery kam nie zu Stande.

293 s. Anm. 205.

294 Die endgültige Eingabe um eine Subvention für den Zoologischen Jahresbericht ging am 9. Juni 1881 ab.

295 Gustav Fritsch (1838–1927), Anatom, Anthropologe und Forschungsreisender, bereiste u. a. Afrika, Persien, Ägypten (1868 und 1881–82 zum Studium elektrischer Fische, unterstützt von der Humboldt-Stiftung). Assistent an

der mikroskopischen Abteilung des Physiologischen Institutes, später Professor der Physiologie an der Universität Berlin (s. auch Anm. 315).

296 Antonie von Siemens, geb. Siemens (1840–1900), zweite Frau von Werner von Siemens.

297 Datum des Poststempels, Postkarte.

298 August Müller, ein Schüler von C. Th. von Siebold, kam 1876 als Assistent für die Konservierungsabteilung nach Neapel. Dank guter chemischer Kenntnisse trug Müller viel zur Entwicklung neuer Methoden zur Konservierung von Meeresorganismen bei, — ein Zweig in der Tätigkeit der Zoologischen Station, der durch Müllers jungen Assistenten und Nachfolger Salvatore Lobianco (1860–1910) zur Perfektion gebracht wurde. Müller starb am 19. Juli 1881.

299 A. Dohrn, Studien zur Urgeschichte des Wirbelthierkörpers. 1. Der Mund der Knochenfische. Mitt. Zool. St. Neapel, 3 (1882) 264–279 (Heft 1, ausgegeben am 8. 12. 1881).

300 Robby Kossmann (Anm. 105) hielt sich in Neapel vom 15. Oktober 1880 bis zum 3. Oktober 1881 auf. Die Anlage informierte Kossmann, dass ihm für die Monate August und September der Akademie-Tisch zur Verfügung stünde (Akademie an Dohrn, 10. Juli 1881, G.XVI.2.).

301 Theodor Weyl (1851–1913), chemischer Physiologe, Schüler von du Bois-Reymond, später ganz im Gesundheitswesen in Berlin tätig. Weyl arbeitete 1880–81, 1882, 1883 und 1902 als Gastforscher in Neapel. In seiner Funktion als Sekretär der Akademie hatte du Bois-Reymond am 10. Juli um eine Aufstellung der Instrumente gebeten, die Weyl für die Zoologische Station anvertraut worden waren (G.XVI.1.). Die von Paul Mayer und T. Weyl unterzeichnete Liste (Neapel, 15. März 1881) umfasst 30 Gegenstände (Instrumente, Chemikalien, Glaswaren; Presskopie, A, 1881, W.; handschriftlicher Entwurf, nur Nrr. 1–17 enthaltend, A, 1880, W.).

302 Während seines zweiten Aufenthaltes in Neapel (15. 11. 1881–23. 3. 1882) setzte Weismann (Anm. 249) seine Arbeit an Hydroiden fort; die Ergebnisse erschienen in der Monographie Die Entstehung der Sexualzellen bei den Hydromedusen (Jena, 1883).

303 s. Anm. 299.

304 Alfonso XII. (1857–1885), König von Spanien (1874). Am 31. Dezember 1881 hatte Jean Vilanova, Professor der Paläontologie in Madrid, Dohrn versprochen, er wolle sich bei dem König für die Miete eines spanischen Tisches einsetzen (A, 1881, V.). Spanien mietete 1888 drei Tische auf 5 Jahre, die vor allem zur Ausbildung jüngerer Wissenschaftler gedacht waren (Partsch, 1980, 268–271).

305 Königin Elisabeth von Rumänien (1843–1916), eine geborene Prinzessin zu Wied, veröffentlichte unter dem Pseudonym Carmen Sylva Gedichte und Erzählungen. Dohrn lernte sie dann im August 1883 kennen; bei dieser Gelegenheit erzählte die Königin ihm, dass sie bereits seit langem mit Interesse die Geschicke der Station verfolge. Ein Tisch wurde für rumänische Wissenschaftler erst 1894 gemietet.

306 Clemens August Busch (1834–1895), Unterstaatssekretär im Auswärtigen Amt Berlin, ab 1885 Botschafter in Bukarest. Dohrn und Busch hatten sich Ende Dezember 1881 in Neapel getroffen.

307 Dom Pedro d'Alcantara (1825–1891), Kaiser von Brasilien (1840–1889). In einem Brief vom 5. Januar 1882 hatte Dohrn um Subskription der Fauna & Flora sowie um die Miete eines Tisches gebeten.

308 Der schwedische Polarforscher Nils Adolf Erik Freiherr von Nordenskjöld (1832–1901) hatte die Zoologische Station im Februar 1880 besucht.

309 Kurd von Schlözer (1822–1894), Historiker und Diplomat, Botschafter in Washington (1871) und am Vatikan (1882–92).

310 Diese Episode geschah „vor ein Paar Jahren" (Dohrn an du Bois-Reymond), jedoch nicht vor 1879, als Jules Ferry (1832–1893) zum französischen Unterrichtsminister ernannt wurde. Dohrn hatte die Geschichte am 31. Dezember 1881 gehört und war so davon beeindruckt, dass er sie im Lauf der Jahre des öfteren wiederholte: an seine Schwester Anna Wendt am 1. Januar 1882 (Ba 1345, in deutsch zitiert in Heuss, 1962, 284, jedoch falsch auf 1883 datiert); an Graf Radolin am 1. Januar 1908 (G.XXXVII.68, zitiert in Partsch, 1980, 228); in seinen Memoiren (Anhang zu S. 98, um 1907), wo Dohrn Carl Vogt das Verdienst zuschreibt, seinen Freund Ferry in erster Linie für die Zoologische Station interessiert zu haben. Vgl. auch Anm. 162.

311 In Banyuls-sur-mer nahe der spanischen Grenze.

312 Louis-Antoine Ranvier (1835–1922), französischer Anatom und Physiologe. E. du Bois-Reymond erörtert Ranvier vor allem in Sachs, 1881, 295–302: § XXXVII, 5. Hr. Ranvier und die Physiologie der Zitterfische.

313 Eine kurze Mitteilung über das Gymnotus-Buch ist erschienen in Zool. J.ber. für 1881, (1883), IV. Abth., 156.

314 Isidor Rosenthal (1896–1915), Physiologe; Besprechung von W. Biedermann, Prag, in Biol. Centralbl., 1 (1881–82) 689–702.

315 E. du Bois-Reymond, Bericht über die bisherigen Ergebnisse des von Hrn. Prof. Gustav Fritsch zur weiteren Erforschung der elektrischen Organe der Fische unternommenen Reise. Mber. preuss. Ak. Wiss., (1881) 1149–1164.

316 E. Felix A. Vulpian (1826–1887), Professor der pathologischen Anatomie in Paris, Mitbegründer der Zeitschrift Archives de physiologie normale et pathologique (1868).

317 José Monteiro de Noronha; s. E. du Bois-Reymond, Über die Fortpflanzung des Zitteraales (Gymnotus electricus). Arch. Anat. Physiol., (1882) 76–80; über Monteiro: S. 77–78.

318 In einem Brief vom 21. Februar 1882 aus Berlin hatte Karl Brandt (Anm. 204) Dohrn mitgeteilt, dass er gerne für längere Zeit nach Neapel zurückkehren würde, da er sich in Berlin arbeitsmässig nicht wohl fühle. Brandt bat Dohrn um Vermittlung bei du Bois-Reymond, da ihm selbst bei der oft schroffen Art des letzteren der Mut dazu fehle (A, 1882, B.).

319 K. Brandt, Die koloniebildenden Radiolarien (Sphaerozoen) des Golfes von Neapel und der angrenzenden Meeres-Abschnitte. Berlin, Friedländer, 1885 (Fauna & Flora, 13).

320 Gualtherus Carel Jacob Vosmaer (1854–1916), Assistent an der Zoologischen Station 1882–88, später Professor der Zoologie und vergleichenden Anatomie in Leiden.

321 Mikhail Dimitrievich Skobelev (1843–1882), russischer General. Anfang 1882 hatte Skobelev in Paris und Moskau weitbeachtete Reden zu Gunsten eines militanten Panslawismus gehalten, in denen er einen unvermeidlichen Konflikt mit Deutschland voraussagte.

322 Der Botaniker Simon Schwendener (1829–1919) hatte als erster Flechten als eine Symbiose von Algen und Pilzen erkannt und beschrieben. Brandt hatte eine ähnliche Art von Symbiose zwischen Algen und Tieren beobachtet und beschrieben in: „Über die morphologische und physiologische Bedeutung des Chlorophylls bei Thieren." Arch. Anat. Physiol., (1882) 125–151 (Teil 1). Teil 2 mit den Ergebnissen seiner Neapler Beobachtungen veröffentlichte er in Mitt. Zool. St. Neapel, 4 (1883) 191–302.

323 Wohl von du Bois-Reymond geprägter Begriff, könnte heissen „consortionalismus" aus lat. consortio.

324 Fragment, nicht abgeschickt.

324 Fragment, nicht abgeschickt.
325 Prinz Heinrich von Preussen (1862–1929), Bruder des späteren Kaisers Wilhelm II.
326 A. Dohrn, Die Entstehung und Bedeutung der Hypophysis bei Petromyzon Planeri. (Studien zur Urgeschichte des Wirbelthierkörpers, III). Mitt. Zool. St. Neapel, 4 (1883) 172–189.
327 s. Anm. 106.
328 E. du Bois-Reymond, Goethe und kein Ende. In der Aula der Berliner Universität am 15. Oktober 1882 gehaltene Rectoratsrede. Berlin (1882); wiederabgedruckt in Reden I, 418–447. — Ders., Friedrich II. in Englischen Urtheilen. In der Friedrichs-Sitzung der Akademie der Wissenschaften am 25. Januar 1883 gehaltene Rede. Sber. preuss. Ak. Wiss., (1883) 91–107; wiederabgedruckt in Reden I, 448–479.
329 E. Haeckel, Die Naturanschauung von Darwin, Goethe und Lamarck. Vortrag gehalten auf der 55. Versammlung Deutscher Naturforscher und Aerzte, 18. September 1882, Eisenach. Dt. Rundschau, 33 (1882) 69–92.
330 Ein ähnliches Album mit 27 Photographien von Neapel und Umgegend, der Zoologischen Station, Personal, Geräten und Booten ist im Dohrn-Archiv erhalten (La 125).
331 Marie Dohrn, blaue Tinte.
332 Der Original-Brief (Ba 3693) sowie eine Presskopie (Ca IV, 150–154) sind erhalten. Der Brief ist abgedruckt in Heuss, 1962, 420–426, mit Auslassungen und modernisierter Schreibweise.
333 Dohrn hatte das Glück, schon wenige Monate später einen solchen seltenen Vogel zu finden in der Gestalt von Hermann Linden (1855–1926). Linden hatte eine kaufmännische Ausbildung durchgemacht, sprach 4 Sprachen fliessend und wurde schon bald zum unersetzlichen Rückgrat der Verwaltung der Zoologischen Station.
334 E. du Bois-Reymond, Ueber secundär-elektromotorische Erscheinungen an Muskeln, Nerven und elektrischen Organen. Sber. preuss. Ak. Wiss., (1883) 343–404.
335 Theodor Wilhelm Engelmann (1843–1909), Professor der Physiologie in Utrecht bis 1897, als er als Nachfolger von Emil du Bois-Reymond nach Berlin berufen wurde. Engelmann und Dohrn kannten sich aus Jena, wo sie zur selben Zeit (1863) bei Haeckel und Gegenbaur studiert hatten.
336 Heuss: „erfreulich" an Stelle von „sehr freundlich".
337 Ab hier bis [*] bei Heuss ausgelassen.
338 Carl Semper (1832–1893), seit 1868 Professor der Zoologie in Würzburg.
339 Franz Eilhard Schulze (1840–1921), Professor der Zoologie in Graz. Es war Schulze, der dann letzten Endes als Nachfolger von Peters nach Berlin berufen wurde.
340 Ilja Iljitsch Mecznikow (1845–1916), russischer Zoologe und Embryologe, Professor in Odessa (1870), später (1888) Direktor des Institut Pasteur in Paris; arbeitete 1878 und 1879 als Gastforscher in Neapel.
341 s. Anm. 208.
342 Hubert Ludwig (1852–1913), Professor der Zoologie in Giessen (1881) und Bonn (1887), arbeitete des öfteren in Neapel.
343 Gottlieb von Koch (1849–1914), Schüler von Haeckel, Professor der Zoologie in Darmstadt (1877), kam häufig als Gastforscher nach Neapel.
344 Heuss: „Richtlinien".
345 s. Anm. 104.
346 Gustav von Gossler (1838–1902), preussischer Unterrichtsminister und Präsident des Reichstages (1881); musste 1891 seinen Abschied nehmen wegen

einer ungehörigen Bemerkung seiner Frau über den jungen Kaiser (Heuss, 1962, 323).

347 Der folgende Abschnitt bis [**] bei Heuss ausgelassen.

348 Die Mittheilungen aus der Zoologischen Station zu Neapel zugleich ein Repertorium für Mittelmeerkunde erschienen zuerst 1879 und wurden 1916 als Pubblicazioni della Stazione Zoologica fortgesetzt. Dohrn veröffentlichte seine erste Studie 1881 (s. Anm. 299), 24 weitere sollten folgen bis 1907 (s. Bibliographie in Kühn, 1950, 186–190).

349 Anton Schneider, Beiträge zur vergleichenden Anatomie und Entwicklungsgeschichte der Wirbelthiere. Berlin, Reimer, 1879, 85–88: Thyreoidea von Ammocötes. Dohrn widersprach Schneider in Studie III (Anm. 326, S. 186–187), korrigierte sich jedoch später in Studie VII (Entstehung und Differenzierung des Zungenbein- und Kieferapparates der Selachier. Mitt. Zool. St. Neapel, 6 (1885), 1–48: 48 Anm. 2).

350 Pietro Blaserna (1836–1918), Professor der Physik in Rom und Präsident der Accademia Nazionale dei Lincei.

351 Guido Baccelli (1832–1916), italienischer Physiker, seit 1856 Professor in Rom, 1880–84 Unterrichtsminister.

352 Karl Heinrich von Boetticher (1833–1907), seit 1880 Staatssekretär des Innern des deutschen Reiches und preussischer Staatsminister.

353 Heuss: „Philisterhafte".

354 Umberto I. (1844–1900), König von Italien (1878), verheiratet mit Margherita Maria Teresa von Savoyen (1851–1926).

355 Dohrns Pläne für ein grosses Laboratoriumsschiff, eine „schwimmende zoologische Station", reichen zurück in das Jahr 1879. Diesen Vorläufer heutiger Forschungsschiffe plante Dohrn als 3–400 Tonnen Dampfschiff, das Platz genug bieten sollte für 6–10 Wissenschaftler, Laborausrüstungen, Zelte, kleine Boote, usw. Das Schiff sollte interdisziplinäre Zusammenarbeit ermöglichen und völlig unabhängig von lokalen Gegebenheiten sein. Die Herstellungskosten (450–500000 Mark) sollten durch eine Subskriptionssammlung in Deutschland gedeckt werden. Zu diesem Zweck wurden in vielen deutschen Städten Komités zur Förderung der zoologischen Station gegründet, während die italienische Marine einen Vertrag unterzeichnete (s. Anm. 369), der Wartung, Personal und Heizmaterial garantierte als Gegenleistung für Ausbildungsmöglichkeiten auf dem Schiff. Dohrns Erwartungen erfüllten sich jedoch nicht; die gesammelten Gelder (ca. 60000 Mark) gingen später in einen Pensionsfonds für die Stationsangestellten ein (Dohrn, 1885, 101–114; 1893, 636–637; Heuss, 1962, 270–274).

356 s. Anm. 74.

357 Emil Selenka (1842–1902), zu jener Zeit Professor der Zoologie in Erlangen, später in München. Der Tischvertrag mit Bayern war am 1. Oktober 1883 ausgelaufen; er wurde nach einigen Schwierigkeiten am 3. März 1884 als rückwirkend gültig von Oktober 1883 an erneuert. Die Zahlung der Tischmiete und das Recht zur Verleihung des Tisches unterlag den drei Bayrischen Universitäten München, Erlangen und Würzburg zu gleichen Teilen. Erlangen und Würzburg erhoben Einwände gegen Dohrns Forderung, Nicht-Bayern und vor Allem Angehörigen reicher Länder die Tischbenutzung zu verweigern. Man einigte sich dahingehend, dass nicht-bayrische Professoren und Assistenten den Tisch benutzen durften, ebenso wie ausländische Studenten, deren Land bereits über einen eigenen Tisch verfügte.

358 Theodor Eimer (1843–1898), Professor der Zoologie in Tübingen. Eimer hatte 1876 und 1877 selbst als Gastforscher in Neapel gearbeitet. Welcher Art die Einwände Eimers waren, ist aus der Korrespondenz mit dem würt-

tembergischen Ministerium nicht ersichtlich (G.XXVIII.); sie blieben jedenfalls ohne Konsequenz: der Tisch bestand durchgehend von 1875 bis 1915.

359 Wilhelm Waldeyer-Hartz (1836–1921), Professor der Anatomie in Strassburg und Berlin (1883) und der erste Gastforscher der Zoologischen Station (September 1873).

360 Peters (Anm. 27) war im April 1883 gestorben, Reichert (Anm. 27) im Dezember desselben Jahres.

361 Max Fürbringer (1846–1920), Schüler von Ernst Haeckel und Carl Gegenbaur in Jena, Professor der Anatomie in Heidelberg, Amsterdam und Jena (1888).

362 Robert Wiedersheim (1848–1923), seit 1876 Professor der Anatomie in Freiburg.

363 s. Anm. 273.

364 Datum des Poststempels, Postkarte.

365 Fast 7000 Menschen starben während der Cholera-Epidemie, die Neapel im Herbst 1884 heimsuchte.

366 Am 19. November 1884 hielt Dohrn in der grossen Aula der Universität Berlin einen Vortrag über die Zoologische Station und die Notwendigkeit eines grösseren Dampfers (s. Anm. 355). Der Präsident des Zentralkomités Gustav von Gossler (Anm. 346) hatte die Einladung unterzeichnet. Dieser Vortrag war der Auftakt zu der nationalen Subskriptionskampagne. An die 1000 Gäste kamen und deutsche und italienische Zeitungen berichteten ausführlich über das Ereignis. Der Abend wurde zu einem persönlichen Erfolg für Anton Dohrn. Am folgenden Tag berichtete er seiner Frau: „Publicum war hingerissen ... der mächtige Saal gepfropft voll, viele konnten nicht hinein. Beim Herausgehen lauerten die Studenten auf mich und bildeten Spalier." (Bd 304).

367 Die beiden Briefe von du Bois-Reymond sind unter dem 26. und 29. November als eingegangen verzeichnet, jedoch nicht erhalten. Der Physiologe Johannes Frenzel (1859–1897) hatte vom Oktober 1883 bis zum Juli 1884 in Neapel gearbeitet. Für seinen zweiten Aufenthalt hatte Frenzel Paul Mayer im Juli 1885 eine Desideratenliste übergeben (A, 1885, F.), die nach Mayers Meinung ohne Schwierigkeiten zu erfüllen sein sollte. Ein unglückliches Zusammentreffen von Verzögerungen, Missverständnissen und Kommunikationsschwierigkeiten zwischen Hugo Eisig in Neapel, Paul Mayer auf Reisen in Deutschland, Dohrn, der krank in Stettin lag, und Frenzel in Berlin und Triest veranlassten Frenzel, seinen Aufenthalt in Neapel aufzuschieben (Brief an Dohrn, 1. Dezember 1885, A, 1885, F.) und auf den Akademie-Tisch zu verzichten, obwohl Dohrn am 8. November eingewilligt hatte, seine Wünsche zu erfüllen.

368 Im Laufe des Jahres 1885 war Dohrn von seinem Freund Edwin Ray Lankester (Anm. 12) um die Baupläne der Zoologischen Station gebeten worden, ebenso wie um Rat für den Bau des Marine Laboratory in Plymouth, das 1888 eröffnet wurde. Die betreffende Akte mit der Korrespondenz zwischen der British Association und Dohrn aus dieser Zeit ist nicht erhalten. Vgl. jedoch Dohrn an Percy W. Sladen, Brief vom 5. Dezember 1885, abgedruckt in "Report of the Committee ..." Rep. Brit. Ass. Adv. Sci. Birmingham 1886, (1887) 254–263: 255–256.

369 s. Anm. 355; mehrere Vertragsentwürfe und betr. Korrespondenz im Dohrn-Archiv, Akte „Marine" (G.XLIX.).

370 Eingegangen am 7. Januar 1886, nicht erhalten.

371 Antonio De Martini (1815–1904), Professor der Physiologie und allgemeinen Pathologie in Neapel, Begründer der experimentellen Pathologie in Süditalien.

372 Johannes Müller, Manuel de physiologie. Traduit de l'allemand sur la 4ᵉ édition, avec des additions par A. J. L. Jourdan. Paris, Baillière, 1845, 2 vols.

373 Antonio De Martini, Compendio di embriologia. 1849. — Johannes Müller (Anm. 11) hielt sich im Herbst 1842 für zwei Wochen in Neapel auf, um Amphioxus zu beobachten und zu sammeln, der bei Neapel häufig vorkommt und im seichten Wasser leicht zu fangen ist. Müller nahm bei dieser Gelegenheit einige Tausend konservierter Exemplare mit nach Hause (Haberling, 1924, 264–266). Damals hatte Müller bereits eine ausführliche Monographie über Amphioxus veröffentlicht (Über den Bau und die Lebenserscheinungen des Branchiostoma lubricum Costa, Amphioxus lanceolatus Yarrel. (Dezember 1841). Abh. preuss. Ak. Wiss., (1842); Wiederabdruck: (Berlin 1844). 1894, anlässlich eines Mediziner-Kongresses in Rom, erzählte der Anatom Francesco Todaro (Anm. 107) die folgende Anekdote, die Müllers lebhaftes Interesse für den kleinen Lanzettfisch treffend wiedergibt: 1834 hatte der neapolitanische Zoologe Oronzio Gabriele Costa Branchiostoma lanceolatum entdeckt und beschrieben. Kaum hatte Müller die Beschreibung gelesen, als er seiner Frau erklärte: „Liebes Kind, Du musst mitkommen nach der Bucht von Neapel!" Nach einer mühsamen Reise von einigen Wochen, in der Postkutsche, erreichten sie Neapel und stiegen im Albergo di Roma in Santa Lucia ab. Müller sandte sofort nach einem Fischer, der ihm ein Exemplar des Amphioxus besorgen sollte. Zufällig war dies Costas Fischer Giovanni, der bereits am nächsten Morgen früh mit einem Exemplar bei Müller erschien. Ausser sich vor Freude steckte Müller es gleich in Spiritus, weckte seine Frau, die noch erschöpft von der Reise schlief, mit den Worten: „Liebes Kind, steh gleich auf, wir fahren nach Berlin zurück!" (Gekürzte Wiedergabe eines Zeitungsausschnittes aus einer deutschen Zeitung, o. O., Mai 1894, A, 1894, T.).

374 William (Wilhelm) Thierry Preyer (1841–1897), bis 1888 Professor der Physiologie in Jena, arbeitete vom 29. Dezember 1885 bis zum 21. April 1886 in Neapel über Echinodermen (s. auch Anm. 379, 402).

375 Harald Dohrn (1885–1945), der vierte und jüngste Sohn von Marie und Anton Dohrn.

376 Alter Name und Synonym für Neapel.

377 Johannes Müller, Vergleichende Anatomie der Myxinoiden. 3. Forts. Über das Gefäßsystem. Abh. preuss. Ak. Wiss., (1839) 175–303: 218–219: „… dass ich keinen Anstand nehme, den Bau der Nebenkiemen unter die merkwürdigsten Thatsachen der vergleichenden Anatomie zu rechnen." Dohrn zitiert Müller jedoch korrekt in „Studien zur Urgeschichte des Wirbelthierkörpers. XI. Spritzlochkieme der Selachier, Kiemendeckelkieme der Ganoiden, Pseudobranchie der Teleostier." Mitt. Zool. St. Neapel, 7 (1886) 128–176: 132–133. Die folgende Studie ist jedoch nicht ausdrücklich Müller gewidmet. (XII. Thyreoidea und Hypobranchialrinne, Spritzlochsack und Pseudobranchialrinne bei Fischen, Ammocoetes und Tunicaten. Mitt. Zool. St. Neapel, 7 (1887) 301–337.).

378 Carl Gegenbaur, Grundzüge der vergleichenden Anatomie. Leipzig, W. Engelmann, 1859, S. 567; in der zweiten Auflage (Leipzig, 1870, S. 809) ausgelassen.

379 Erika Preyer, geb. Freiin von Hoffmann. Die Dinge gestalteten sich noch schwieriger für Preyer, als seine Frau Wahnsinnsanfälle bekam und in eine

Anstalt eingeliefert werden musste, zunächst in Neapel, dann in Deutschland, wo sie ganz geheilt wurde.

[380] Wilhelm Krause (1833–1910), Professor der Anatomie in Göttingen und Berlin, arbeitete 1885–86 und 1897 als Gastforscher in Neapel.

[381] Heute: Via Crispi. Anton Dohrns Haus, die Casa Dohrn (Anm. 38) wurde im August 1943 bei einem Bombenangriff auf Neapel zerstört.

[382] Virchow an Dohrn, 12. Februar 1886 (A, 1886, V.).

[383] Richard Semon (1859–1918), Anatom und Forschungsreisender, 1891–97 Professor in Jena, arbeitete 1885–86 und 1888 in Neapel. Ermutigt durch Virchow hatte Semon in einem Brief an du Bois-Reymond (2. Februar 1886, Neapel, Ba 1030) Mittel beantragt, die ihm erlauben sollten, seine Arbeit an einer Monographie für die Fauna & Flora — die nicht zu Stande kam — fortzusetzen, bis die Station ihm ein entsprechendes Gehalt zahlen könnte. Dohrn pflegte die Bearbeiter einer Monographie für die Fauna & Flora gewöhnlich aus den Gastforschern auszuwählen und für eine gewisse Zeit als Assistenten einzustellen, um ihnen eine ungestörte und intensive Arbeit zu ermöglichen. Eine wesentliche Bedingung war dabei, dass der Betreffende sich gut in das Gefüge der Stationsbeamten einpassen würde, was ihm bei Semon nicht der Fall zu sein schien (Dohrn an Virchow, 10. April 1886, Ca IV, 32–34).

[384] Der ungarische Abgeordnete und Custos des Budapester Nationalmuseums Otto Hermann hatte den ungarischen Unterrichtsminister August Trefort (1817–1888) u. a. beschuldigt, er habe unqualifizierten Personen die Benutzung des ungarischen Tisches in Neapel gestattet, und erwähnte dabei ausdrücklich Jozsef Perényi (1858–1914). Perényi kam 1883 nach Neapel, um Material für Professor Geza Mihalkovics zu sammeln und zu konservieren. Sein großspuriges Auftreten bei gleichzeitiger mangelnder Fachkenntnis liessen auch Dohrn zustimmen, dass Perényi besser nicht an die Station hätte kommen sollen (Korrespondenz Perényi-Dohrn, A, 1886, P.; L. Oerley an Dohrn, 9. Februar 1886, A, 1886, O).

[385] Presskopie, nicht lesbare Teile sind durch […] gekennzeichnet.

[386] Die 59. Versammlung deutscher Naturforscher und Aerzte fand vom 18.–24. September 1886 in Berlin statt.

[387] Eine unvollständige Presskopie (Ca IV, 161, 162) sowie ein Entwurf auf der Rückseite von Dohrns Eingabe an die Akademie um eine erneute Subvention für den Zoologischen Jahresbericht (Ea 119) sind im Dohrn-Archiv vorhanden.

[388] Zusatz im Entwurf (Anm. 387): „bis jetzt 16 Fälle".

[389] du Bois-Reymond, Zusatz am Rand, schwarze Tinte.

[390] Carl Chun: 25. 8.–17. 10. 1886. Karl Brandt: 5. 10. 1886–1. 3. 1887.

[391] Friedrich Althoff (1839–1908), Professor in Strassburg, seit 1882 Ministerialdirigent im Preussischen Kultusministerium, wo er schon bald einflussreich und massgebend die preussische Wissenschaftpolitik bestimmte. Dohrns Befürchtungen erwiesen sich als berechtigt; schon wenige Jahre später bedurfte es seines ganzen diplomatischen Geschickes, um Althoffs Versuche, die vier preussischen Tische in Neapel zu reduzieren, zu hintertreiben (Heuss, 1962, 322–329).

[392] Entwurf mit den erwähnten Anlagen im Dohrn-Archiv (Ea 119).

[393] H. T. Stainton an Dohrn, 22. Juni 1886, Mountsfield (A, 1886, S.). Der englische Entomologe Henry Tibbats Stainton (1822–1892) gehörte zu den Gründern der Zoological Record Association (Anm. 282); er war ausserdem ein enger Freund von Anton Dohrn und seinem Vater.

[394] Von Dohrn ausgelassen: "of the Zoological Record Association".

³⁹⁵ Franz Hilgendorf (1839–1904), Herausgeber des Archivs für Naturgeschichte (Anm. 281) von 1886 bis 1903. — Arend Friedrich August Wiegmann (1802–1841), Zoologe, Herausgeber 1835–40. — Wilhelm Ferdinand Erichson (1809–1848), Entomologe, Herausgeber 1841–48. — Franz Hermann Troschel (1810–1882), Zoologe, Herausgeber 1849–80. — Eduard von Martens (1831–1904), Malacologe, Herausgeber 1881–85.

³⁹⁶ Woldemar von Schroeder (1850–1898), chemischer Physiologe, Schüler von Carl Ludwig, seit 1890 Professor der Pharmakologie in Heidelberg. Aus Gesundheitsgründen musste von Schroeder Neapel schon bald wieder verlassen und konnte die Einrichtung der Abteilung für chemische Physiologie nicht zu Ende führen.

³⁹⁷ Antwortschreiben von Ernst Curtius mit der Zustimmung zur Miete des Akademie-Tisches auf weitere 5 Jahre, eingegangen am 17. Dezember 1887, nicht erhalten.

³⁹⁸ Chiyomatsu Ishikawa (geb. 1861), japanischer Zoologe, Assistent von August Weismann, später Professor in Tokyo.

³⁹⁹ Sir Henry E. Roscoe (1833–1915), Professor der Chemie am Owens College in Manchester (1858–87).

⁴⁰⁰ Am 17. Januar 1888 hatte Albert Heim, Professor der Geologie am Polytechnikum und an der Universität Zürich, Anton Dohrn um Rat gefragt für einen Nachfolger von Heinrich Frey (1822–1890), Professor der Histologie und vergleichenden Anatomie in Zürich (A, 1888, H). Freys Lehrstuhl sollte in zwei oder drei Lehrstühle aufgeteilt werden. Dohrn empfahl u. a. Arnold Lang (Anm. 192), Carl Chun (Anm. 147) und Nikolaus Kleinenberg (Anm. 31) (Dohrn an Heim, 20. Januar 1888, Maschinenabschrift, Ba 3363).

⁴⁰¹ Arthur Koenig (1856–1901) wurde Nachfolger von A. Christiani (1888).

⁴⁰² Gemeint ist wohl W. T. Preyer (Anm. 374), von dem Dohrn wenige Tage zuvor einen Brief erhalten hatte „wegen physiol. Laboratorium Bemerkungen" (Postbuch, 14. Januar 1888) und der sich bereits im September 1885, bevor er als Gastforscher nach Neapel kam, als Physiologe für die zoologische Station angeboten hatte (Postbuch, 3. September, 1885).

⁴⁰³ Telegramm zum 50. Doktorjubiläum von Emil du Bois-Reymond. Entwurf Hermann Linden.

Chronologische Liste der Briefe

Das Präfix Lc bezeichnet Briefe aus der Staatsbibliothek Preussischer Kulturbesitz, Berlin, Handschriftenabteilung, Sammlung Darmstädter, PAAAB (Brief
XXXVII) steht für Politisches Archiv des Auswärtigen Amtes, Bonn; alle anderen Signaturen beziehen sich auf Dokumente aus dem Dohrn-Archiv, Neapel.

Brief	Datum	Autor	Ort	Arch. Nr.	Seite
I	2. August 1871	Dohrn	Berlin	Ba 668	1, 2
II	3. August 1871	du Bois	[Berlin]	Ba 667	3
III	4. August 1871	du Bois	Berlin	Ba 670	5
IV	18. September 1871	Dohrn	Stettin	Lc 1870(11)	6, 7
V	11. Oktober 1871	du Bois	Berlin	Ba 671	8
VI	20. Oktober 1871	Dohrn	Napoli	Lc 1870(11)	9–11
VII	19. September 1872	Dohrn	Napoli	Ba 1024	12–15
VIII	8. Oktober 1872	du Bois	Berlin	Ba 672	16
IX	13. Oktober 1872	Dohrn	Napoli	Lc 1870(11)	17–20
X	20. Oktober 1872	du Bois	Berlin	Ba 673	21
XI	21. Oktober 1872	Dohrn	Napoli	Lc 1870(11)	22
XII	29. Oktober 1872	Dohrn	Napoli	Lc 1870(11)	23–28
XIII	5. November 1872	Dohrn	Napoli	Lc 1870(11)	29
XIV	22. November 1872	du Bois	Berlin	Ba 674/Ba 678	30, 31
XV	22. November 1872	Dohrn	Napoli	Lc 1870(11)	33
XVI	26. November 1872	du Bois	Berlin	Ba 675	34
XVII	28. November 1872	Dohrn	Napoli	Lc 1870(11)	35, 36
XVIII	2. Dezember 1872	du Bois	Berlin	Ba 676	37
XIX	2. Dezember 1872	du Bois	Berlin	Ba 146	38
XX	7. Dezember 1872	Dohrn	Napoli	Lc 1870(11)	39, 40
XXI	7. Dezember 1872	Dohrn	Napoli	Lc 1870(11)	41, 42
XXII	19. Dezember 1872	du Bois	Berlin	Ba 677	43
XXIII	22. Januar 1873	Dohrn	Roma	Lc 1870(11)	44, 45
XXIV	30. Januar 1873	du Bois	Berlin	Ba 679	46
XXV	28. März 1873	Dohrn	Napoli	Lc 1870(11)	47
XXVI	1. April 1873	du Bois	Berlin	Ba 680	48, 49
XXVII	6. April 1873	Dohrn	Napoli	Lc 1870(11)	50, 51
XXVIII	1. Mai 1873	du Bois	Berlin	Ba 681	52
XXIX	4. Mai 1873	Dohrn	Napoli	Lc 1870(11)	53
XXX	9. Mai 1873	du Bois	Berlin	Ba 682	54

Brief	Datum	Autor	Ort	Arch. Nr.	Seite
XXXI	12. Mai 1873	Dohrn	Napoli	Lc 1870(11)	55
XXXII	14. Mai 1873	Dohrn	Napoli	Lc 1870(11)	56, 57
XXXIII	24. Juli 1873	Dohrn	St. Moritz	Lc 1870(11)	58–62
XXXIV	13. Oktober 1873	Dohrn	München	Lc 1870(11)	63
XXXV	10. September 1874	Dohrn	Stettin	Lc 1870(11)	64
XXXVI	3. November 1874	Dohrn	Napoli	Lc 1870(11)	65, 66
XXXVII	8. November 1874	du Bois	Berlin	PAAAB, Rom 173b	67, 68
XXXVIII	20. Mai 1875	Dohrn	Napoli	Lc 1870(11)	69–71
XXXIX	19. Oktober 1875	Dohrn	Berlin	Lc 1870(11)	72, 73
XL	15. Dezember 1875	Dohrn	Napoli	Lc 1870(11)	74, 75
XLI	5. Januar 1876	du Bois	Berlin	Ba 683	76, 77
XLII	20. Januar 1876	Dohrn	Napoli	Lc 1870(11)	78, 79
XLIII	24. Januar 1876	du Bois	Berlin	Ba 684	80
XLIV	28. Januar 1876	Dohrn	Napoli	Lc 1870(11)	81, 82
XLV	4. Februar 1876	du Bois	Berlin	Ba 685	83
XLVI	[14. April 1876]	du Bois	Potsdam	Ba 687	84
XLVII	23. April 1876	Dohrn	Napoli	Lc 1870(11)	85–88
XLVIII	28. Mai 1876	Dohrn	Napoli	Lc 1870(11)	89, 90
XLIX	30. Mai 1876	Dohrn	Napoli	Lc 1870(11)	91
L	2. Juni 1876	du Bois	Berlin	Ba 688	92, 93
LI	7. Juni 1876	Dohrn	Napoli	Lc 1870(11)	94, 95
LII	6. Juli 1876	Dohrn	Napoli	Lc 1870(11)	96–98
LIII	20. September 1876	Dohrn	Berlin	Lc 1870(11)	99, 100
LIV	24. September 1876	Dohrn	Berlin	Lc 1870(11)	101, 102
LV	5. Oktober 1876	Dohrn	Berlin	Lc 1870(11)	103
LVI	9. Oktober 1876	du Bois	Potsdam	Ba 689	104
LVII	14. Oktober 1876	Dohrn	Berlin	Lc 1870(11)	105
LVIII	18. Oktober 1876	Dohrn	Berlin	Lc 1870(11)	106, 107
LIX	[18. Oktober 1876]	du Bois	[Berlin]	Ba 686	108
LX	27. Februar 1877	Dohrn	Napoli	Lc 1870(11)	109–111
LXI	2. März 1877	du Bois	Berlin	Ba 690	112
LXII	3. Juli 1877	Dohrn	Napoli	Lc 1870(11)	113, 114
LXIII	3. Juli 1877	du Bois	Berlin	Ba 691	115, 116
LXIV	4. Juli 1877	du Bois	Berlin	Ba 692	117, 118
LXV	9. Juli 1877	Dohrn	[Napoli]	Lc 1870(11)	119, 120
LXVI	[20. Oktober 1877]	du Bois	[Berlin]	Ba 693	121
LXVII	25. Dezember 1877	Dohrn	Portici	Lc 1870(11)	122–124
LXVIII	27. Januar 1878	Dohrn	Napoli	Lc 1870(11)	125, 126
LXIX	20. April 1878	Dohrn	Napoli	Lc 1870(11)	127, 128
LXX	9. Mai 1878	Dohrn	Napoli	Lc 1870(11)	129–132
LXXI	19. Juni 1878	Dohrn	Napoli	Lc 1870(11)	133–135
LXXII	16. Oktober 1878	Dohrn	Napoli	Lc 1870(11)	136, 137
LXXIII	9. November 1878	Dohrn	Napoli	Lc 1870(11)	138, 139
LXXIV	28. Dezember 1878	Dohrn	Napoli	Lc 1870(11)	140
LXXV	8. Januar 1879	du Bois	Berlin	A, 1879, B	141–143
LXXVI	14. Januar 1879	Dohrn	Napoli	Lc 1870(11)	144–147

Liste (Fortsetzung)

Brief	Datum	Autor	Ort	Arch. Nr.	Seite
LXXVII	[Februar/März 1879]	Dohrn	[Berlin]	Lc 1870(11)	148, 149
LXXVIII	9. April 1879	Dohrn	[Napoli]	Lc 1870(11)	150
LXXIX	9. Juni 1879	Dohrn	Ischia	Lc 1870(11)	151–153
LXXX	25. Juni 1879	du Bois	Berlin	Ba 434	154–156
LXXXI	27. Juli 1879	Dohrn	[Napoli]	Lc 1870(11)	157–159
LXXXII	4. September 1879	Dohrn	Ischia	Lc 1870(11)	160–162
LXXXIII	12. September 1879	Dohrn	Napoli	Lc 1870(11)	163–165
LXXXIV	28. August (–15. September) 1879	du Bois	Potsdam	Ba 443	166–169
LXXXV	5. Oktober 1879	Dohrn	Napoli	Lc 1870(11)	170, 171
LXXXVI	30. Oktober 1879	du Bois	Berlin	Ba 444	172, 173
LXXXVII	7. November 1879	Dohrn	Napoli	Lc 1870(11)	174, 175
LXXXVIII	27. November 1879	du Bois	Berlin	Ba 450	176, 177
LXXXIX	3. Dezember 1879	Dohrn	Napoli	Lc 1870(11)	178–180
XC	2. Januar 1880	du Bois	Berlin	A, 1880, B.	181, 182
XCI	24. Januar 1880	Dohrn	Napoli	Lc 1870(11)	183–186
XCII	19. Februar 1880	du Bois	Berlin	A, 1880, B.	187, 188
XCIII	24. Februar (–2. März) 1880	Dohrn	[Napoli]	Lc 1870(11)	189, 190
XCIV	29. Juni 1880	Dohrn	Napoli	Lc 1870(11)	191, 192
XCV	[29. Juli 1880]	du Bois	[Berlin]	A, 1880, B.	193
XCVI	5. August 1880	Dohrn	Ischia	Lc 1870(11)	194, 195
XCVII	15. Oktober 1880	du Bois	Berlin	A, 1880, B.	196–198
XCVIII	20. Oktober 1880	Dohrn	Napoli	Ba 1025	199, 200
XCIX	4. November 1880	Dohrn	Napoli	Lc 1870(11)	201
C	2. Januar 1881	du Bois	Berlin	A, 1881, B.	202, 203
CI	6. Januar 1881	Dohrn	Napoli	Lc 1870(11)	204–207
CII	9. Februar 1881	du Bois	Berlin	A, 1881, B.	208
CIII	13. Februar 1881	Dohrn	Napoli	Lc 1870(11)	209
CIV	[11. März 1881]	du Bois	[Berlin]	A, 1881, B.	210
CV	20. März 1881	Dohrn	[Napoli]	Lc 1870(11)	211
CVI	3. April 1881	du Bois	Berlin	A, 1881, B.	212, 213
CVII	16. April 1881	Dohrn	Napoli	Lc 1870(11)	214, 215
CVIII	16. April 1881	Dohrn	[Napoli]	Lc 1870(11)	216
CIX	25. Mai 1881	du Bois	Berlin	A, 1881, B.	217, 218
CX	5. Juni 1881	Dohrn	[Napoli]	Lc 1870(11)	219, 220
CXI	[21. Juni 1881]	du Bois	[Berlin]	A, 1881, B.	221
CXII	17. Juli 1881	Dohrn	[Napoli]	Lc 1870(11)	222, 223
CXIII	6. Januar 1882	Dohrn	Napoli	Lc 1870(11)	224–226
CXIV	14. Januar 1882	du Bois	Berlin	A, 1882, B.	227, 228
CXV	1. März 1882	Dohrn	Napoli	Lc 1870(11)	229–231
CXVI	12. März 1882	du Bois	Berlin	A, 1882, B.	232, 233
CXVII	26. März 1882	Dohrn	Sorrento	Ba 669	234, 235
CXVIII	24. Februar 1883	Dohrn	Napoli	Ba 1026	236–240
CXIX	17. Mai 1883	Dohrn	Napoli	Ba 3693	241–248
CXX	6. Januar 1884	Dohrn	Napoli	Ba 1027	249–251
CXXI	23. Januar 1884	Dohrn	Napoli	Ba 1028	252, 253

Liste (Fortsetzung)

Brief	Datum	Autor	Ort	Arch. Nr.	Seite
CXXII	26. Januar 1884	Dohrn	[Napoli]	Ba 1029	254
CXXIII	[14. September 1884]	du Bois	[Potsdam]	A, 1884, B.	255
CXXIV	17. November 1884	du Bois	Berlin	A, 1884, B.	256
CXXV	4. Dezember 1885	Dohrn	Napoli	Ba 1032	257, 258
CXXVI	14. Januar 1886	Dohrn	Napoli	Lc 1870(11)	259, 260
CXXVII	17. Februar 1886	Dohrn	Napoli	Ba 1031	261, 262
CXXVIII	14. September 1886	Dohrn	Tarvis	Ca IV, 121	263
CXXIX	14. Oktober 1886	Dohrn	Napoli	Lc 1870(11)	264–267
CXXX	27. November 1886	Dohrn	[Napoli]	Lc 1870(11)	268–270
CXXXI	2. Januar 1888	Dohrn	[Napoli]	Lc 1870(11)	271, 272
CXXXII	24. Januar 1888	Dohrn	Napoli	Lc 1870(11)	273–275
CXXXIII	13. Februar 1893	Zool. Station	[Napoli]	A, 1893, D.	276

Literaturverzeichnis

Amburger, Erik, 1950: Die Mitglieder der Deutschen Akademie der Wissenschaften zu Berlin (1700–1950). Berlin, Akademie-Verlag, 1950.

Ankel, Wulf-Emmo, 1963: Paul Mayer (1848–1923)   Anton Dohrn (1840–1909). In: A. Freund, A. Berg, Hrsg., Geschichte der Mikroskopie, Bd. 1, 251–261. Frankfurt a. M., Umschau-Verlag, 1963.

Anon, 1875: Inauguration of the Zoological Station at Naples. Nature, 12 (1875) 11–13.

Belloni, Luigi, 1980: Franz Boll, scopritore della porpora retinica. Sue lettere a Emil du Bois-Reymond, Camillo Golgi e Ernst Haeckel, Memorie Ist. lomb. Sci. Lett., Classe di scienze matematiche e naturali 27 (1980) 315–437. (Memoria 6).

Belloni, Luigi, 1982: Hermann Helmholtz und Franz Boll. Med. hist. J., 17 (1982) 129–137.

Boveri, Margret, 1943: Das Haus am Rione Amedeo. Ein Blatt der Erinnerung. Frankfurter Zeitung no. 439, 29. August 1943. Wieder abgedruckt in: Heuss, 1962, pp. 400–406.

Buchner, Paul, 1968: Gast auf Ischia. Aus Briefen und Memoiren von 500 Jahren. München, Prestel, 1968.

Chierchia, Gaetano, 1885: Collezioni per studi di scienze naturali fatte nel viaggio intorno al mondo della R. Corvetta Vettor Pisani (Comandante G. Palumbo), anni 1882-83-84-85. Riv. maritt., 17 (1885) 1–174.

Cranefield, Paul F., ed., 1982: Two Great Scientists of the Nineteenth Century. Correspondence of Emil Du Bois-Reymond and Carl Ludwig. Collected by Estelle Du Bois-Reymond. Foreword, Notes, and Indexes by Paul Diepgen. Translated by Sabine Lichtner-Ayèd. Edited, with a foreword by Paul F. Cranefield. Baltimore, London, The Johns Hopkins University Press, 1982. (Deutsche Erstausgabe: Leipzig, 1927).

Dohrn, Anton, Memoiren (1895–1907): Unvollendetes und unveröffentlichtes Manuscript über die Geschichte der Gründung der Zoologischen Station Neapel, 1868–1875, S. 1–147, mit Lücken (Dohrn-Archiv, Neapel).

Dohrn, Anton, 1871 a: Kurzer Abriss der Geschichte, sowie Gutachten und Meinungsäusserungen hervorragender Naturforscher über die Gründung der Zoologischen Stationen. Jena, Frommann, (1871), 8 pp. Enthält Briefe von E. du Bois-Reymond, C. Gegenbaur, E. Haeckel, H. Helmholtz, R. Leuckart und Carl Vogt.

Dohrn, Anton, 1871 b: Der Gesammt-Organisationsplan der Zoologischen Stationen. (September 1871), o. O., 2 S.

Dohrn, Anton, 1872: Der gegenwärtige Stand der Zoologie und die Gründung zoologischer Stationen. Preuss. Jb., 30 (1872) 137–161. Wieder abgedruckt in: Naturwiss., 19 (1926) 412–424; und in: Simon, 1980, pp. 23–46. Italienische Übersetzung in Nuova Antologia, Jan. (1873) 1–27. Wieder abgedruckt in: Boll. zool., 35 (1968) 507–531.

Dohrn, Anton, 1874: Die Bibliothek der Zoologischen Station zu Neapel. Verzeichniss der daselbst bis zum Ende 1873 vorhandenen Bücher. Leipzig, Engelmann, 1874.

Dohrn, Anton, 1875: Der Ursprung der Wirbelthiere und das Princip des Functionswechsels. Leipzig, Engelmann, 1875.

Dohrn, Anton, 1876: Erster Jahresbericht der Zoologischen Station in Neapel. Leipzig, Engelmann, 1876.

Dohrn, Anton, 1880: Zur Abwehr. Mitt. Zool. St. Neapel, 2 (1880) 113–122.

Dohrn, Anton, 1881: Bericht über die Zoologische Station während der Jahre 1879 und 1880. Mitt. Zool. St. Neapel, 2 (1881) 495–514.

Dohrn, Anton, 1885: Bericht über die Zoologische Station während der Jahre 1882–1884. Mitt. Zool. St. Neapel, 6 (1885) 93–148.

Dohrn, Anton, 1893: Bericht über die Zoologische Station während der Jahre 1885–1892. Mitt. Zool. St. Neapel, 10 (1893) 633–674.

Dohrn, Anton, 1897: Das 25-jährige Jubiläum der Zoologischen Station zu Neapel am 14. April 1897. Leipzig, Breitkopf & Härtel, 1897. Wieder abgedruckt in: Simon, 1980, pp. 59–104.

Dohrn, Klaus, 1983: Von Bürgern und Weltbürgern. Eine Familiengeschichte. Pfullingen, G. Neske, 1983.

du Bois-Reymond, Emil, Abhandlungen: Gesammelte Abhandlungen zur allgemeinen Muskel- und Nervenphysik. 2 Bände (I, II). Leipzig, Veit & Comp., 1875, 1877.

du Bois-Reymond, Emil, Reden: Reden. 2 Bände (I, II). Leipzig, Veit & Comp., 1886, 1887. (2. erw. Auflage, hg. von Estelle du Bois-Reymond, Leipzig, 1912.).

du Bois-Reymond, Emil — Carl Ludwig, correspondence, s. Cranefield, Paul F., 1982.

Eisig, Hugo, 1875: Die Einweihung der Zoologischen Station in Neapel. Preuss. Jb., 35 (1875) 542–556.

Fischer, Jean-Louis, 1980: L'aspect social et politique des relations épistolaires entre quelques savants français et la Station zoologique de Naples de 1878 à 1912. Rev. Hist. Sci., 33 (1980) 225–251.

Goldschmidt, Richard Benedict, 1956: Portraits from Memory. Recollections of a Zoologist. Seattle, University of Washington Press, 1956.

Groeben, Christiane, ed., 1982: Charles Darwin — Anton Dohrn. Correspondence. Napoli, Macchiaroli, 1982.

Groeben, Christiane, ed., 1983: Reinhard Dohrn, 1880–1962. Reden, Briefe und Veröffentlichungen zum 100. Geburtstag. Berlin, Heidelberg, New York, Tokyo, Springer-Verlag, 1983.

Groeben, Christiane, und Irmgard Müller, 1975: The Naples Zoological Station at the Time of Anton Dohrn. (Exhibition Catalogue), Naples 1975.

Haberling, Wilhelm, 1924: Johannes Müller. Das Leben eines rheinischen Naturforschers. Leipzig, Akademische Verlagsgesellschaft, 1924.

Hensen, Victor, 1876: Die Zoologische Station in Neapel. Leopoldina, 12 (1876) 141–144; 153–156.

Heuss, Theodor, 1962: Anton Dohrn. Tübingen, Rainer Wunderlich, 1962. (1. Aufl., Zürich, Atlantis, 1940; 2. erw. Aufl., Tübingen, 1948). Englische Übersetzung in Vorbereitung (Springer-Verlag, Heidelberg, Berlin).

Kossmann, Robby, 1875: Die Ansprüche des Herrn Dr. Dohrn auf Lösung des Rhizocephalen-Problems. Arb. Zool.-zoot. Inst. Würzburg, 2 (1875) 510–515.

Kühn, Alfred, 1950: Anton Dohrn und die Zoologie seiner Zeit. Pubbl. Staz. Zool. Napoli, (1950) supplement.

Müller, Irmgard, 1973: Der „Hydriot" Nikolai Kleinenberg, oder: Spekulation und Beobachtung. Med. hist. J., 8 (1973) 131–153.

Müller, Irmgard, 1975: Die Wandlung embryologischer Forschung von der deskriptiven zur experimentellen Phase unter dem Einfluss der Zoologischen Station in Neapel. Med. hist. J., 10 (1975) 191–218.

Müller, Irmgard, 1976: Die Geschichte der Zoologischen Station Neapel von der Gründung durch Anton Dohrn (1872) bis zum ersten Weltkrieg und ihre Bedeutung für die Entwicklung der modernen biologischen Wissenschaften. Habilitationsschrift, Universität Düsseldorf, Math.-Naturwiss. Fakultät.

Partsch, Karl-Josef, 1980: Die Zoologische Station Neapel. Modell internationaler Wissenschaftszusammenarbeit. Göttingen, Vandenhoeck & Ruprecht, 1980. (Studien zu Naturwissenschaft, Technik und Wirtschaft im Neunzehnten Jahrhundert, 11).

Rehbock, Philip F., 1975: Huxley, Haeckel, and the Oceanographers: The Case of Bathybius haeckelii. Isis, 66 (1975) 504–533.

(Report, 1871): Report of the Committee, consisting of Dr. Anton Dohrn, Professor Rolleston, and Mr. P. L. Sclater, appointed for the purpose of promoting the Foundation of Zoological Stations in different parts of the World. Rep. Brit. Ass. Adv. Sci. Edinburgh 1871, (1872) 192.

(Report, 1873): Report of the Committee, consisting of Dr. Rolleston, Dr. Sclater, Dr. Anton Dohrn, Professor Huxley, Professor Wyville Thomson, and E. Ray Lankester, for the foundation of Zoological Stations in different parts of the Globe. Rep. Brit. Ass. Adv. Sci. Bradford 1873, (1874) 408–412.

Risse, Guenter B., ed., 1973: History of Physiology, by Karl E. Rothschuh, translated and edited with a new English bibliography by G. B. Risse. Huntington, NY, R. E. Krieger, 1973. (Deutsche Erstausgabe: Berlin, 1953.).

Rothschuh, Karl E., 1971: Emil Heinrich du Bois-Reymond. Dict. Sci. Biogr., 4 (1971) 200–205.

Ruff, Peter W., 1981: Emil du Bois-Reymond. Leipzig, BSB B. G. Teubner, 1981. (Biographien hervorragender Naturwissenschaftler, Techniker und Mediziner, 54).

Sachs, Carl, 1881: Untersuchungen am Zitteraal, Gymnotus electricus. Nach seinem Tode bearbeitet von Emil du Bois-Reymond, mit 2 Abhandlungen von Gustav Fritsch. Leipzig, Veit, 1881.

Simon, Hans-Reiner, ed., 1980: Anton Dohrn und die Zoologische Station Neapel. Frankfurt a. M., Ed. Erbrich, 1980. (Bibliographia et Scientia, 1).

Uschmann, Georg, 1959: Geschichte der Zoologie und der Zoologischen Anstalten in Jena 1779–1919. Jena, VEB G. Fischer, 1959.

Weindling, Paul (im Druck): „Eine Sonne im Ei"; Oscar Hertwig (1849–1922), Darwinismus und Sozialdarwinismus im Kaiserreich. Stuttgart, Gustav Fischer.

Namensverzeichnis

Aeby, Christoph Theodor   203, 300
Agassiz, Alexander   XLII, 36, 281, 282, 284
Agassiz, Louis   XLII, 7, 13, 36, 61, 182, 279, 282, 284, 297
Alfonso XII., König von Spanien   225, 301
Allman, George James   XXI, 13, 280
Althoff, Friedrich   265, 307
Anderson, John   284
Andres, Angelo   163, 165, 296
Arago, François Dominique   83, 227, 289
Ariost, Lodovico   98
Auwers, Arthur von   142, 169, 170, 194, 197, 232

Babuchin, Alexander   203, 299
Baccelli, Guido   247, 304
Bach, Johann Sebastian   XXIX, 42
Baer, Carl Ernst von   XLII, 6, 279, 281
Balfour, Francis Maitland   78, 236, 246, 287
Bancroft, George   XLII, 36, 37, 38, 42, 281
Baranowska, Catharina von   295
Baranowska, Helene von   295
Baranowska, Marie von (de) s. Dohrn, Marie
Baranowski, Alexandre de   73
Baranowski, Casimir von   295
Baranowski, Georg Ivanovich von   285
Bardeleben, Heinrich Adolf   155, 295
Baring   278
Bartel   198

Baumann, Eugen   198, 299
Bayern, Amalie Auguste, von   281
Beer, Otto   94, 114, 290
Beer, Theodor   XXXIV
Beethoven, Ludwig van   285
Bennigsen, Rudolf von   114, 125, 136, 145, 189, 291, 298
Berkeley, George   XXX
Berthold, Gottfried   300
Bezold, Albert von   182, 297
Biedermann, Wilhelm   XXXIV, XXXV, 228, 302
Bismarck, Otto von   60, 175, 180, 247, 284, 298
Bischoff, Theodor Ludwig Wilhelm von   44, 282
Blaserna, Pietro   247, 304
Boccaccio, Giovanni   197
Boetticher, Karl Heinrich von 247, 304
Bois-Reymond, Jeannette du, s. du Bois-Reymond, Jeannette
Boll, Franz   182, 297
Brandt, Karl   154, 159, 160, 162, 173, 175, 177, 180, 181, 229, 232, 264, 295, 302, 307
Brasilien, Kaiser von, s. Pedro d'Alcantara
Brassier de St. Simon Ballade, Joseph M.A. Graf   19, 280
Braun, Alexander   16, 17, 39, 280
Breest & Gelpcke   180, 181
Brehm, Alfred   XX, XXI, 117, 292
Brücke, Ernst Wilhelm von   XI
Buchanan, John   290
Buckle, Henry Thomas   48, 283
Budge, Julius Ludwig   80, 288
Bülow, Bernhard von   XVI, 183–188, 297

Bülow, Bernhard Ernst von   173,
   174, 179, 195, 297
Bütschli, Otto   XVI
Bunsen, Christian Karl Frhr. von
   174, 280
Burian, Richard   XXXV
Busch, Clemens August   225, 301

Calberla, Ernst   289
Callan-Dohrn, Amarillis   XLIV
Camphausen, Otto   110, 130, 293
Campolattaro, Emilio Capomazza
   Marchese di   XVI
Capitelli, Graf Guglielmo   XXII
Cappelletti, Vincenzo   XLIV
Carl von Preussen, Prinz, s. Preussen,
   Prinz Karl von
Carmen Sylva, s. Rumänien,
   Elisabeth Königin von
Carus, Julius Victor   XXXIV, 300
Cavendish, Henry   208, 300
Chierchia, Gaetano   296
Christiani, Arthur   208, 212, 274,
   300, 308
Chun, Carl   109, 110, 112, 115, 119,
   120, 125, 127, 146, 163, 169, 264,
   291, 296, 307, 308
Claude, Jeannette, s. du Bois-
   Reymond, Jeannette
Claus, Carl   243, 289
Cohn, E.   72
Costa, Oronzio-Gabriele   283, 306
Curtius, Ernst   70, 169, 272, 286, 308
Czermak, Johann Nepomuk   2, 278
Czermak-Lümel, Marie   278

Dana, James Dwight   36, 281
Darwin, Charles   V, XXI, XXIII,
   XXVI, XXXII, XXXVIII, 2, 5, 6,
   7, 8, 9, 13, 29, 48, 51, 95, 182, 277,
   278, 279, 281, 285, 303
Dassi, Giuseppe   XXII
Delbrück, Heinrich   101, 103, 104,
   105, 291
Delbrück, Rudolf von   XXVI,
   XXXI, 13, 14, 16, 17, 20, 33, 37,
   41, 46, 50, 60, 63, 72, 185, 280, 291
Delbrück, Leo & Co.   181, 210, 291
Delle Chiaie, Stefano   203, 299
De Martini, Antonio   259, 306
Dohrn, Antonietta   XLIV
Dohrn, Boguslaw   XXV, 128, 131,
   135, 147, 152, 223, 234, 293

Dohrn, Catharina   292
Dohrn, Carl August   277, 287
Dohrn, Harald   XXV, 306
Dohrn, Klaus   XXV
Dohrn, Marie   XXV, XLII, 147,
   218, 240, 277, 279, 285–287, 289,
   292, 293, 295, 296, 298, 303, 306
Dohrn, Peter (Pietro)   XXXVIII,
   XLIV
Dohrn, Reinhard   XXV, XXXVII,
   298
Dohrn, Wolfgang   XXV, 131, 135,
   147, 293
Dove, Heinrich   100, 291
Driesch, Hans   XVII
du Bois-Reymond, Jeannette   192,
   289, 297

Ecker, Alexander   206, 300
Ehrenberg, Christian Gottfried   16,
   280
Eimer, Theodor   252, 304
Eisig, Hugo   25, 73, 122, 130, 153,
   164, 280, 284, 286, 296, 305
Emery, Carlo   163, 164, 178, 214,
   296, 300
Engelmann, Theodor Wilhelm   241,
   303
Engelmann, Wilhelm   XXXIII, 13,
   167, 174, 217, 219, 228, 241, 283,
   289, 294, 295, 296, 303
Erichson, Wilhelm Ferdinand   268,
   308
Eulenburg, August Graf zu   179, 297
Ewald, Julius Wilhelm   65, 285, 294
Exner, Sigmund   XVI, XXXIV

Falk, Adalbert   XXVI, 13, 17, 20,
   33, 37, 47, 50, 60, 72, 78, 93, 103,
   119, 146, 156, 279, 280, 296
Falkenberg, Paul   114, 291
Fantini, Bernardino   XLIV
Ferry, Jules   302
Finsch, Otto   155, 217, 295
Fischer, Theodor   13
Flemming, Walther   203, 300
Florey, Ernst   XXXVIII
Foster, Michael   XVI, XXVI
Franckenstein, Georg Frhr. von
   156, 295
Freiligrath, Ferdinand   88, 290
Frenzel, Johannes   257, 261, 305
Frerichs, Friedrich Theodor   19, 280

Frey, Heinrich   308
Friedenthal, Karl Rudolf   72, 286
Friedrich II., König von Preussen
   240, 303
Friedrich III., s. Friedrich Wilhelm,
   Kronprinz des Deutschen Reiches
   und von Preussen
Friedrich Wilhelm I., König von
   Preussen   IX
Friedrich Wilhelm III., König von
   Preussen   69, 70, 72, 87, 285, 289
Friedrich Wilhelm IV., König von
   Preussen   XV, XVI, 175
Friedrich Wilhelm, Kronprinz des
   Deutschen Reiches und von
   Preussen   XI, 47, 50, 69, 70, 72,
   87, 96, 101, 103, 136, 146, 171, 249,
   250, 285, 291, 297
Frigyesi, Gustav   XXI, XXII
Fritsch, Gustav   XVI, 218, 219, 226,
   228, 229, 230, 232, 235, 251, 292,
   300, 302
Fürbringer, Max   253, 305
Fürth, Otto von   XXXIV

Gabriel, Benno   100, 109, 116, 120,
   291
Gad, Johannes   299
Garibaldi, Giuseppe   XXI, XXII,
   XXV
Gegenbaur, Carl   6, 190, 222, 236,
   246, 252, 253, 279, 285, 303, 305,
   306
Genovese, Sebastiano   XXXVIII
Gerber, Karl Friedrich Wilhelm   44,
   53, 55, 282, 283
Geulincx, Arnold   XXVIII
Gianturco, Emanuele   XVI
Gibot, Marquis   292
Gibot, Maria Marquise   292
Giesbrecht, Wilhelm   289
Gilder, Jean Ann   XLIV
Gluck, Christoph Willibald Ritter
   von   XXIX, 42
Goeppert, Heinrich Robert   78, 99,
   103, 141, 146, 147, 244, 286
Goethe, Johann Wolfgang von   163,
   175, 201, 240, 299, 303
Goldschmidt, R.H.   278
Gossler, Gustav von   244, 268, 303,
   305
Graff, Ludwig von   128, 293
Grant, Charles   293

Greiff, Ministerialdirektor   72, 286
Grmek, Mirko D.   XLV
Groeben, Christiane   XI, XXXVIII,
   XLIV
Grünhagen, Wilhelm Alfred   80,
   241, 288

Haeckel, Ernst   XI, XXIII, XXIX,
   XXX, XXXI, 2, 6, 95, 147, 190,
   203, 206, 207, 220, 222, 240, 243,
   246, 277–279, 280, 285, 290, 294,
   298, 303, 305
Haenel, Albert   189, 298
Harries-Siemens, Hertha   292
Hartnack, Edmund   192, 299
Heidenhain, Rudolf   XVI
Heim, Albert   308
Helbig, Nadine   293
Helmholtz, Hermann Ludwig
   Ferdinand, von   XI, XXIII, 2, 5,
   12, 16, 45, 80, 125, 147, 194, 247,
   252, 278, 279, 285, 286, 287, 294,
   295
Henle, Jakob   XI
Hensen, Victor   XVI, 86, 88, 95, 97,
   289
Henze, Martin   XXXV
Henzen, Johann Friedrich Wilhelm
   175, 297
Hering, Ewald   XXXV
Hermann, Ludimar   80, 288
Hermann, Otto   261, 307
Hermes, Otto   117, 155, 208, 292
Hertwig, Oskar   147, 203, 206, 207,
   294, 295, 300
Hertwig, Richard   XVI, 294
Hessen, Ernst Ludwig von   XVII
Heuss, Theodor   XXIII, XLII,
   XLIII, 303, 304
Hierholzer, Klaus   XIII, XXXVIII
Hildebrand, Adolf von   XXIII, 281,
   293
Hilgendorf, Franz   268, 308
His, Wilhelm   XVI, 86, 88, 95, 97,
   289
Hobrecht, Arthur Wilhelm   156, 295
Hödel, Emil Heinrich Max   133, 294
Hofmann, August Wilhelm von   74,
   286
Hofmann, Erika Freiin von, s. Preyer,
   Erika
Hofmann, Karl von   101, 106, 145,
   146, 291

Hofmeister, Franz   XXXIV
Hubrecht, A.A.W.   165, 296
Humboldt, Alexander von   XXV,
   80, 115, 208, 209, 210, 212, 287,
   288
Huxley, Thomas Henry   XXI,
   XXIII, XXVI, XXXI, 2, 5, 7, 8, 9,
   13, 53, 74, 184, 217, 218, 246, 253,
   277, 279, 286, 290, 300

Ishikawa, Chiyomatsu   308
Italien, Umberto I., König von, s.
   Umberto I., König von Italien

Jahn, Ilse   XLIV
Jaques-Dalcroze, Emil   293
Johann, König von Sachsen   30,
   281, 283
Jourdan, A.J.L.   259, 306

Kant, Immanuel   XXIX, XXX
Karl, Prinz von Preussen, s. Preussen,
   Prinz Karl von
Kelvin, Lord   XVI
Kennel, Julius von   138, 139, 140,
   141, 142, 147, 154, 160, 294
Keudell, Robert von   XXVI, 60, 65,
   70, 71, 95, 96, 130, 139, 141, 145,
   146, 158, 171, 173, 175, 179, 180,
   182, 184, 185, 187, 188, 189, 195,
   201, 225, 249, 250, 284, 294, 298
Kiepert, Heinrich   248
Kirsten, Christa   XLV
Kleinenberg, Nikolaus   25, 29, 243,
   244, 280, 284, 293, 308
Klutmann   256
Koch, Gottlieb von   243, 303
Koenig, Arthur   308
Kossmann, Robby   78, 81, 84, 222,
   286, 287, 301
Krause, Wilhelm   260, 262, 307
Kronecker, Hugo   191, 198, 203,
   298, 299
Kronecker, Leopold   295
Krüger, Daniel Christian Friedrich
   87, 290
Kühn, Alfred   XVIII, XXXIV,
   XLIII
Kühne, Willy   XVI
Kummer, Ernst Eduard   122, 123,
   292
Kunstmann   104
Kupffer, Carl Ritter von   XVI, 203,
   253, 300

Lacaze-Duthiers, Henri de   120, 225,
   292
Lamarck, Jean Baptiste de   303
La Mettrie, Julien Offrey de   69, 285
Landois, Leonard   XVI
Lang, Arnold   163, 165, 294, 296,
   308
Lange, Friedrich Albert   XXIX
Lankester, Edwin Ray   XVI, 5, 278,
   305
Lanza, Giovanni   22, 281
Lasker, Eduard   101, 145, 189, 291,
   298
Launay, Edoardo Graf de   19, 21,
   27, 30, 34, 35, 280
Lehnert   48
Leibniz, Gottfried Wilhelm von
   XXVIII
Leo   105
Leuckart, Rudolf   XVI, XXIII, 2, 6,
   7, 8, 9, 44, 47, 52, 55, 57, 64, 65, 67,
   205, 252, 277, 279, 283, 284, 285,
   290
Liebig, Justus von   44, 283
Linden, Hermann   XLII, 303, 308
Lister, Lord   XVI
Liversidge, Archibald   127, 293
Lloyd, William Alford   XX
Lobianco, Salvatore   301
Loewe, Carl   XXV
Löwe-Calbe, Wilhelm   101, 291
Lovén, Sven   287
Lubbock, Sir John   13, 280
Ludwig, Carl   44, 47, 48, 51, 52, 54,
   55, 56, 282, 283, 284, 287, 288, 308
Ludwig, Hubert Jacob   XVI, 165,
   243, 296, 303
Lynar, Alexander L. Fürst zu   31,
   281

MacAllister, Maria, s. Gibot, Maria
   Marquise
Marées, Hans von   XXIII, 281, 293
Marey, Etienne-Jules   123, 272, 274,
   292
Margherita von Savoyen, Königin
   von Italien   250, 304
Martens, Eduard von   268, 308
Matteucci, Carlo   XI, 80, 83, 287
Mayer, Paul   89, 165, 222, 290, 296,
   300, 301, 305
Mecklenburg, Johann Albrecht von
   XVII

Mecznikow, Ilja Iljitsch   243, 244,
   303
Meissner, Georg Carl Friedrich   80,
   288
Mendelssohn-Bartholdy, Felix
   XXV
Meyer, Alfred   XX
Meyer, Fritz   299
Meyer, Moritz   142, 155
Meyer, Vincenzo   281
Mihalkovics, Geza   307
Milne-Edwards, Henri   182, 297
Minervini   259
Miralto, Antonio   XXXVIII
Möbius, Karl   156, 243, 296
Moltke, Helmuth Graf von   87, 290
Mommsen, Theodor   112, 130, 136,
   147, 286, 291, 293
Moncharmont, Ugo   XLIV
Monroy, Alberto   XXXVIII
Monteiro de Noronha, José   228,
   302
Morgan, Thomas Hunt   XVI
Mozart, Wolfgang Amadeus   XXIX,
   26, 41
Müller, August   301
Müller, Gerhard H.   XLIV
Müller, Johannes   XI, XIX, XXIV,
   XXVII, XXXI, 4, 46, 54, 56, 79,
   102, 125, 164, 204, 246, 253, 259,
   260, 274, 278, 283, 286, 288, 306
Murray, John   290

Naegeli, Carl Wilhelm von   44, 282
Naumann, Friedrich   293
Nicolai   270
Nicotera, Baron Giovanni   96, 290
Nobiling, Karl Eduard   133, 294
Nolli, Baron Rodrigo   XXII
Nordenskjöld, Nils Adolf Erik Frhr.
   von   225, 301
Normann, Frhr. von   101, 250, 291

Oerley, Ladislaus (Laszlo)   307
Olshausen, Justus   45, 47, 50, 283
Owen, Richard   13, 280

Pacini, Filippo   193, 194, 197, 299
Panceri, Paolo   XXII
Partsch, Karl Josef   XXXVI, XLIII
Pedro d'Alcantara, Kaiser von
   Brasilien   225, 301
Perényi, Joszef   307

Peters, Wilhelm   16, 17, 53, 60, 110,
   112, 131, 136, 139, 140, 142, 147,
   156, 160, 167, 170, 172, 174, 178,
   180, 194, 205, 206, 252, 253, 280,
   282, 293, 294, 303, 305
Petersen, Eugen von   126, 179, 195,
   197, 199, 293
Pfeffer, Wilhelm   XVI
Philipsborn, von   184, 298
Polenz   256
Portmann, Adolf   291
Pouchain, George   283
Preussen, Prinz Heinrich von   XVII,
   234, 303
Preussen, Prinz Karl Friedrich
   Alexander von   87, 88, 111, 289
Preyer, Axel   260
Preyer, Erika, geb. von Hofmann
   260, 306
Preyer, William Thierry   259, 260,
   306, 308
Pringsheim, Nathanael   16, 17, 39,
   112, 128, 129, 131, 134, 142, 167,
   171, 232, 280, 294
Pringsheim, Frau   128
Puttkamer, Robert Victor von   158,
   296

Rabl, Carl   289
Radolin, Graf   302
Ranvier, Louis-Antoine   226, 228,
   302
Rappmann   198
Rathke, Heinrich   182, 183, 297
Rayleigh, Lord   XVI
Reichensperger, August   189, 298
Reichert, Karl Bogislaw   XXV, 16,
   17, 45, 131, 142, 167, 252, 280, 293,
   305
Reimer, Georg   13
Reinke, Johannes   88, 290
Renan, Ernest   162, 296
Retzius, Gustav   XVI
Robertson, David   XX
Roeber, Hermann   182, 297
Roemer, Hermann   189, 298
Rolleston, George   5, 278
Roosevelt, Theodore   XVII
Roscoe, Sir Henry E.   272, 308
Rosenthal, Isidor   228, 302
Roth, Elisabeth   267, 272, 289
Roth, Justus   85, 86, 121, 213, 214,
   215, 289